Inhalt

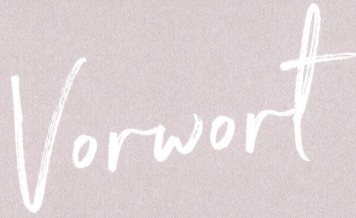

Vorwort

Was ist das Leben doch manchmal für eine spannende, unvorhersehbare, aufregende, lehrreiche und zuweilen auch erschreckende Reise ... Und das sage ich mit meinen gerade mal 26 Jahren ... haha. Von meiner bereits sehr ereignisreichen Vergangenheit, in der einiges einfach so rasend schnell passierte, dass ich es zeitweise kaum begreifen konnte, möchte ich euch in diesem Buch erzählen.

Dieses Buch soll vor allem eines – HELFEN. In den letzten sieben Jahren als Fitness-Influencerin, Trainerin und Person des öffentlichen Lebens hatte ich so meine Höhen und Tiefen. Insbesondere mein »Breakdown« 2019 und meine persönliche Krise waren der Grund für mich, meine bisherige Geschichte hier in diesem Buch festzuhalten und zu teilen.

Unverblümt und so offen wie noch nie spreche ich über Themen wie Fitness, Diäten, Emotional Eating, Essstörungen, Motivation, Selbstwahrnehmung, über mein privates und öffentliches Leben und den großen Druck, über Perfektionismus, Depression, Ängste und vieles mehr.

Über meine Social-Media-Kanäle habe ich erfahren, WIE VIELE Menschen da draußen ähnliche, wenn nicht sogar gleiche Krisen durchleben müssen. Ganz besonders leider auch im Fitnessbereich. Lustigerweise denkt man ja genau DA, dass man die universelle Lösung für all seine Probleme hat, da man sich so intensiv mit seinem Körper und seiner Psyche auseinandersetzt. Nur weil man sich in einem Bereich besonders gut auskennt, bedeutet es aber nicht, dass man das auch automatisch umsetzen kann. Deshalb habe ich, neben meiner persönlichen Story, einige Themen mithilfe von Experten aufgegriffen, auseinandergenommen und erklärt, um auch den ein oder anderen Aha-Effekt auszulösen.

Erfolg und Misserfolg – egal, in welchem Bereich – beginnen und enden IN einem. Manchmal kann man den besten Plan der Welt haben und es kann trotzdem nicht funktionieren.

Was ist, wenn man selbst sein größter Feind ist?! Kennst du das vielleicht??

Stell dir vor, du hast alle Voraussetzungen, die es braucht, und du stehst vor einer großen, weit geöffneten Tür zu deinem persönlichen »Traumleben«. Du müsstest nur durchgehen und wärst – mutig gesagt – dann wirklich glücklich in deinem Leben. Doch stattdessen setzt du dich davor hin und starrst die Tür einfach nur an, hast Angst und machst die Tür vielleicht sogar zu.

Das beschreibt wunderbar meine damalige Situation. Nur ich selbst stand mir im Weg. Nur ich selbst sabotierte mich ständig auf meiner Reise und verwehrte mir mein Glücklichsein.

Neben meinen »High Highs« als Marke Sophia Thiel mit Büchern, TV-Shows, Red Carpets, eigener Kosmetik, Magazin-Covern und einem sehr erfolgreichen Fitnessprogramm gab es wiederum auch meine »Low Lows«. Was sich dann hinter den Kulissen abspielte, was ich keinem gezeigt habe, genau DAS möchte ich hier beschreiben.

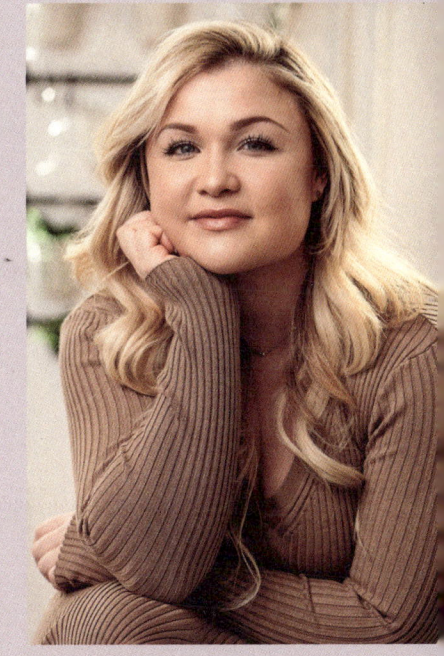

Hinter jeder noch so »perfekten« Fassade steckt ein verwundbarer, echter Mensch mit seinen persönlichen Problemen. Für einen selbst fühlen sich die Probleme, welche auch immer das sind, manchmal schlimmer und unlösbarer an, als sie tatsächlich sind. Inzwischen habe ich mit meinen persönlichen Herausforderungen zu leben gelernt und ich denke, genau das sollte das Ziel eines jeden sein.

Man kann diese eigenen, ich nenne es mal »wunde«, Punkte nicht einfach löschen, abstellen oder herausschneiden – nur lernen, mit ihnen besser umzugehen. Damit man endlich sein wahres Potenzial entdecken und entfalten kann. Damit man es endlich schafft, durch die große offene Tür in sein Wunschleben zu spazieren! Das ist natürlich leichter gesagt als getan. Das weiß ich nur zu gut.

Wir alle sind Unikate, jedoch NICHT allein mit unseren Problemen! Wenn dieses Buch erreicht, dass ihr lernt, mit ihnen umzugehen, es besser zu verstehen oder gar in Stärke umzuwandeln, dann habe ich wirklich alles erreicht, was ich wollte.

DIE FLUCHT

Teil 1

» Ich will nur noch weg, und zwar allein.«

Das war meine Antwort, als mein damaliger Trainer Ercan mich am Abend des 3. April 2019 vor der Messe FIBO im Hotelzimmer in Köln aufgebracht fragte: »Sophia!!! WAS WILLST DU EIGENTLICH?« Diese Frage hallt noch bis heute in meinem Kopf nach. Sie markiert den bisher dramatischsten Tag meines Lebens, meinen absoluten Tiefpunkt, meinen »Rock Bottom«. Und sie ließ für mich nur eine Antwort zu – eine Antwort, die für mich noch große Konsequenzen haben sollte. Schon lange konnte ich nicht mehr wirklich benennen, was mir fehlte. Doch in diesem Moment wusste ich es komischerweise ganz genau. Es kam mit einer klaren Bestimmtheit aus meinem tiefsten Inneren. Vollkommen alleine. So weit weg wie nur möglich. Das wollte ich in diesem Moment am meisten. Ich sagte die wichtigste Messe meiner Branche – DAS Event des Jahres – ab. Ich ließ meine Follower, die sich extra Tickets gekauft hatten und nach Köln gereist waren, um mich zu treffen, im Stich, so auch meine Werbepartner. Es tat mir im Herzen weh. Aber es ging einfach nicht mehr anders.

Aber wie konnte es nur so weit kommen? Was war passiert? Was genau hatte zu diesem Moment geführt? Es ist wie ein Puzzle mit vielen Teilchen, die zusammengefügt werden müssen, um ein logisches Ganzes zu ergeben. Aus diesem Grund habe ich dieses Buch geschrieben. Um vor allem Klarheit zu schaffen, mit vielen Missverständnissen und Gerüchten aufzuräumen, aufzuklären und vor manchem sogar zu warnen. Alles, um bestenfalls anderen damit helfen zu können, die sich vielleicht in einem ähnlichen Dilemma befinden.

Vor meinem Verschwinden teilte ich fast fünf Jahre mein Leben über meine Social-Media-Kanäle mit der Öffentlichkeit. Von außen betrachtet lief alles super und ich bekam von anderen häufig zu hören, wie natürlich, echt und authentisch ich doch sei … Doch tief in mir wusste ich, dass da etwas nicht stimmte, denn in manchen Dingen war ich alles andere als authentisch. Und das war der Knackpunkt. Was sich wirklich hinter den Kulissen abspielte, wie es mir wirklich ging – das habe ich all die Jahre für mich behalten. Bis jetzt.

Dieses Buch beschreibt alle Puzzleteile, die zu meinem persönlichen Rock Bottom geführt haben. Es ist in diesen letzten Jahren einfach so unglaublich viel passiert. Das reicht womöglich für ein ganzes Leben. In den fünf Jahren meiner Karriere hatte sich langsam, aber stetig ein Strudel aufgebaut, der mich am Ende erfasste und mitriss. Wie bei einem Tornado, der immer schneller um sich selbst rotiert und dabei eine immer stärkere Sogwirkung entwickelt. Jeder von euch, der sich mit Social Media beschäftigt, weiß, dass man dort häufig nur die schönen Dinge zeigen möchte, die einem widerfahren. Das angeblich »perfekte« Leben. Die Erfolge, die »Highs«. Bis ich selbst dazu bereit war, auch meine »Lows« zu teilen, musste erst sehr viel Zeit vergehen.

Eines dieser vielen Puzzleteile ist DER Anruf, der mich am späten Nachmittag auf der Fahrt nach Köln erreichen sollte. Ich saß am Steuer und freute mich schon auf mein Hotelbett. Die letzten Wochen waren sehr anstrengend für mich gewesen, ein einziger Kampf, denn schon länger hatte ich das Gefühl, etwas (war es eine höhere Macht?) würde sich gegen mich stellen. Irgendwie klappte alles nicht mehr so wie zuvor. Ich wollte mich nach der langen sechsstündigen Fahrt nur noch ausruhen und Kraft für die nächsten vier Tage auf der Messe schöpfen. Ich dachte mir: Egal, wie erledigt und ausgelaugt ich auch gerade sein mag, wenn ich meine Follower in den Arm nehmen kann, bin ich eh wieder angeknipst. Auf dem Beifahrersitz saß Ercan, der mich wie fast jedes Jahr zur FIBO begleitete. Da klingelte auf einmal mein Handy und ich schaltete auf die Freisprechanlage. Jemand von meinem Management war dran und überbrachte mir eine Nachricht, die sich für mich als Hiobsbotschaft herausstellen sollte. Auf einen Schlag fühlte sich mein Körper wie taub an und mein Herz raste, als ob ich in ein schwarzes Loch ohne Boden fallen würde. Das Seltsame war: In meinem Körper machte sich in diesem Moment weder Wut noch Empörung oder Trauer über die Nachricht breit. Das Einzige, was ich fühlte, war unglaubliche Scham. Ich hatte versagt. Das Schlimmste, was ich befürchtet hatte, war schließlich eingetroffen.

Um die Dramatik dieses Tages zu verstehen, ist ein weiteres Puzzleteilchen wichtig: mein Verhältnis zu meinem Körper und die vielen Diäten, die ich auf mich nahm. Ich kann mich schon gar nicht mehr genau daran erinnern, wann die ganze Unzufriedenheit mit meiner Figur begann. Jedoch dachte ich damals, 2013, als ich mit dem Kraftsport begann, dass ich endgültig den Schlüssel für mich gefunden hatte. Mit eiserner Disziplin verschrieb ich mich meinen Trainings- und Ernährungsplänen und gab Stück für Stück alles andere dafür auf. Vor allem Zeit für Familie, Freunde und Freizeit. Für was? Nun ja, um schlank zu sein. Oder vielleicht doch eher für Anerkennung, Liebe, Erfolg? Jedenfalls ging das eine Weile gut, ich legte den Grundstein für meine Karriere auf Social Media – bis ich immer mehr die Quittungen für meine Strenge mit mir selbst bekam. Zu lange hatte ich niemandem mein Herz ausgeschüttet, da ich keine Schwäche zeigen wollte. Auch weil ich irgendwann nicht einmal mehr wusste, was da eigentlich schieflief. Ich glaubte fest daran, irgendwann die altbewährten Pläne wieder mit Willensstärke und eiserner Disziplin erfüllen zu können, ganz ohne fremde Hilfe oder Nachjustierung, die mittlerweile nötig gewesen wäre. Welch ein fataler Irrtum!

Ein weiteres Puzzleteilchen: Mein geliebtes Fitnessstudio, in dem ich sozusagen groß wurde, »Ercan's Body Gym« in München, musste einen Monat zuvor schließen. Für mich als absolutes Gewohnheitstier, das generell Schwierigkeiten mit jeder Art von Veränderung hat, war das eine Katastrophe. Über all die Jahre hinweg war dieser Ort mein Zuhause geworden und sollte nun dem Erdboden gleichgemacht werden.

Kommen wir zum letzten, aber elementaren Puzzleteil: ich und meine Beziehung zu Essen. Seit ich klein war, hatte Essen für mich einen besonderen Stellenwert. Ich wuchs in einer sehr behüteten und liebevollen Familie auf und war schon immer etwas pummeliger als die anderen in meinem Alter. (Ich mag das Wort »pummelig« nicht oder solche Begriffe wie »kernig«, »kräftig«, »mollig« ... aber ich denke, ihr wisst, was ich meine. Ich war halt irgendwie immer ziemlich ... fluffig!) Essen bedeutete für mich Familie, Zusammenhalt, Gemeinschaft, Liebe, Freude, einfach viel Positives. Etwas später in der Schulzeit merkte ich aber, dass sich auch Kummer und Stress entsprechend auf mein Essverhalten auswirkten. Schon früh aß ich immer mehr aus einer Laune heraus und weniger, weil ich wirklich Hunger hatte. Ich verknüpfte meine Emotionen mit Essen. Und so fing die Problematik an.

Da war ich nun die Sophia Thiel, die Marke, das Fitness-Vorbild, die Motivatorin. Doch was war los mit mir? Hatte ich mir doch so viel Wissen über Ernährung und Fitness erarbeitet – und konnte es bei mir selbst nicht anwenden. Ich hatte mein Fitnessregime und meinen Körper nicht mehr im Griff. Aber wieso nicht? War IN mir etwas kaputtgegangen? Nicht zu erwähnen, wie beschämend und peinlich das für mich war: Was wohl all die Leute von mir denken werden? Da hatte ich all das Wissen, doch es brachte mir rein gar nichts in dieser Situation. Ich steckte fest und konnte meine Problematik nicht einmal richtig in Worte fassen, geschweige denn mit jemandem teilen.

»Ich will nur noch weg, und zwar allein.« Am Morgen nach diesem Satz verfrachtete ich meinen (nicht ausgepackten) Koffer direkt wieder ins Auto und fuhr mit Ercan von Köln zurück nach München. Ich blieb mit meiner Entscheidung standhaft, denn ich wusste, dass es jetzt das Beste für mich wäre. Alle wirklich wohlgemeinten Überredungsversuche meiner Kollegen, mich doch noch auf die Messe zu kriegen, musste ich schweren Herzens ablehnen. Mein Entschluss, mir eine Auszeit zu neh-

men, stand für mich felsenfest. Auf der Fahrt redeten Ercan und ich so gut wie gar nicht, Schweigen hing wie ein stummer Vorwurf in der Luft, gemischt mit leiser melancholischer Musik von meiner Playlist. Diesmal widerstand ich der Versuchung, für Harmonie zu sorgen (wie ich es sonst in Konfliktsituationen immer tat), einfach um der Harmonie willen. Ich war sowieso viel zu viel in Gedanken versunken. »Wer im System bleibt, kann nicht erwarten, dass sich etwas ändert«, hat einmal ein schlauer Mensch gesagt. Doch welcher Ort war so weit weg, dass ich mich komplett aus dem System ausklinken konnte? Ein Ort, wo mich keiner kannte, der mir jedoch nicht komplett fremd war?

Nur einen Monat später flog ich schließlich los. Ich war weder aufgeregt noch fröhlich noch traurig. Ich fühlte: nichts. Flog ich ins Glück? Sollte dies wirklich die richtige Entscheidung für mich und meine Probleme sein? Nur so viel: Alles kam, wie es kommen musste. So heißt es doch: Der Weg ist das Ziel. Welchen Weg ich beschreiten musste, um wieder zu einer gesunden, glücklichen, der echten Sophia zu finden, steht in diesem Buch. Es ist auch das Buch meiner Heilung.

»Ich will nur noch weg, und zwar allein.« Das war DIE Entscheidung, die alles für mich verändern sollte. Dass ich das wirklich in die Tat umsetzte, war auf meinem Weg der erste Schritt in die richtige Richtung. Eine der schwersten, aber zugleich auch wichtigsten Entscheidungen, die ich je für mich getroffen habe. Ein Schritt, auf den noch Hunderte folgen mussten. Welche, werde ich auf den folgenden Seiten beschreiben. Ich werde dabei schonungslos mit mir selbst sein und offen wie noch nie zuvor. Dieses Buch zu schreiben, alles noch einmal Revue passieren zu lassen ist auch Teil meines »Heilungsprozesses« – und so kann man es wohl nennen: Heilungsprozess, mit Betonung auf PROZESS. Denn mit dem »Abhauen« war das Problem längst nicht gelöst. Nach meiner »Flucht« fing es erst richtig an, mir wirklich schlecht zu gehen! Aber das ahnte ich natürlich nicht im Geringsten. Ich dachte: Ich will weg, um endlich zu mir zu kommen, um durchatmen zu können, Kräfte zu sammeln, meine Akkus wieder aufzuladen. Danach würde ich glücklich zurück ins Leben, in meinen Beruf, zu meiner Familie, zu meiner Community auf Social Media können – SO hatte ich mir das vorgestellt. Ich nehme mal kurz von allem Abstand, und wenn ich zurückkomme, funktioniere ich schon wieder. Weit gefehlt. Es sollte für mich eine der schwierigsten Reisen meines Lebens werden und nach fast zweijähriger Auszeit bin ich nun bereit, meine Geschichte mit der Öffentlichkeit zu teilen. Um alles verstehen zu können, ist es wohl am besten, ich beginne damit, wie alles angefangen hat: mit der Entdeckung meiner Leidenschaft …

Rückblick:
WIE ALLES BEGANN

N ie hätte ich gedacht, dass mir der Fitnesssport einmal so wichtig werden würde, vor allem nicht bei meinem Hintergrund! Meinen Körper zu spüren, mit meiner Kraft zu arbeiten ist für mich heute persönlich sehr wichtig, lebenswichtig sogar! Dabei war es ursprünglich nie mein Plan, mich derartig auf Sport zu fokussieren – hatte ich doch früher eher die Haltung: Sport ist Mord. Dass ich diese neu gewonnene Leidenschaft irgendwann sogar zum Beruf machen konnte, ist echt ein Geschenk und kommt mir heute immer noch vor wie ein wahr gewordener Traum. Dafür bin ich wahnsinnig dankbar.

Wenn Leute früher gesagt haben, Sport sei ihre Leidenschaft, konnte ich das nie so richtig nachvollziehen. Für mich war sportliche Anstrengung eher frustrierend, weil ich meine Leistungen nur mit sehr viel Mühe steigern konnte. Vielleicht lag es an meiner Konstitution, jedenfalls konnte ich nie so richtig einen Ansporn dafür entwickeln. Was ich allerdings mochte, war das Gemeinschaftsding: sich gegenseitig anfeuern. Und ich habe gern mit Kraft gearbeitet, liebte die Herausforderung. Als Siebenjährige fing ich mit Tennis an und spielte dann sogar zehn Jahre im Verein. Ich war die mit dem härtesten Schlag, die mit ordentlich Kraft – aber leider auch mit wenig Kondition. Später war ich bei den Tennisturnieren zwar Mannschaftsführerin, doch irgendwann hat mich der Mut verlassen und ich habe für mich keinen Weg gesehen, um weiterzukommen. Für eine professionelle Tenniskarriere war ich für mein Alter nicht gut genug und hätte täglich auf dem Platz trainieren müssen. Nicht, dass das je mein großer Wunsch gewesen wäre, doch ich war schon immer irgendwie so ein Mensch, der bei allem das Maximum herausfordern wollte. Beim Tennis waren somit einfach keine großen Erfolge und Aufstiegschancen für mich, die mich hätten »triggern« können, um dabeizubleiben.

Aufgewachsen bin ich in der Natur, inmitten von Bergen, Wiesen und Seen, in einer kleinen Gemeinde im Landkreis Rosenheim, im Süden Bayerns. Ich fühlte mich auf dem Land einerseits frei und andererseits behütet: Mama, Papa, meine Schwester Isabella (genannt Bella) und ich waren so ein richtiges Vierergespann und hatten schon immer eine sehr starke Bindung zueinander. Bei mir kommt die Familie stets an erster Stelle. Mein Opa gründete in den Siebzigern ein Dentallabor in Rosenheim, und als er dann in den Ruhestand ging, übernahm es mein Vater. Auch meine Mama arbeitet in der Firma, erledigt die Buchhaltung und kümmert sich um die Logistik. Meine neun Jahre ältere Schwester Bella ist inzwischen Juniorchefin. Ihr könnt euch vielleicht denken, dass sich meine Eltern einen anderen Berufsweg für mich vorgestellt hatten als so etwas abgefahrenes wie »Fitness-Influencerin«: Sie hatten die Idee, dass ich nach dem Abitur direkt Zahnmedizin studiere und mit ihnen zusammenarbeiten könnte. Aber ich wusste schon früh, dass ich nicht für ein Medizinstudium gemacht wäre. Ich wollte auch nicht in Rosenheim bleiben, sondern später vielleicht sogar in eine Großstadt ziehen (was mir dann auch gelungen ist: Heute lebe ich in München und finde es super!).

Einen starken Willen hatte ich schon als Kind, man könnte sagen, ich bin als kleiner Sturkopf geboren. Und so war ich mir noch während der Abiturvorbereitung sicher, dass es für mich nicht infrage kommen würde, in den Familienbetrieb mit einzusteigen. Aber was stattdessen machen? Mir ging es so wie fast allen nach dem Abi: kollektive Planlosigkeit. Manche hatten die Idee, erst einmal ins Ausland zu gehen, um dort Erfahrungen zu sammeln, andere jobbten herum. Durch einen Zufall fing ich noch vor dem Abi mit dem Fitness an (wie das kam, erzähle ich gleich) und wider Erwarten fing ich Feuer. So viel wusste ich dann: Ich wollte etwas machen, bei dem ich den Sport nicht aufgeben musste. Womit ich irgendwann mal mein Geld verdienen würde, sollte etwas sein, für dessen Inhalt ich mit Leib und Seele brenne. Sportmanagement vielleicht?

Seit meiner Kindheit, hat Essen für mich eine besondere Bedeutung (welche genau und wie diese mir zum Verhängnis wurde,

> WOMIT ICH IRGENDWANN MAL MEIN GELD VERDIENEN WÜRDE, SOLLTE ETWAS SEIN, FÜR DESSEN INHALT ICH MIT LEIB UND SEELE BRENNE.

sollte ich später schmerzlich erfahren). Schon als Kind waren meine Portionen teilweise so groß wie die meiner Eltern, ich aß immer gern und viel. Meine Mam, meine Schwester und ich neigten zu einer ähnlichen Problematik, manchmal nannten wir uns gegenseitig liebevoll »die drei dicken Schnecken«. Essen, verbunden mit Abnehmen-Wollen und Verzicht, war bei uns zu Hause also schon immer irgendwo ein Thema. Meine Mutter hat sogar manchmal die Süßigkeiten vor mir und meiner Schwester versteckt, doch ich bin auf Schränke gestiegen und unter die Couch gekrochen und habe wirklich jedes Versteck gefunden. Jedes!

Hinzu kam, dass Essen für mich damals auch gleichzeitig eine beruhigende Wirkung hatte. Ich bin generell ein sehr harmoniebedürftiger Mensch und ging damals offen gestanden jeder Auseinandersetzung möglichst aus dem Weg. Ich flüchtete regelrecht davor. Auch Schulprüfungen wurden zu einem großen Spannungsfaktor für

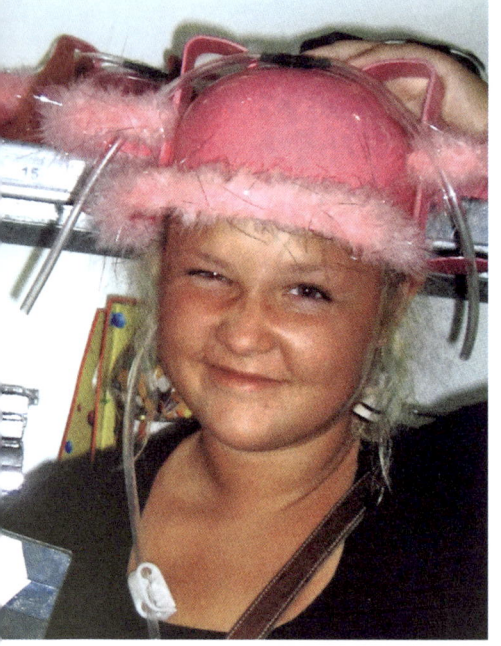

mich, woraufhin ich anfing, Stresssituationen und Frustration mit Essen zu kompensieren. Dies führte dazu, dass ich trotz Sport das »pummelige Schneckerl« blieb. Da fing diese erste Unzufriedenheit bei mir an, die sich durch mein ganzes Leben ziehen sollte: Mein quirliges und aufgedrehtes Inneres passte in meinen Augen einfach nicht zu meinem schweren und trägen Äußeren.

Nach der Grundschule besuchte ich die Mädchenrealschule in Rosenheim. Dort waren die Themen Aussehen und Diät, welche mich in Zukunft so sehr prägen sollten, bei mir noch nicht so präsent. Zwar habe ich mich schon irgendwie unwohl mit meinem Körper gefühlt, jedoch war es nicht so dramatisch für mich, ich war entspannt und dachte: Entweder jemand mag mich so, wie ich bin, oder er lässt es halt bleiben. Für die Jungs war ich das Mädel zum Pferdestehlen, der Kumpeltyp, mit dem man auch gern mal eine Runde armdrückt. Für die Mädels hingegen die Spaßige, mit der man eine gute Zeit haben kann, Unsinn veranstaltet und nachmittags für heiße Schoki und Kuchen ins Café geht. Wir waren eine Clique, in der ich mich sauwohl gefühlt habe, so, wie ich war: Caro, Marie* und ich. Als Dreiergespann haben wir alles zusammen unternommen: Neben unseren Cafébesuchen, bei denen wir stundenlang quatschen und miteinander lachen konnten, gingen wir auch gerne shoppen oder im Sommer zum Baden an den See. Letzteres aber nicht ganz ohne Einschränkungen. Alle drei wollten wir schon immer irgendwie gern abnehmen, da wir uns phasenweise »zu dick« fühlten. Zum Baden suchten wir uns daher extra versteckte, abgelegene Stellen an den Seen, um nicht von irgendwelchen – ich nenne sie mal »Mobbern« – gesehen oder gar angequatscht zu werden. Wir genossen die Zeit zusammen und hatten den größten Spaß, doch hier und da machte ich mir schon Gedanken wie: »So, wie du aussiehst, ist das nicht richtig, die Blicke und Kommentare der anderen sind zu verletzend, du musst etwas ändern!.«

Als die Mädchen aus meiner Klasse ihren ersten festen Freund hatten, habe ich überlegt, wie es wohl wäre, wenn ich auch einen hätte. Ich war immer mal wieder verknallt, hatte auch einen Schwarm, doch die Jungs sahen mich ja eher als gute Freundin. Eine, mit der man durch dick und dünn gehen kann. Dass das auch eigentlich ein Kompliment an meinen Charakter ist, wäre mir damals nie in den Sinn gekommen. Stattdessen fing ich an, mein Äußeres infrage zu stellen, und probierte die ersten Diäten aus, denn es waren die dünnen, zierlichen Mädchen, auf die die Jungs standen. Neben anderen Hänseleien riefen die Jungs mir manchmal zu, wenn sie mich beim Baden sahen: »Wenn die in den See springt, ist er danach leer!« Irgendwann trug ich aus lauter Unsicherheit nur noch T-Shirt und lange Shorts statt Bikini – das war schon echt ätzend beim Baden.

Als ich mit sechzehn auf die gemischte Fachoberschule wechselte und auch plötzlich wieder mit Jungs die Schulbank drückte, merkte ich, wie mein Äußeres eine immer größere Rolle für mich spielte. In der 11. Klasse hatte ich dann eine neue Clique und da habe ich bei einem Mädchen zum ersten Mal wahrgenommen, was es bedeutet, eine Essstörung zu haben: Ich kannte sie sogar noch von meiner Klasse aus der Mädchenrealschule und sah, wie schlank sie seitdem geworden war. Nun waren wir in einer gemeinsamen Freundinnengruppe und lernten uns so natürlich auch besser kennen. Ich fragte sie direkt, wie sie so schlank geworden sei, und meinte, dass ich auch so gern abnehmen würde. Sie erklärte, dass sie generell extrem wenig aß – manchmal lutschte sie nur ein paar Schokobons, die sie sich über den Tag einteilte. Wenn wir in der Pause unsere Pausenbrote dabeihatten, saß sie ohne Essen neben uns. Manchmal prahlte sie sogar etwas damit, dass sie so wenig zu sich nahm und dass sie deswegen angeblich sogar schon einmal in Ohnmacht gefallen war. Wir haben uns alle große Sorgen um sie gemacht und überlegt, wie wir ihr helfen könnten. Leider war das nicht so einfach.

Ich dachte: Muss man so schräge Sachen machen und derartig »leiden«, um abzunehmen? Das Ding war, dass die Jungs genau dieses Mädchen attraktiv fanden und

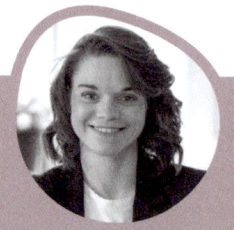

Dr. Vergin

ÜBER ESSSTÖRUNGEN BEI JUNGEN FRAUEN

In der Psychologie unterscheiden wir drei Formen der Essstörung: die Magersucht (Anorexia nervosa), bei der Menschen bis hin zu einem lebensbedrohlichen Untergewicht hungern – getrieben von der Angst vor einem zu dicken Körper. Dann die Ess-Brech-Sucht (Bulimia nervosa), bei der Betroffene einen starken Zwang verspüren, ihr Körpergewicht zu kontrollieren, und nach Essattacken erbrechen oder Abführmittel missbrauchen, um nicht zuzunehmen, und die Binge-Eating-Störung, die mit wiederkehrenden, unkontrollierbaren Essattacken einhergeht und zu starkem Übergewicht oder gar Adipositas führt.

Schauen wir dazu noch ein paar Zahlen an: Aktuelle Daten zeigen, dass ärztlich diagnostizierte Essstörungen wie Anorexie, Bulimie und Binge-Eating weiter zunehmen. Dabei sind vor allem junge Frauen betroffen. Bei den 18- bis 29-Jährigen liegt deren Anteil mit rund 88 Prozent am höchsten. Der Grund dafür ist, dass sich gerade junge Fragen in diesem Alter in einer Lebensphase befinden, in der die eigene Identität und das eigene Selbstbewusstsein nicht voll ausgeprägt sind beziehungsweise der Einfluss von außen immer noch einen zu großen Verhaltens- und Gedankenumschwung mit sich bringen kann. Diese Phase ist meist mit der Pubertät verbunden und ist daher sehr sensibel.

Dies zeigt sich gerade dadurch, dass sich junge Frauen in diesem Alter stark über Vergleiche mit anderen definieren. Das kann und wird häufig besonders durch Social Media und diverse Fitnessmagazine und Magazincover zusätzlich befeuert. Und dies unterstützt den Gedanken, gerade schon im jungen Alter »sich selbst nicht genug zu sein«, und bringt die »Optimierungs-Maschinerie« ins Laufen. Dadurch entsteht ein starker innerer Druck, dem propagierten Körperbild zu entsprechen. Das kann die Entwicklung eines gestörten Essverhaltens begünstigen.

Haben Betroffene erst einmal eine Essstörung entwickelt, ist es mit einfachen Ratschlägen nicht getan. Denn Bulimie und Magersucht sind psychische Erkrankungen, die häufig mit Angststörungen, Depressionen, selbstverletzendem Verhalten oder Suchterkrankungen einhergehen. Den Betroffenen fällt es oft schwer, sich einzugestehen, dass sie Hilfe benötigen. Dies ist aber ein ganz wichtiger Schritt für die Genesung.

sie auch einige Verehrer hatte, jedenfalls schien mir es zumindest so. In mir wuchs immer mehr der Wunsch, auch abzunehmen. Dünn zu sein. So oberflächlich das auch klingen mag, leider empfand ich während der Pubertät – wie viele andere Mädchen sicher auch – genau das als wichtig. Ich googelte also Diäten, was mich aber nur orientierungsloser machte: Es gibt keine Diät, die es nicht gibt. Hinzu kommt, dass man von anderen auch noch jede Menge Halbwissen gesagt bekommt: FDH (»Friss Die Hälfte«) soll super sein, Kohlehydrate sind schlecht, Fett macht Fett, Kalorienzählen ist wichtig … Ohne richtigen Plan probierte ich eine Mischung aus allem und wurde mit der Zeit auch immer selektiver, bis ich irgendwann schließlich nur noch bei Gemüse und Salat ohne Dressing hängen blieb. Der Gesundheitsaspekt stand dabei gar nicht im Vordergrund, sondern schlicht die Kalorien und das Ergebnis auf der Waage. Ich wurde zur Kalorienzählerin und je weniger ein Lebensmittel davon hatte, desto besser war es – so glaubte ich zumindest – für mich. Hätte ich damals so viel über Ernährung gewusst wie heute, hätte ich erkannt, dass eine solche Ernährungsweise, bei der es einfach nur ums schnelle Abnehmen geht, schädlich ist und alles andere als langfristig wirkt. Eine vernünftige »Diät«, besser Ernährungsumstellung, muss Nährstoffe und Energiebilanz berücksichtigen, um somit auch die Leistungsfähigkeit und die Gesundheit zu fördern (oder zumindest zu bewahren). Schlichtes Hungern mündet zwangsläufig irgendwann in einer bösen Sackgasse. Und so kam es dann auch.

Da ich mit meiner neuen Ernährungsweise nicht so schnell Gewicht verlor wie erhofft, begann ich dann doch mit Sport. Ich hatte erst versucht, nur über das Essen an Gewicht zu verlieren, doch an diesem Punkt wusste ich: An mehr Bewegung komme ich nicht mehr vorbei. Ich fuhr nun also statt mit dem Bus mit dem Fahrrad zur Schule. Ich begann joggen zu gehen und ergriff jede sich mir bietende Möglichkeit der Bewegung. Ich bin abends nach der Schule manchmal so lange gelaufen, bis ich mich übergeben musste, im Glauben: Nur, wenn es richtig wehtut, bekomme ich Resultate. Was ich aß – oder nicht aß –, wurde immer krasser: ein paar Salatblätter mit Tomate, Gurke (Hauptsache, es hatte ganz wenige Kalorien) und einem Hauch Essig. Das war mein Abendessen. Zur Schule nahm ich einen Sojajoghurt mit, streute ein bisschen Obst drauf und löffelte ihn über den Tag verteilt. Innerhalb von weniger als sechs Monaten hungerte ich mir so dreißig Kilo weg und wog bei meiner Größe von 1,72 Metern schließlich nur knapp 50 Kilo. Statt Größe 40/42 trug ich jetzt 34/36. Meine Erkenntnis: Je extremer und gewaltsamer ich mit mir selbst umging, desto wirksamer nahm ich ab.

Der Preis war logischerweise sehr hoch. Ich hing nur noch in den Seilen, war blass, den ganzen Tag müde und unfähig, mich lange zu konzentrieren. Meine Eltern machten sich selbstverständlich über meine Entwicklung große Sorgen und meinten, ich wirkte, als hätte ich jede Lebensfreude, meinen ganzen Sonnenschein verloren. Als Sturkopf wollte ich mir von meinen Eltern natürlich nichts sagen lassen. Ich dachte schließlich, dass meine Vorgehensweise richtig war, denn ich sah Erfolge. Auch dann nicht, als ich in der Schule sogar nicht mehr richtig folgen konnte und meine Noten immer schlechter wurden. Ich wurde immer in mich gekehrter und wollte meine neu gewonnene Kontrolle über mich und meinen Körper gewissermaßen »beschützen«. Inzwischen kam mein krasses Essverhalten auch bei meinen Freundinnen nicht mehr gut an. Auch sie sorgten sich jetzt um mich, schickten mich sogar zum Schulpsychologen und versuchten, mir klarzumachen, dass diese Fixierung auf mein Äußeres oberflächlich sei und ich mich total verändert hätte. Rückblickend kann ich das verstehen. Ich sehe zu dieser Zeit auch eine andere Sophia als die, die ich heute bin. Doch damals war ich nur noch in meiner eigenen Welt und alles von außen prallte einfach an mir ab. Der Witz war, dass mir mein Körper mit 50 Kilo nicht einmal besser gefallen hat! Zumindest nackt. Alles war so schlaff, mein Po hing, und wenn ich saß, spürte ich sogar manchmal meine Sitzknochen. Aber ich musste mir erst buchstäblich die Finger verbrennen, um zu kapieren, dass es so nicht mehr weiterging.

Da mir auch ständig kalt war, saß ich an einem besonders kalten Wintertag ganz dicht an der Scheibe des Kaminofens meiner Eltern. Jeder andere hätte womöglich geschrien vor Hitze. Als mein Vater ins Wohnzimmer kam, um mich etwas zu fragen, wollte ich vom Boden aufstehen und zu ihm gehen. Ich stand auf – und fiel in Ohnmacht, zum allerersten Mal in meinem Leben. Ich war noch nie in Ohnmacht gefallen! Das geschockte Gesicht meines Papas, als ich wieder zu mir kam, habe ich bis heute noch vor Augen. Er meinte, ich hätte mir um ein Haar den Kopf am Ofen angeschlagen, als ich fiel. Das war *der* Wendepunkt, an dem ich zu mir selbst sagte: So kann es nicht weitergehen. Aber wie dann? Ich wusste: Ich will jemand sein, die fit, stark und voller Energie im Leben steht. Offenbar hatte ich die falsche Richtung eingeschlagen. Nur: Welche war die richtige? Ich sollte schon bald einen Hinweis bekommen.

Es war ein Tag wie jeder andere, ich saß in der Schule und erzählte dem Mädchen, das neben mir saß, in der Pause von meinen Versuchen, einen Sport und eine Ernährung zu finden, die mich nicht so ruinieren und mir richtig Spaß machen. Plötzlich drehte sich der Junge auf dem Platz vor mir um und sagte: »Warum kommst du nicht einfach mal mit ins Fitnessstudio?« Einfach so. Aus heiterem Himmel.

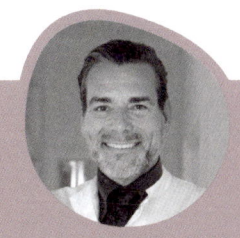

Dr. König

ÜBER DEN SCHLÜSSEL ZU EINER GESUNDEN DIÄT

Der Begriff »Diät« meint erst mal etwas Positives, er ist abgeleitet von »der Diätik«, einem Sammelbegriff für eine geregelte Lebensweise, die zu einer körperlichen und seelischen Gesunderhaltung des Menschen gehört. Die »Diäten« sind dann Modifikationen der Ernährung. Heute weiß man: Wer sich ein bisschen restriktiv ernährt, lebt länger und gesünder. Eine gesunde, ausgewogene, regionale und saisonale Ernährung ist einfach der Schlüssel zu einer besseren Lebens- und Gesundheitsführung. Und wir wissen, dass die »Diäten«, so wie wir den Begriff heute verwenden, nur Maßnahmen sind, um mal was anzuschieben, aber kein Dauerzustand sein können. Eine gesunde Diätform im klassischen Sinne bedeutet also eine ausgewogene Ernährung.

Wobei »ausgewogen« sehr individuell ist, das wird oft vergessen: Was ich vertrage oder nicht ist nämlich bei jedem unterschiedlich. Man sollte darauf achten, dass es selbst zubereitet ist, also so unverändert wie möglich oder organic/bio, weil das wirklich das bessere, gesündere Essen ist. Es ist weniger mit Umweltgiften belastet. Und dann Low Carb, und wenn Carb, also Kohlehydrate, dann auf gute, langkettige Kohlehydrate achten. Diese sind Energieträger mit Vitaminen sowie Ballast- und Mineralstoffen, wie zum Beispiel Hülsen-

früchte, Süßkartoffel, Hirse. Kein raffinierter Zucker, kein raffiniertes Mehl. Im Prinzip gilt der Satz: Das, was die Industrie in der Hand gehabt hat, ist nicht mehr so gut und auch nicht mehr so gesund. Positiv ausgedrückt: Wenn ihr auf eurem Teller noch erkennt, was ihr esst, ist das schon mal gut. Und je frischer ihr es herstellt, desto besser ist es für euch.

Wichtig ist auch eine gute Versorgung mit den notwendigen Vitalstoffen. Vitalstoff ist der Oberbegriff für die Mineralien und Vitamine, die man braucht, um die Vitalität, die Lebensgesundheit zu halten. Vitalstoffe sind auch die Aminosäuren, die wir nicht selbst produzieren können, die man zum Überleben braucht (essenzielle Aminosäuren).

Wenn ihr einen Mangel habt, muss dieser auf jeden Fall supplementiert werden. Es wäre sonst wie bei einem Auto, dessen Öltank leer ist, und man sagt, es soll ohne auskommen.

Die häufigsten Mängel finden wir für Eisen – bei Frauen mehr als bei Männern – und Vitamin D – für beide Geschlechter gleich. Diese Werte sollte man regelmäßig kontrollieren lassen. Wenn Blutbildveränderungen bemerkt werden, oder irgendwelche körperlichen Symptome wie Müdigkeit und Infektanfälligkeit auftreten, würde ich immer auch die Vitalstoffe kontrollieren lassen.

Mein erster Gedanke war: Der will mich bestimmt verarschen und sich im Gym über mich lustig machen. Denn ich kannte diesen Jungen sehr gut. Eigentlich schon seit Sandkastenzeiten. Ich bin quasi mit ihm aufgewachsen, da seine Eltern gut mit meinen befreundet waren. Dennoch konnte ich ihn nicht leiden – ich erinnere mich, dass er auch zu den Jungs gehörte, die mich immer wegen meiner Figur gemobbt haben. Dass er in der 12. Klasse dann in der Bank vor mir saß, fand ich, ehrlich gesagt, sogar ziemlich ätzend. Allerdings war mir nicht entgangen, dass er sich inzwischen körperlich stark verändert hatte. Mir war er aus der Vergangenheit noch extrem schlank in Erinnerung, jetzt war er richtig muskulös geworden. Dieser Junge war Charly.

Ich dachte zuerst, es sei vielleicht nur ein Scherz von ihm. Wie sich aber herausstellte, hatte Charly sein Angebot tatsächlich ernst gemeint. Er nahm mich mit ins Fitnessstudio in Rosenheim und zeigte mir, wie man Muskeln aufbauen kann (damals habe ich ehrlich gesagt, den ganzen Hintergrund eines sinnvollen Muskelaufbaus gar nicht richtig verstanden. Ich sah an mir herunter und dachte: Das Schlaffe da an mir ist vielleicht Fett und das soll einfach weg).

Da ich zuvor noch nie richtig im Fitnessstudio war, hatte ich zu Beginn auch irgendwie Angst, dass man mich dort auslachen würde. Vielleicht käme ich mit diesen ganzen martialisch aussehenden Ketten, Gewichten und Stangen gar nicht zurecht? Vielleicht würde ich mich blöd anstellen und es wäre peinlich für mich. Das Gym in Rosenheim ist bis heute ein richtiges 80er-Jahre-Bodybuilding-Studio, mit Arnold Schwarzenegger und anderen Kraftsportgrößen an den Wänden. Ich merkte schnell: Ich liebe es! Gleich nach meinem ersten Training dort nahm ich all meinen Mut zusammen und besiegelte meine Mitgliedschaft. Das war 2013 und ich besitze diese bis heute. Ich erinnere mich noch ganz genau an meine allererste Übung: Flachbankdrücken mit der Langhantel, wohlgemerkt nur mit der Stange (20 Kilo). Was dazu führte, dass ich am nächsten Tag in den Armen einen derartigen Megamuskelkater hatte, dass ich sie kaum noch ausstrecken konnte. Ich liebte das Gefühl, meinen Körper so zu spüren! Denn der Muskelkater war für mich so was wie eine Belohnung nach dem Sport. Ich dachte: Je mehr Muskelkater ich habe, desto besser habe ich trainiert. Je mehr es wehtut, desto mehr Erfolge werde ich bestimmt sehen. Ich trainierte also hauptsächlich, um einen Muskelkater zu bekommen. Doch das Beste am Bodybuilding war für mich damals, dass es auf einem genauen Plan basierte, und *genau* das hatte ich die ganze Zeit gesucht. Ein Sport, der so zielgerichtet ist, dass ich nichts mehr dem Zufall überlassen müsste, einen richtigen Plan hatte und endlich rauskam aus dem ganzen Diät-Infodschungel – das war in meinen Augen *die* Lösung. Vorgegebene Pläne und Regeln befolgen, das wollte ich machen. So könnte ich selbst über meinen Körper und mein Aussehen bestimmen.

Meine Eltern hat natürlich der Schlag getroffen, als ich ihnen von meinem Vorhaben erzählte. Ich erinnere mich, als ob es gestern gewesen wäre: Ich kam gerade vom Fitnessstudio nach Hause und stand im Türrahmen vom Wohnzimmer, wo meine Eltern gerade fernsahen. Voller Stolz prustete ich heraus: »Ich mache jetzt Bodybuilding!« und zog mich mit beiden Armen am Türrahmen mit einem Klimmzug hinauf (das fiel mir damals sogar recht leicht, da ich noch sehr dünn war). Total perplex sahen mich meine Eltern an. Bodybuilding – wie bitte? Bodybuilding war (und ist es leider immer noch teilweise) sehr klischeebehaftet: Die Männer sind voller Steroide und Frauen werden optisch zu Männern voller Muskeln. Bevor ich mit dem Sport angefangen habe, hätte ich wahrscheinlich genauso reagiert. Das ändert sich aber, wenn man sich mit der Materie genauer auseinandersetzt. Mir war es wieder einmal egal, was mein Umfeld von meinem neuen Hobby dachte, obwohl ich hier auch außerhalb meiner Familie schnell auf Widerstand stieß. Immer wenn ich nun meine vorgekochten Mahlzeiten mit dabeihatte (vor allem in Gaststätten und Restaurants), wurde ich ziemlich schräg angeschaut und bekam Kommentare wie: »Das kann doch nicht gesund sein! Du siehst immer mehr aus wie ein Typ! Mit deiner Tupperdose kommst du nicht mit ins Restaurant!« Mit meiner neuen, speziellen »Bodybuilding-Ernährung« hatte ich mich selbst ins soziale Aus geschossen. Ich persönlich sah es jedoch als Fortschritt für mich und meine Gesundheit. Ich aß nun wesentlich mehr als zu meinen Mager-Salat-Zeiten und hatte wieder an Gewicht zugelegt und auch Spaß an diesem Lifestyle. Ich konnte endlich mehr essen und gleichzeitig besser aussehen. Was wollte ich mehr?

Mit dem regelmäßigen Training kehrten auch meine Energie und Fröhlichkeit langsam zurück. Bodybuilding war jetzt in meinem Fokus. Meinen vorherigen Diätblödsinn hatte ich Gott sei Dank über Bord geworfen, obwohl dies natürlich auch ein schwieriger Prozess für mich war. Mein neues Ziel war jetzt: Muskeln aufbauen, so viele Muskeln wie nur möglich. Dabei machte ich mich im Internet schlau über Bodybuilding-Themen und auch über Wettkämpfe für Frauen und war von Anfang an begeistert. Ich bewunderte die sogenannten Bikini-Athletinnen, da ich die ganze Disziplin und Arbeit dahinter sah und deren Körper Kraft und etwas Amazonenhaftes ausstrahlten. Ich konnte mich noch nie mit Models identifizieren, eher mit Frauen wie Lara Croft oder She-Hulk. Ich wollte auch unbedingt so einen starken Körper, erschaffen durch meine eigene Arbeit, jedoch ohne chemische Hilfsmittel. Es ist so

DAS BODYBUILDING

Hier möchte ich euch kurz genauer erklären, in welchen Sport ich mich da so Hals über Kopf verliebt habe. Die Übersetzung aus dem Englischen signalisiert es schon: Im Kern geht es darum, den Körper zu formen. Verglichen mit anderen Kraftsportarten steht beim Bodybuilding das ästhetische Aussehen des Körpers an erster Stelle, wobei der Kraftaspekt eher sekundär ist.

DAS TRAINING

Mit intensivem und regelmäßigem Krafttraining werden Muskelreize gesetzt. Der Muskel wird im Training gezielt überlastet, wodurch winzige »Verletzungen« (Mikrotraumata) im Muskel entstehen. Um sich vor weiteren derartigen »Stresssituationen« zu schützen, heilt und verdickt sich der Muskel mithilfe der richtigen Ernährung und Pausen, um für die nächste Belastung stärker zu sein. Das Muskelwachstum selbst findet also nicht während des Trainings, sondern in der Regeneration statt. Aus diesem Grund trainieren Bodybuilder häufig nach einem festen »Split«, d. h., die verschiedenen Muskelpartien des Körpers werden in Gruppen aufgeteilt und jeweils separat an einem Trainingstag beansprucht, während die anderen Muskelgruppen »Pause« haben. Es gibt viele Möglichkeiten, diese Aufteilung vorzunehmen, z. B. kann man den Ober- und Unterkörper getrennt trainieren oder die Körpervorder- und -rückseite oder jede Muskelgruppe einzeln. Da hat jeder Athlet seine eigenen Methoden und Vorlieben.

DIE ERNÄHRUNG

Ohne die richtige Ernährung hilft das härteste Training nichts bzw. wird man nur schwer seine Figurziele im Bodybuilding erreichen. Für die optimale Nährstoffversorgung der Muskeln werden Eiweiß, Kohlehydrate und Fett genauestens aufeinander abgestimmt und an den individuellen Körpertyp angepasst. Auf Industriezucker, gesättigte Fette und generell stark verarbeitete Lebensmittel wird weitestgehend verzichtet, da überschüssiges Körperfett die mühsam antrainierten Muskeln »versteckt« und den gesamten Trainingserfolg mindern kann.

Alle Mahlzeiten werden aufs Gramm genau abgewogen, jeweils nach Makronährstoffen und Kalorienbilanz getrackt und für unterwegs vorgekocht. Alles muss vorher geplant und vorbereitet werden, genauso wie das Training. Jeder Tag wird genauestens geplant und strukturiert. Bei Wettkampfathleten, aber auch einigen Hobbysportlern gibt es zudem bestimmte Phasen: die Massephase und die Definitionsphase. Wobei man in der Massephase mit einem Kalorienüberschuss versucht, maximalen Muskelaufbau zu erzielen, versucht man wiederum in der Definitionsphase, mit einem kontrollierten Kaloriendefizit effektiv Körperfett abzubauen und dabei die in der Massephase aufgebaute Muskulatur weitestgehend zu erhalten.

DIE WETTKÄMPFE

Richtige Bodybuilding-Wettkämpfe hingegen sind dann noch einmal eine ganz andere Nummer und haben nur noch wenig mit Freizeit-Fitnessstudiotraining zu tun. Mit der einhergehenden Ernährung wird Bodybuilding dann zu einem 24/7-Job und ist in meinen Augen eine der härtesten, aber auch bewundernswertesten Sportarten, die es gibt, da das Maximum an Disziplin abverlangt wird.

Für einen Bodybuilding-Wettkampf bereitet sich der Athlet mehrere Monate zuvor mit einem genauen Trainings- und Ernährungsplan vor. Diese werden meist zusammen mit einem Coach festgelegt und hängen vom Ausgangszustand des Athleten ab, der schon eine Zeit lang zuvor trainiert und eine gewisse Muskelmasse aufgebaut haben sollte, bevor er den Entschluss fasst, auf die Bühne zu gehen. Ziel ist es, bis zum Wettkampf Topform zu erreichen – das bedeutet: hoher Muskelanteil bei niedrigem Körperfettanteil (bei Männern kann es sogar bis auf 3–4 Prozent runtergehen, bei Frauen bis zu 10 Prozent). Daneben werden auf der Bühne weitere Kriterien wie Symmetrie, Proportionen und Präsentation von der Jury bewertet. Bei der Präsentation werden vorgeschriebene Posen (festgelegt je nach Klasseneinteilung und Geschlecht) und eine Kür, um sich, seinen Körper und seine Leistung optimal zu präsentieren, verlangt. Auch die braune Farbe, die man kurz vor dem Wettkampf aufgesprüht oder aufgemalt bekommt, dient mit einem Öl-Finish ebenfalls der Hervorhebung der einzelnen Muskelpartien und Definition. So im Glitzerbikini bzw. Slip für die Herren mag das auf der Bühne vielleicht ganz easy wirken, doch eine Wettkampfvorbereitung ist wie beschrieben richtig harte Arbeit.

Je näher der Wettkampf in der Vorbereitung rückt, desto mehr geht es einem körperlich und mental an die Substanz. Faule oder demotivierte Tage, an denen man vielleicht lieber auf der bequemen Couch liegen möchte, gibt es nicht. Irgendwann dreht sich der gesamte Alltag nur noch um Trainieren, Essen und Schlafen. Mit der Diät kommt natürlich auch irgendwann dieser enorme Hunger, mit dem man lernen muss umzugehen, um trotzdem im Gym Vollgas zu geben. Jede noch so kleine Kleinigkeit wird gefühlt zur Herkulesaufgabe, da die Nerven irgendwann mit der strikten Ernährung, dem sinkenden Körperfettanteil und dem fast täglichen Training blank liegen.

Nach meinen persönlichen Erfahrungen würde ich jedem, der vielleicht eine Problematik mit seinem Essverhalten und seinem Selbstbild hat oder psychisch nicht stabil ist, von der Teilnahme an professionellen Bodybuilding-Wettkämpfen abraten. Es gibt Menschen, die sagen, dass Bodybuilding der Weg aus einer Essstörung sein kann, doch für manche kann es leider ein Verstärker bereits bestehender negativer Faktoren werden. Vor allem da es bei einem Wettkampf fast hauptsächlich um extreme Kontrolle, Routinen und Disziplin geht. Um eine derartig extreme Körperverfassung zu erreichen (welche auch nur temporär ist und nicht langfristig beibehalten werden kann), muss man in einer Wettkampfvorbereitung auf viele Dinge, wie beispielsweise im Restaurant essen gehen, verzichten.

An dieser Stelle möchte ich betonen, dass ich hier auf gar keinen Fall verallgemeinern möchte! Natürlich verhält sich das bei jedem Athleten etwas anders und es gibt hierzu die verschiedensten Vorgehensweisen. Ich persönlich liebe diesen Sport, der mich so vieles gelehrt hat, und zwar: Mit Willensstärke und Fleiß wirst du für deine harte Arbeit belohnt. Egal, in welchem Bereich des Lebens! Wenn ich es in einem Satz beschreiben würde, und da spreche ich bestimmt vielen Wettkampfathleten und Kraftsportbegeisterten aus der Seele: Es ist hart, aber cool!

motivierend zu beobachten, wie man seinen eigenen Körper verändern kann, an Stellen, die man selbst bestimmt. Als wäre man sein eigener Bildhauer. Schon nach wenigen Monaten Krafttraining betrachtete ich mich im Spiegel und dachte: Hey, du bekommst ja langsam eine Schulter! Hey, und Oberarme! Cool, der Po hängt nicht mehr! Das war der Motor für mich, immer weiterzumachen. Ich konnte meinen Körper formen nach meinen Wünschen. Charly teilte mit mir all seine Erfahrungen und sein Wissen. Ich ersetzte nun also mein unsystematisches »Herumjoggen« durch gezieltes Krafttraining und begann gleichzeitig mich dafür zu interessieren, wie Nahrungsmittel im Körper verwertet werden und funktionieren und wie man Eiweiß, Fett und Kohlehydrate gezielt einsetzt. Charly hatte es mit meinem Dickschädel nicht einfach und musste mir ziemlich viele Irrtümer aus dem Kopf tilgen, zum Beispiel, dass ich *mit* Essen abnehmen kann und nicht nur *ohne*. Dass Kohlehydrate auch gut sein können für den Körper. Und dass man in der Regeneration Muskeln aufbaut, nicht während des Trainings ... Es hat eine Weile gebraucht, bis ich meine Irrtümer loslassen konnte.

Wie sich herausstellte, ergänzten wir uns super. Vorher hatte Charly mit seinem Cousin zusammen trainiert, nun war ich sein neuer Trainingspartner. Ich war froh, dass ich mich unter Männern und Jungs beweisen konnte! Wir spornten uns gegenseitig an, feierten unsere noch so kleinen Erfolge, und da wir immer mehr Zeit miteinander verbrachten, wurden wir richtige Trainings-Bro's. Wir begannen uns zu erzählen, was uns so beschäftigt, auch übers Training hinaus. Einer war für den anderen sozusagen der Kummerkasten. Lief es bei uns in Liebesdingen nicht so, haben wir uns jeweils beim anderen ausgeweint. Charly kam mit einem Mädchen zusammen, mit dem es nicht so super lief, und hat sich bei mir ausgelassen und fragte mich um Rat. Ich war eben der perfekte Kumpeltyp! Nie wäre ich auf die Idee gekommen, dass er je ein anderes Interesse an mir zeigen würde! (Obwohl: Etwas gewundert habe ich mich irgendwie schon, dass der Junge, der mich doch früher gemobbt hat, plötzlich so nett zu mir war ...)

Eines Tages – da hatten wir schon fast ein Jahr zusammen trainiert – hat Charly mich gefragt, ob wir auch außerhalb des Fitnessstudios etwas unternehmen wollen. Etwas später wurden wir ein Paar. Das klingt jetzt vielleicht etwas unromantisch, gar nicht nach Schmetterlingen im Bauch. Ich war ja auch selbst total überrascht. Aber wir hatten mehr als das: Uns verbanden Fleiß, Schweiß und Tränen. Fünf Jahre sollten wir gemeinsam durch dick und dünn gehen und so viele Hindernisse bewältigen müssen wie andere Paare in zehn. Von nun an waren wir 24 Stunden/7 Tage zusammen, haben jede Minute miteinander geteilt. Aus der Trainings-Bro-Beziehung wurde schließlich eine Liebesbeziehung, da wir beide nun ein Ziel und eine Vision hatten. Nach etwa einem Jahr zogen wir zusammen. Ercan, mein späterer Trainer und bester Freund, hat uns mal so beschrieben: »Sophia ist die Mutige, Risikofreudige. Charly der Denkende, Planende. In ihren Gegensätzen harmonieren die beiden total.« Und so war es auch. Fitness war jetzt unser gemeinsames Leben.

Unsere Fitnessbegeisterung stellte alles andere, vor allem die Schule, in den Schatten. Aus ein, zwei Fehltagen in der Schule wurden immer mehr, da wir nur noch an das Training dachten. Wenn uns unsere Eltern fragten, wie es denn in der Schule heute gewesen ist, beantworteten wir das nur mit einem trockenen »Schön«. Wir verließen das Haus gegen 7:30 Uhr morgens und kamen pünktlich gegen 13:30 Uhr wieder zurück. Im Unterricht waren wir jedoch nicht – sondern im Fitnessstudio. Das Resultat: Wir erzielten zwar tolle körperliche Fortschritte, mussten allerdings in der Zwölften direkt eine Ehrenrunde drehen, da sich zu viele Fehltage für die Abiturprüfung angehäuft hatten ...

Aber deswegen gar nicht mehr zu trainieren und nur zu lernen war keine Option für uns. Bei der Wiederholung der 12. Klasse rissen wir uns richtig zusammen, um uns unseren Abschluss zu sichern, und strukturierten uns um. Wir standen also morgens um fünf Uhr auf, fuhren auch bei Schnee oder Regen mit Charlys Roller ins Gym, trainierten bis halb acht und gingen danach verschwitzt zum Unterricht. Den restlichen Tag nach der Schule wurde gelernt. Das Abi haben wir dann geschafft – schließlich hat uns der Sport ja beigebracht, wie man durch strenge Disziplin gute Ergebnisse erzielt ;-)

Meine Leidenschaft

WIRD ZUM BERUF

W as ist im Bodybuilding eigentlich wichtiger? Training oder Ernährung? Ziemlich schnell habe ich, wie viele andere in diesem Sport, die richtige Antwort für mich erkannt. Egal, wie viel man trainiert – eine »schlechte« Ernährung lässt sich dadurch nur schwer ausgleichen und man kommt nur sehr mühsam voran. In meinen Augen ist es sogar ein Verhältnis von 70 zu 30. 70 Prozent Ernährung und 30 Prozent Training. Natürlich variiert das auch je nach Zielsetzung. Deshalb probierten Charly und ich verschiedene Ernährungsstile aus, um unseren Trainingserfolg, unsere Gesundheit und Leistungsfähigkeit zu optimieren. Charly, der digital schon immer super vernetzt war, pickte sich Fitness-Influencer heraus, die ihn faszinierten, und stellte für uns davon inspirierte Ernährungs- und Trainingspläne auf. Zu dieser Zeit war vor allem veganes Bodybuilding stark im Kommen und wir interessierten uns sofort für diesen Trend. Dass vegane Ernährung gar nicht so einseitig ist, wie man vielleicht denkt, und dass man ganz ohne tierische Produkte Trainingsfortschritte erzielt, wollten wir direkt am eigenen Leib testen. Damals hat uns der Influencer Karl Ess fasziniert, der im Netz sein »Vegan-Bodybuilding« promotete und beweisen wollte, dass man auch mit rein pflanzlicher Ernährung Muskeln aufbauen kann. Während sich Charly seine Videos fast täglich anschaute, war ich hingegen auf Social Media noch nicht so aktiv. Wir sahen, dass Karl auf einmal öfter in einem Gym in München trainierte und dort seine YouTube-Videos drehte – also nicht weit weg von Rosenheim –, im Studio des berüchtigten »Pumping Ercan«, einem bekannten Namen in der Bodybuilding-Szene.

Nach circa einem Jahr veganer Ernährung sind wir dann ins krasse Gegenteil gefallen (wir waren ganz schön in der Experimentierphase). Warum? Nun ja, auch wir haben uns von Social Media irgendwie beeinflussen lassen und auf einmal stand bei uns Classic Bodybuilding im Fokus. Und wie man vielleicht weiß, steht das Protein (meist aus tierischen Quellen wie beispielsweise Fleisch, Fisch oder Eiern) in der Bodybuilding-Ernährung an erster Stelle. Das Studio in Rosenheim war der ideale Ort, um in dieses »Oldschool-Bodybuilding« reinzukommen. Alte Geräte, Hardcore-Musik, das angestrengte Gestöhne und Gewichtscheiben-Klappern von schwer Trainierenden mit einem Geruch von alten Sportsocken in der Luft – das lässt das Herz eines jeden

»Pumpers« höherschlagen ;-). Nach nur einem halben Jahr intensiven Bodybuildings hatte Charly eine Idee: »Sophia, hast du Lust auf einen Bikini-Wettkampf? Ich finde, du könntest es packen, teilzunehmen!« Waaaas? Ich würde mich doch nicht in so einem Glitzerbikini halb nackt vor Publikum auf die Bühne stellen, es war ja noch gar nicht lange her, dass ich mich in einem Bikini noch total unwohl fühlte! Nach einiger Bedenkzeit recherchierte ich dann doch im Netz und informierte mich über die damit einhergehende Diät und das dazugehörige Trainingspensum. Das mich diese Bikini-Athletinnen faszinierten, hatte ich ja bereits erwähnt – was diese Frauen aus ihrem Körper herausholten, war beeindruckend! Und so fällte ich den Entschluss: Bis zu einem gewissen Tag X meinen Körper so hinzubekommen, das wäre doch mal ein cooles Ziel!

Eines Abends zeigte mir Charly einen seiner Lieblingsfilme, den Dokumentarfilm »Pumping Ercan« über den Bodybuilder Ercan Demir, der als kleines Kind mit seinen Eltern damals nach Deutschland kam, das Bodybuilding für sich entdeckte und es als Vierzigjähriger noch einmal wissen will: Nach einer längeren Wettkampfpause hatte er sich nun das Ziel gesetzt, den Titel des Seniorweltmeisters im Schwergewicht zu gewinnen. In seiner Vergangenheit war er achtmal türkischer Meister, einmal Juniorweltmeister, einmal europäischer Meister und einmal Vizeweltmeister geworden. Der Film begleitet Ercan bis zu dem alles entscheidenden Wettkampf in der Türkei. Wie der Wettkampf ausgeht? Nur so viel: Ich musste echt die Tränen zurückhalten! So viel Disziplin, Kampfgeist und Stärke motivierten mich dermaßen, wie zuvor nur der Klassiker »Pumping Iron« mit Arnold Schwarzenegger.

Da ich 2014 selbst schlecht einschätzen konnte, ob ich schon bereit für die Bühne war, und mitbekommen hatte, dass fast alle Wettkampfathleten einen Coach an ihrer Seite hatten, kam ich auf eine Idee: Ercan ist ja in München, dachte ich, also nur etwa eine Autostunde weg von Rosenheim … Ich könnte Ercan im Gym besuchen und ihn meine Form beurteilen lassen, ob ich noch diese Saison an einem Wettkampf teilnehmen kann und überhaupt Potenzial dafür habe. Auch wenn nicht, könnte ich ihn trotzdem fragen, wie ich mich in Sachen Ernährung und Training noch besser aufstellen könnte. Ercan hat in diesem Bereich so viel Erfahrung – wenn es einer weiß, dann er!

Gleich am nächsten Tag rief ich Ercan im Studio an, erreichte ihn dort jedoch leider nicht. Sein Kollege erzählte, er sei noch in der Türkei und würde dort Urlaub machen. Bei meinem nächsten Anruf eine Woche später ging Ercan dann selbst ran. Ich war total überrascht und supernervös. Ich fragte ihn, ob ich mit meinem Freund vorbeikommen könnte und dort trainieren dürfte, was er bejahte. Ich konnte es kaum fassen, dass ich ihn bald persönlich kennenlernen sollte. Es war der Beginn eines – ja, das kann man wohl fast schon so sagen – neuen Lebens. Wie hat Ercan mal gemeint? »Unsere Sportart ist eine Lebenseinstellung.« So ist es. Ich hatte das Gefühl, meine Lebensbestimmung gefunden zu haben.

Also machten wir uns direkt am nächsten Morgen auf den Weg zu »Ercan's Body Gym« – wir hätten es bei unserer Ankunft beinahe übersehen! Eine von außen recht unscheinbare Muckibude in einem Münchner Wohnviertel. Nur das Schild mit der lustigen Bodybuilder-Illustration und dem großen Schriftzug gab uns die Gewissheit, dass wir richtig waren. Als wir das Gym total aufgeregt betraten, fielen uns direkt die ganzen Bilder an den Wänden auf – fast kein freier Fleck war mehr an der Wand zu erkennen. Da standen wir nun in dem kleinen wohnzimmerähnlichen Eingangsbereich mit Küche, Bar und Sofa, welchen wir sofort aus dem Film wiedererkannten. Wir schauten vorsichtig in das kleine Nebenzimmer, wo die Tür einen Spalt offen stand. Es war Ercans Büro und heraus guckte ein braun gebrannter, breiter Glatzkopf. Seine Schultern so groß wie sein Kopf. »Ich hatte angerufen – wir wollten ja hier mal trainieren, ist das okay?«, fragte ich ihn. Ercan meinte: »Klar, zehn Euro Tageskarte und ihr könnt loslegen.« Dann fügte er noch hinzu: »Was steht denn heute an? Du trainierst wahrscheinlich Beine, oder?« (Mit einem gewissen Unterton, da er wohl wie die meisten davon ausging, dass Frauen immer nur Bauch, Beine, Po trainieren wollen). Frech erwiderte ich: »Nein, heute ist Brust dran!«

Charly wirkte schockiert. Er muss wohl Angst gehabt haben, dass ich zu forsch Ercan gegenüber war und dieser meine Wettkampftauglichkeit nun gar nicht mehr beurteilen wollte. Aber: Nach nicht allzu langer Zeit kam Ercan doch hoch und beobachtete mich beim Training. Danach setzten wir uns unten zusammen aufs Sofa. Nachdem wir ihm unser Vorhaben geschildert und ihn mit Fragen durchlöchert hatten, dann der erlösende Moment: »Sophia, du hast definitiv Potenzial. Ich werde dich selbst unter meine Fittiche nehmen und dich auf den Wettkampf vorbereiten.« Ich dachte nur: Oh, krass! Es war für mich eine Riesenehre (und ein Teil von mir, nämlich der, der keine große Klappe hat, bekam plötzlich ganz weiche Knie: Ich war unendlich dankbar und wollte von nun an alles perfekt (am besten zu 110 Prozent ;-)) umsetzen). Er war nun mein Lehrer und ich seine Schülerin.

Je intensiver ich mich mit Bodybuilding als Sportdisziplin beschäftigte, desto toller fand ich diese Sportart gerade für Frauen. Ich fand es blöd, dass Weiblichkeit meist mit einem schmalen, sehr dünnen Körper assoziiert wurde und nicht mit einem kraftvollen, amazonenhaften. Denn der kann auch mit Muskeln sehr feminin aussehen! Als ich mich privat erstmalig auf Social Media anmeldete, bin ich direkt einigen der ersten Bikini-Athletinnen in Deutschland gefolgt und war fasziniert, wie viel diese Frauen essen konnten und trotzdem einen so tollen Körper erreichten. Bei meinen Recherchen habe ich auch festgestellt, dass es im Bereich Bodybuilding für Frauen an Information mangelt. Das war eine Nische, die ich füllen könnte und auch wollte! Ich dachte, endlich hatte ich die universelle Formel für die perfekte Figur herausgefunden, und diese wollte ich anderen nicht vorenthalten.

Charly und ich waren immer mehr in den sozialen Netzwerken unterwegs. Wir sind vielen Leuten gefolgt und wurden nicht nur von der Informationsfülle, die sie im Netz teilten, inspiriert, sondern auch von der Art und Weise, sich darzustellen und eine wachsende Followerschaft aufzubauen. Charly, eindeutig der kaufmännischere von uns beiden, meinte: »Sophia, lass uns das auch versuchen!«, und entwarf einen Plan: Wir dokumentieren meine Transformation, in Verbindung mit Fitness- und Ernährungstipps und helfen dadurch anderen Menschen, die abnehmen wollen. Ich war sofort Feuer und Flamme: So könnte ich anderen Frauen Mut machen und ihnen zeigen, dass sie nicht mehr leiden müssten, genug essen und gleichzeitig abnehmen könnten *plus* einen guten Körper bekämen! Mein Ziel war es, dass andere Frauen und Mädchen nicht so unter Bodyshaming leiden sollten wie ich damals. Wir überlegten, mit anderen YouTubern gemeinsam Videos zu machen, um uns gegenseitig auf den Kanälen vorzustellen. Dadurch wollten wir mehr Leute erreichen und speziell über meinen Kanal vor allem Frauen.

Unsere allerersten Kollaborationen hatten wir dann schließlich mit dem Influencer Karl Ess und natürlich auch mit »Pumping Ercan« selbst. Man kann sich vorstellen, wie krass das für Charly und mich damals war – wir waren Follower, richtige Fans und durften nun mit unseren Idolen gemeinsam Videos drehen! Ercan, der heute in der Türkei lebt, hat unseren Erfolg jüngst (also 2020) in einem Interview mit dem YouTube-Channel *Gannikus Germany* so beschrieben: »Als Sophia zum ersten Mal in mein Studio kam, habe ich zu meinem Kameramann gesagt: Das ist sie! (…) Das ist mein verlängerter Arm in die Wohnzimmer derer, die ich bisher mit meinem Aussehen nicht erreichen konnte (…) Ich habe gesehen, dass die Sophia ein ehrgeiziges und braves Mädchen war, das sehr gut trainieren konnte. Wir haben erst auf meinem Kanal gemeinsam trainiert und dann auf ihrem, und das ist so explodiert, damit hatten wir beide nicht gerechnet.« Plötzlich wurde »Ercan's Body Gym« zu einem Treffpunkt für YouTuber – und für Frauen! Charly, Ercan und ich – das unschlagbare Trio auf Erfolgskurs!

Von da an sind wir fast täglich von Rosenheim nach München zu Ercan gefahren, eine Stunde Hin-, eine Stunde Rückfahrt, doch das war es uns Wert! Ercan weihte mich in sein »Volumentraining« ein: Pro Tag wird nur *eine* Muskelgruppe trainiert –

also erst nur Beine, am nächsten Tag dann Schultern, dann Brust, dann Rücken, dann Arme –, um die jeweiligen Muskelgruppen maximal zu belasten. Wenn man dann diesen 5er-Split einmal durch hat, fängt er wieder von vorn an, wie in Dauerschleife. Pausetage werden nur in absoluten Notfällen eingelegt, was bedeutet: tägliches Training. Ich trainierte also als Frau genauso wie Ercan als Mann und das gefiel mir! Ich wollte mich unter diesen ganzen Hardcore-Bodybuildern beweisen und keine Schwäche zeigen. Und das als blondes 19-jähriges Fliegengewicht – eine lustige Vorstellung, oder? Dass ich im Training mithalten konnte, hat Ercan imponiert. Und so wurde er sogar mein Trainingspartner, was mich wiederum extrem ehrte, da er in der Vergangenheit eigentlich nur mit richtigen Größen zusammen trainierte. Wir forderten uns gegenseitig heraus, nach dem Motto: Wer von uns beiden kann härter trainieren, wer geht mehr über seine Grenzen hinaus?

Nur zwei Monate später sollte in Augsburg mein erster Wettkampf, die Süddeutsche Meisterschaft in der Bikini-Klasse, stattfinden. Ercan entwarf einen detaillierten Ernährungsplan: Dort stand aufs Gramm genau, wie viele Makronährstoffe ich täglich zu mir nehmen sollte, also wie viele Gramm Kohlehydrate, Fett und Eiweiß. Für die optimale Wettkampfform und die nötige Definition ist ein geringer Körperfettanteil ideal. Um das zu erreichen, ist ein Zusammenspiel vieler Faktoren wichtig, aber zusammengefasst geht es schlicht um eine negative Kalorienbilanz – also weniger Kalorien aufzunehmen, als der Körper verbraucht – in Kombination mit intensivem Kraft- und Cardiotraining. Meine Energie für den Kraftsport habe ich hauptsächlich aus Kohlehydraten gewonnen, auf Fett habe ich weitestgehend verzichtet. Anfangs waren 1800 Kalorien mein Tageslimit, das später auf 1600 Kalorien reduziert wurde. Ob ich mich damit schwertat? Im Gegenteil: Es war ja wesentlich mehr als bei meiner Salatdiät. Damals war ich ja permanent im Hungermodus. Jetzt hatte ich ganze fünf Mahlzeiten, genau alle drei Stunden (immer um 9 Uhr, 12 Uhr, 15 Uhr, 18 Uhr und 21 Uhr) und so quasi das Gefühl, den ganzen Tag nur zu essen. Und dann konnte ich auch noch Lebensmittel zu mir nehmen, die mir schmeckten! Es mag aus heutiger Sicht vielleicht absurd klingen, aber ich fühlte mich wie im Schlaraffenland. Noch. Bei dieser Diät gab es keine ungewissen Komponenten mehr wie früher, wo ich mir nie sicher sein konnte, ob meine »selbst gebastelte« Diät auch wirklich funktionierte. Jetzt war es wie bei einer mathematischen Formel: Wenn ich mich exakt an die Pläne hielt, erzielte ich auch das erwünschte Ergebnis. Wie eine Maschine.

Natürlich hatte ich auch mal Durchhänger, doch ich sah Erfolge und das trug mich. Ich hatte gefunden, wonach ich so lange suchte, und wollte es nie mehr verlieren. Die quälende Unsicherheit und ständige Suche schienen ein Ende zu haben. Ich hatte einen neuen Lebensmittelpunkt (Ercans Studio, das schnell mein zweites Zuhause wurde) und ich hatte eine Struktur. Es war wie ein Gerüst, an welchem ich mich auch in Zeiten des Zweifelns festhalten konnte.

Ercan führte bei mir und anderen Athleten regelmäßige Formchecks durch, um zu sehen, ob sich der Körper zum Wettkampf hin planmäßig entwickelte. Zugegeben, am Anfang war das schon komisch, mich da als 19-jähriges Mädel im Bikini begutachten zu lassen, doch Charly war immer dabei und filmte den gesamten Prozess für unseren Kanal mit. Ich wusste, wir sind ein Team und ziehen alle am selben Strang. Nach so einem Formcheck werden Training und Ernährung an die bisherigen Fortschritte angepasst.

Parallel dazu bildete ich mich im Bereich Ernährung weiter, wälzte Ratgeber und Studien. Daneben bespielten Charly und ich Facebook, YouTube und Instagram und luden dort nicht nur mein Trainingsprogramm mit Ercan hoch, sondern auch Kochvideos aus unserer Küche. Da ich ohnehin jeden Abend meine Mahlzeiten für den nächsten Tag vorkochen musste, filmten wir dabei gleich gesunde Rezepte und Ernährungstipps für meine Kanäle mit. Ich erläuterte in den Videos die Vorteile frischer, unverarbeiteter Lebensmittel und erklärte, wie man Gerichte für unterwegs vorkocht oder versteckte Figurkiller meidet. Wir wollten einfach so viele hilfreiche Videos wie möglich hochladen, für Anfänger wie auch für Fortgeschrittene. Unsere ersten Amateurvideos bringen mich heute nur noch zum Schmunzeln. Wir produzierten zunächst mit unserer Handkamera total verwackelte Clips, die Lichter befestigten wir provisorisch mit Panzerband an den Wänden und der Sound ließ ganz schön zu wünschen übrig. Ich weiß noch ganz genau, wie unglaublich nervös ich bei einem meiner ersten YouTube-Videos war, in welchem ich mein Rezept für gesunde Protein-Muffins zeigte. Dass die Videos immer öfter geklickt wurden, hat uns selbst überrascht. Der Traum, unser Hobby zum Beruf zu machen, schien in Erfüllung zu gehen.

Der 11.11.2014 – dieses Datum werde ich nie vergessen! Am Tag des Wettkampfs wog ich bei 1,72 m Körpergröße 56 Kilo, 24 Kilo weniger als noch vor zwei Jahren. Es war circa sieben Uhr morgens und ich saß frierend im Bademantel mit Ercan und Charly in einem kleinen Nebenzimmer der Wettkampfhalle. Ich war total euphorisch, aber auch gleichzeitig schwach und müde von der monatelangen Diät. In den zwei Wochen zuvor ging es mir wirklich an die Substanz, und während mir 1600 Kalorien pro Tag anfangs wie das Paradies vorkamen, reichten mir diese am Ende hinten und vorn nicht mehr. Durch das hohe Kaloriendefizit hatte mein Körper so lange auf seine Reserven zurückgegriffen, bis irgendwann schlichtweg keine mehr übrig waren. Auf meine körperliche Form war ich stolz wie Oskar. Ich konnte nicht glauben, dass ich es tatsächlich geschafft hatte, so auszusehen wie die Athletinnen, die ich so bewunderte. Vor einem Jahr hätte ich es mir nicht träumen lassen, je in solch einer Form zu sein und im Glitzerbikini auf eine Bühne gerufen zu werden! Aber nun saß ich hier, von oben bis unten mit brauner Farbe bestrichen, und würde gleich in meine zierlichen High Heels schlüpfen (das Gehen und Posen darin habe ich zuvor lange üben müssen, war ich doch noch nie in solchen Schuhen gelaufen. Das war für mich fast schwieriger als die Diät oder die Trainingsvorbereitung!). Auch

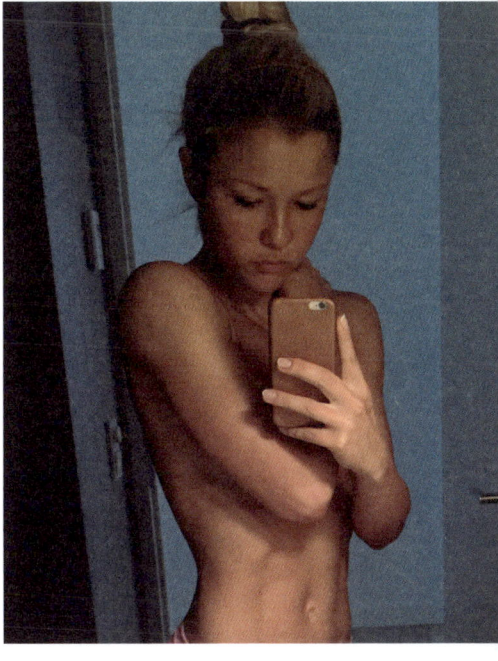

meine Eltern und Bella waren trotz ihrer anfänglichen Vorbehalte gegen meinen Sport zu meinem ersten Wettkampf gekommen und feuerten mich aus dem Zuschauerbereich an. Kurz vor meinem Bühnenauftritt motivierten sie mich und sagten zu mir: »Du siehst einfach toll aus, Sophia!« Mit dabei war sogar ein Fernsehteam von Pro Sieben, die meinen Werdegang »Vom Moppelchen zum Muskelpaket« für die Sendung »Galileo« drehen wollten. Wegen unserer rasant ansteigenden Bekanntheit in den sozialen Medien war eine ebenfalls fitnessbegeisterte Redakteurin von »Galileo« auf mich aufmerksam geworden. Das Kamerateam vor meiner Nase hat meine Nervosität nicht gerade gedämpft. Dass ich zum ersten Mal vor der Fernsehkamera stand und interviewt wurde, habe ich Gott sei Dank gar nicht richtig wahrgenommen, denn ich fühlte mich irgendwie abwesend. Wegen der langen und strengen Diät war ich den ganzen Tag sehr müde, vergesslich und fast schon taub. Noch schnell ein paar Übungen mit dem Expander (ein starkes Widerstandsband mit Griffen), um die Muskeln sichtbar »aufzupumpen«, einölen und los geht's. Dann wollte ich nur noch raus auf die Bühne, damit die Anspannung endlich vorbei ist. Ich sollte tatsächlich auf Anhieb den dritten Platz machen, worüber ich mich wahnsinnig freute. Die ganze Disziplin, das Kämpfen – es hatte sich gelohnt! Aber nicht nur für diesen Sieg. Ich hatte mir die Tür für eine neue Zukunft geöffnet: Zwei Wochen darauf erreichte ich den zweiten Platz bei der Bayerischen Meisterschaft und qualifizierte mich damit als Newcomer für die Deutsche Meisterschaft in Bochum.

Für mich bedeutete dies: knallhartes Wettkampftraining und Wettkampfdiät nonstop. Hinzu kam, dass wir auf Social Media immer mehr Follower und Abonnenten dazu gewannen – und auch die wollten wir zeitgleich mit neuem Content versorgen. Charly war jetzt vollends damit beschäftigt, sich Konzepte zu überlegen und Fotos sowie Videos mit mir zu produzieren. Unsere Rollen waren nun klar verteilt: Er war hinter, ich vor der Kamera. Wir wollten jede freie Minute in das Projekt »Sophia Thiel« investieren: Nach dem Aufstehen machte ich als Erstes eine Runde Cardio, danach produzierten wir bis nachmittags Content für Social Media, dann ging es mit dem Ernährungsplan in der Hand zum Einkaufen, gegen Abend fuhren wir zu Ercan zum Training nach München, später kochte ich noch meine Mahlzeiten für den nächsten Tag vor. Oft war ich so müde, dass mir vor dem Fernseher schon nach kurzer Zeit die Augen zufielen. Für etwas anderes als abends auf der Couch zu liegen hatte ich keine Kraft mehr. Wir sahen kaum mehr Freunde, auch meine Familie sah ich immer seltener. Unser Hobby war jetzt zum Fulltime-Job geworden. Auch wenn wir außer den Einnahmen aus YouTube-Ads vor unseren Videos noch nicht wirklich Geld damit verdienten und deshalb auf die Unterstützung unserer Eltern angewiesen waren. Aber das sollte noch nicht das Ende der Fahnenstange sein: Einen extremen »Push« bekamen wir, als die »Galileo«-Reportage im Fernsehen ausgestrahlt wurde, im Februar 2015 zur besten Sendezeit, direkt vor dem Start der neuen Staffel von »Germany's Next Topmodel«. Unser E-Mail-Postfach explodierte. Ich konnte es kaum glauben, wie viele Leute plötzlich auf mich aufmerksam wurden und mich um Rat und Tipps baten!

2012 noch der moppelige, unzufriedene Teenager, zwei Jahre später die stolze, selbstbewusste Frau mit Sixpack. Seit ich meine erfolgreiche Transformation mit radikalen Vorher-Nachher-Bildern ins Netz gestellt hatte, schrieben mir immer mehr Frauen, die unter ähnlichen Problemen litten wie ich damals. Sie schickten mir Fotos von sich, schrieben teilweise ihre komplette Lebensgeschichte und schütteten mir ihr Herz aus. Viele waren frustriert, hatten schon zahlreiche Diäten ausprobiert, waren immer wieder gescheitert. Plötzlich war ich in die Rolle des Vorbilds gerutscht, was ich ja eigentlich gar nicht geplant hatte. Weshalb habe ich mein Ziel erreicht, was ist mein »Warum«? Darüber habe ich viel und oft nachdenken müssen. Ein guter Ernährungsplan und auf den individuellen Körper abgestimmtes Training sind die eine Sache. Aber die richtige Überzeugung und der feste Wille zum Ziel die andere. Wollte ich vielleicht all die Jahre mit Fitness nur vor meinen eigenen Unsicherheiten fliehen, um weniger verletzlich zu sein und gleichzeitig glücklicher? Doch war ich mit diesem Körper jetzt wirklich glücklich? Anerkennung, Respekt und Erfolg gaben mir jedenfalls die Bestätigung …

Ich wurde so oft gefragt, wie man im Kopf diesen »Schalter« umlegt. Antwort: Diesen Schalter kann man umlegen, doch das geschieht nicht von heute auf morgen. Dieser Schalter lässt sich dann auch nicht so einfach für immer »fixieren«, wie man vielleicht glaubt. Mit einer Entscheidung ist die Arbeit nicht getan – es ist eine schrittweise Umstellung seiner Gewohnheiten, bis es sich zu einer neuen langfristigen Routine festigt. Ein Marathon, kein Sprint. Heute weiß ich, dass man jeden Tag Arbeit investieren muss, damit dieser Schalter auch umgelegt bleibt. Um mich auf so eine »exotische Sportart« als Lifestyle einzulassen, musste ich mein Denken radikal ändern: Meine Prioritäten im Leben mussten angepasst werden, die Komfortzone aufgebrochen. Ich schlüpfte in einen »Tunnelmodus«. Nach dem Motto: Ich bin meines eigenen Glückes Schmied!

Natürlich haben wir alle Phasen, in denen wir unser Ziel mal aus den Augen verlieren. In denen wir uns fragen, was das eigentlich alles soll. Ob es das Ziel wirklich wert ist, dass man auch manchmal auf Dinge verzichtet, die man jetzt lieber tun würde. Vom Weg abzukommen ist vollkommen menschlich. Und nach einer »Selbstsabotage«, die immer mal vorkommen kann, sollte man sich nicht dafür verurteilen (doch mehr über dieses wichtige Thema und meine persönlichen Selbstsabotagen später), sondern gnädig mit sich sein, dem Frust oder Ärger über sich selbst keinen Raum geben, sondern zügig wieder in alte Bahnen zurückkehren. Merke: Sich *für* eine Sache zu entscheiden bedeutet nun mal, sich gleichzeitig *gegen* etwas anderes zu entscheiden, das ist das Wesen einer Entscheidung. Mein Fokus lag immer auf dem Gesamtbild, dem »Bigger Picture«. Fühlte ich mich schlecht oder lustlos, malte ich mir in Gedanken aus, wie großartig es sich anfühlen würde, wenn ich mein Ziel erreicht habe. Das hat mich immer wieder motiviert, weiterzumachen.

Transformation bedeutet Veränderung – und Veränderung macht immer Angst, auch das liegt in der Natur der Sache, denn sie bedeutet, seine Komfortzone zu verlassen. Veränderung bedeutet auch irgendwo Stress! Aber man muss unterscheiden zwischen negativem Stress – der, der einen blockiert und die Angst mobilisiert – und positivem: der, der einem Energie gibt, der einen hellwach macht und zu Höchstleistungen befähigt, wie ein Motor, der einen antreibt.

Der Moment, in dem man auf die Wettkampfbühne tritt, ist wirklich unbeschreiblich, da stimmen mir sicher viele Wettkampfathleten zu. Das Adrenalin durchströmt den gesamten Körper und man fühlt sich so lebendig, es ist fast wie ein Rausch. Auf der Bühne hatte ich das Gefühl, dass ich brutal gewackelt und gezittert habe – Ercan aber meinte, vom Publikum aus gesehen hätte man es nicht bemerkt und es sei eine gute Performance gewesen.

Zu dieser Wettkampfzeit kam ich dann auch zum ersten Mal mit richtigem »Hate« in Kontakt: Kommentare wie »Siehst aus wie ein Typ«, »Bist wohl magersüchtig!« und »Echt keine Titten mehr!« waren noch von der harmloseren Sorte.

Solche negative Resonanz hat mich erschüttert, aber auch darüber reflektieren lassen, wer ich wirklich sein will: Wollte ich inzwischen nicht mehr Fitness-Influencerin sein als reine Bodybuilderin? Meine Follower sahen in mir ein Fitnessvorbild, doch ich merkte schnell, dass viele die Wettkampfwelt als zu extrem und nicht erstrebenswert empfanden. So entschied ich mich für den Fitness-*Lifestyle* und Charly und ich beschlossen, von den extremen Bodybuilding-Wettkämpfen Abstand zu nehmen. Am 4. April 2015 nahm ich an meinem letzten Wettkampf in Berlin teil, der Deutschen Juniorenmeisterschaft, wo ich den vierten Platz belegte.

Und nur wenige Tage später sollte etwas auf mich warten, das gefühlsmäßig alles übertreffen würde, was ich bisher erlebt hatte: Meine allererste FIBO (Abkürzung für *Fitness* und *Bodybuilding*), die größte internationale Messe für Fitness, Wellness und Gesundheit, die jedes Jahr in Köln stattfindet. Damals hatte ich noch keinen eigenen Stand, doch gemeinsam mit Ercan wurde ich von Karl Ess eingeladen, am Stand seines Klamottenlabels zu stehen. Die FIBO fand vom 9. bis 12. April statt und es haute mich in den vier Tagen regelrecht um, wie viele Fitnessbegeisterte es gibt: Zur FIBO kommen jährlich 145.000 Leute! Das Messegelände ist eines der größten der Welt, mit elf riesigen Hallen und einem Freigelände von 100.000 m² drum herum. Es ist einfach gigantisch.

Auf dem Weg zur Messe, am ersten Tag, war ich höllisch aufgeregt. Mich kannte doch niemand … Was, wenn keine*r mich besuchen käme? Aber es hatte sich herumgesprochen, dass ich am Stand sein würde – und plötzlich bildete sich tatsächlich eine Menschentraube um mich herum. Und das, obwohl ich erst seit kurzer Zeit auf Social Media präsent war. Ich konnte es kaum fassen: *Das* waren also meine Follower! Bisher kannte ich sie ja nur von »Daumen hoch« und »Daumen runter« und den Kommentaren. Nun standen sie leibhaftig zum Anfassen vor mir, wollten Fotos machen, Autogramme haben und mir sagen, dass sie meine Videos toll finden und Respekt vor meiner Leistung haben. Dass ich solche Anerkennung »nur für ein bisschen Abnehmen« erfahren würde, hätte ich nie gedacht! Es war schon ein krasses Gefühl, zu realisieren, dass ich mit meinem neuen Lebensstil, meinem Willen, ein Ziel zu verfolgen, interessant für sie war: Ich konnte anderen auf ihrer Fitnessreise helfen, hatte eine Vorbildrolle eingenommen (bei dem Gedanken wurde mir gleichzeitig ganz

Meine Therapeutin

ÜBER ERWARTUNGSDRUCK IN DEN SOZIALEN NETZWERKEN

Sophia und ihr Ex-Freund haben ihr Projekt – also die Vermarktung ihrer Person auf den Social-Media-Kanälen – schon mit einer gewissen Ambition und einem Hang zur Optimierung begonnen – es *sollte* perfekt sein. Das bedeutet auch, sie wollten bzw. brauchten – in ihren Augen – maximale Kontrolle über das, was sie tun und zeigen. Ich würde aber sofort unterschreiben, dass Social Media einem automatisch auch eine gewisse Kontrolle *nimmt*. Da kommt nämlich zu den eigenen Erwartungen an mich selbst, noch das unkontrollierbare Element durch die Beurteilung der anderen dazu. Und damit eben auch noch mehr Druck, weil ich denke, die anderen erwarten etwas Bestimmtes von mir. Zum Beispiel, dass ich eine bestimmte Figur haben muss.

Und wenn man in einem sehr jungen Alter damit beginnt – Sophia war ja zusätzlich auch quasi noch Pionierin im Influencer*innen-Business –, dann kommt zwangsläufig eine gewisse Unerfahrenheit dazu, die dazu führen kann, dass man die Gefahren zu spät erkennt.

Zum Beispiel gab es bei Sophia von Beginn an eine Gefahr bzw. eine »unheilvolle« Verknüpfung zweier Faktoren: den Perfektionismus-Anspruch an die Marke Sophia und den des Bodybuildings, welches von sich aus schon eine perfektionistische Komponente hat. Also ich muss eine bestimmte Leistung bringen bzw. eine bestimmte Körperform er-

reichen, um mit meiner Marke erfolgreich zu sein. Das ist ein Teufelskreis. Bodybuilding und Social Media sind in diesem Fall – fachlich gesprochen – »aufrechterhaltende Faktoren« gewesen. Das heißt, sie haben ein sich selbst Druck machendes System stabilisiert und damit eben auch selbstschädigendes Verhalten.

Das gilt natürlich nicht nur für Influencer*innen. Sondern für alle, die sich in dieser Social-Media-Welt so bewegen, dass sie auch so sein möchten wie die anderen bzw. alle, die meinen, das erreichen zu müssen, was andere vorgeben. Und auch diejenigen, die anderen immer nur gefallen möchten und ihren Wert an der Fremdwahrnehmung und der Anerkennung anderer festmachen.

Ein Weg heraus kann Authentizität sein. Also zu lernen, authentisch zu sein. Das heißt, sich zunächst ganz bewusst klar zu werden: »Wer bin ich selbst eigentlich?«, »Was macht mich aus?« Also: »Wer bin ich mit all meinen Stärken und eben auch meinen Schwächen?« Wichtig ist dabei, ganz ehrlich zu sich zu sein. Und dann kann ich z. B. mithilfe von Akzeptanz- und Dankbarkeitsübungen lernen, mich so anzunehmen, wie ich nun mal bin, und das auch vor anderen zu zeigen.

Wenn aber – wie z. B. bei Sophia – auch der wirtschaftliche Erfolg so eng mit der eigenen Person verknüpft ist, kann das natürlich noch schwieriger sein. Der Witz am Influencer*innen-Sein ist ja: Ich zeige so viel wie möglich von mir – was auch bedeutet: Es *muss* alles »vorzeigbar« sein. Ich bekomme aber mehr Freiheit, wenn ich entscheide, dass auch das »Unperfekte« vorzeigbar ist. Dann entsteht weniger Druck. Auch hier geht es wieder um Authentizität. Das heißt, den Mut und die Stärke zu haben, sich so – auch auf Social Media – zu zeigen, wie man ist. Mit seinen Stärken, aber eben auch all den Schwächen und Ambivalenzen, die zum Menschsein dazugehören. Theoretisch hat man ja die Freiheit, seine »Marke« selbst zu formen.

Ich glaube fest daran, dass wir uns das alle mehr trauen sollten – auch im analogen, echten Leben –, um uns gegenseitig Erwartungsdruck zu nehmen.

In meinen Augen ist es nämlich in Wahrheit das *Stärkste*, was wir machen können: offen zu unseren eigenen *Schwächen* zu stehen.

mulmig. Ich dachte: Ich habe wirklich die besten, die nettesten, die liebsten Fans. Hoffentlich werde ich sie nie enttäuschen!).

Die FIBO hielt noch andere Überraschungen für mich bereit: Auch ich hatte die Möglichkeit, meine Fitnessidole, denen ich schon einige Zeit im Netz gefolgt war, persönlich kennenzulernen! Vor allem Michelle Lewin, die zu den bekanntesten weiblichen Fitnessikonen weltweit gehört, privat zu treffen, hat mich vollkommen umgehauen. Sie war so süß und nett zu mir und nahm sich viel Zeit für mich. Ich war nun keine Einzelkämpferin mehr – wir waren alle eine fitnessbegeisterte Gemeinschaft. Da merkte ich: Mein Traum ist Wirklichkeit geworden. Meine ganze Anstrengung war es wert, um diese Momente zu erleben. Hinzu kam der große Zuspruch, den ich nun aus meinem Umfeld erhielt. Nicht nur Charly und Ercan waren total geflasht davon, was wir erreicht hatten, auch meine Familie konnte nun viel besser verstehen, was für eine enorme Power hinter all dem steckte und was ich bewirken konnte, wie vielen Menschen ich helfen konnte. Von diesem Zeitpunkt an standen auch sie komplett hinter mir und meiner Zukunftsvision und unterstützten mich mit voller Kraft. Ich kann mich noch gut daran erinnern, wie ich nach den vier Tagen Messe zurück in Rosenheim draußen meine Runde laufen war. Um mich herum die Natur, ich atmete die frische Luft, ich sah die Sonne langsam in einem dramatischen Rosa-orange hinter den Bergen aufgehen und plötzlich hatte ich einen Augenblick, wie man ihn nur aus Erzählungen kennt, von irgendwelchen erleuchteten Menschen oder so: Mich durchströmte ein sagenhaftes Gefühl. Ich hatte meine Leidenschaft zu meinem Beruf gemacht. Ich war glücklich.

Schattenseiten
DES
ERFOLGS

N ach außen hin war mein Werdegang bestimmt ein echter Raketenstart: vom ge- mobbten Mädchen mit Gewichtsproblemen hin zur Sixpack-Frau, deren Social- Media-Kanäle schon nach kurzer Zeit explodierten. So toll, wie das Ganze nach außen hin vielleicht gewirkt hat, so negativ war die andere Seite, die es dabei gab: die Heraus- forderungen des Alltags hinter den Kulissen und die Tatsache, dass ich mir mit dem Fitnessbereich nicht gerade die einfachste Sparte auf Social Media ausgesucht hatte. Anders als im Lifestyle- oder Beauty-YouTube-Genre (ohne die Leistungen dieser You- Tuber jetzt schmälern zu wollen) hatte ich neben meiner öffentlichen 24/7-Präsenz noch mein tägliches Trainings- und Diätregime. Vor allem im Fitnessbereich ist das Aussehen gefühlt Prio Nr. 1 und meines Erachtens besteht sogar ein latenter Konkur- renzkampf untereinander. Man vergleicht sich: Wer hat weniger Körperfett, ist defi- nierter, hat mehr Muskeln, das bessere Sixpack etc. Demnach kam es mir manchmal so vor, als ob die »Fitnesskompetenz« eines Influencers leider nur von seinem Äu- ßeren abgeleitet wird. Nach dem Motto: Mit »Topform« ist man quasi automatisch Experte, auch wenn man sich vielleicht noch nie wirklich mit der Theorie von Training und Ernährung auseinandergesetzt hat. Wobei man hingegen mit einer »Flopform« angeblich keinen Plan von Fitness hat, obwohl die Person vielleicht sogar topfit ist, jedoch eben nicht dem äußeren »Ideal« entspricht. In meinem Fall war es beispiels- weise so, dass ich zu meinen definiertesten Zeiten wegen der ganzen Müdigkeit und Schwäche durch die Diät irgendwann überhaupt nicht mehr fit war. Jede körperliche Aktivität wurde zu einer Riesenherausforderung. War ich hingegen etwas »weicher«, hatte ich erst richtig Kraft und konnte härter, länger und schwerer trainieren.

So wollte auch ich keine Probleme und Makel zugeben, da ich es als Schwäche sah. War ich doch – vom Moppelchen zur Fitnesskanone aus Bayern – ein Vorbild, eine Leitfigur für so viele Menschen geworden. Da darf man sich doch keine Fehler erlauben ... In der Social-Media-Glitzerwelt erscheint bei so vielen nach außen hin alles perfekt, wie ein kleiner Wettstreit: Wer hat das perfektere Leben (den perfekten Freund, die perfekte Familie, das perfekte Zuhause, die perfekte Reise ...)? Aufgrund eigener Erfahrung kann ich aber sagen, dass es bei einigen Influencern in Wahrheit ganz anders aussieht. Gleichzeitig wird es aber auch auf der anderen Seite immer beliebter, mehr »Reality« öffentlich zu zeigen, was ich persönlich eine gute Entwicklung finde. Ich finde, Social Media braucht mehr echte Menschen, Storys und Messages!

Ich bin in diesen »Beruf« damals mehr oder weniger hineingerutscht und das aus einer gewissen Leichtigkeit heraus. Meine Karriere war wirklich nie so geplant und ich hätte auch nie damit gerechnet, dass sich das Ganze einmal so in Richtung Erfolg entwickeln würde. Es war noch gar nicht so lange her, da war mein Motto »Sport ist Mord«! Nun war ich das Fitnessvorbild für Tausende von Menschen. Von Anfang an konnte ich es nie so *wirklich* glauben, was da geschieht. Ich fühlte mich wie bei »Versteckte Kamera«: Dass die Sophia aus Rosenheim plötzlich »Fitnessmodel« ist, war bestimmt nur ein blöder Scherz!

Aber je schneller der Erfolg kam, desto stärker wurde der Druck und ich hatte Mühe, Schritt zu halten. Es fühlte sich immer ein bisschen so an, als ob dabei meine persönliche Entwicklung stets hinterherhinkte. Wenn ich als Fitnessleitfigur etwas nicht »perfekt« geschafft hatte, entwickelte sich für mich ein enormes Gefühl der Scham. Ich schämte mich einerseits, weil ich das Gefühl hatte, meine Community anzulügen, da ich doch nicht alles so einfach und locker schaffte. Und andererseits, weil ich die Pläne meines Coachs nicht perfekt ausführte. Scham, gepaart mit einem Gefühl des Versagens: Ich wollte stark, diszipliniert und tough sein, um niemanden in meinem Umfeld zu enttäuschen.

Ja, ich habe mich bewusst dazu entschieden, mein Leben mit der Öffentlichkeit zu teilen, was bedeutet, alle negativen Begleiterscheinungen

> ICH WOLLTE STARK, DISZIPLINIERT UND TOUGH SEIN, UM NIEMANDEN IN MEINEM UMFELD ZU ENTTÄUSCHEN.

auch in Kauf nehmen zu müssen. Was mich aber erschreckt hat, war, dass ich *selbst* oft mein stärkster Gegner war und nicht irgendein Hater oder die negativen Kommentare. Pure Selbstsabotage. Offenbar musste ich neben diesen »High Highs«, die mir mein Beruf beschert hat, auch gleichzeitig die »Low Lows« durchlaufen, um zu lernen. Denn ich bin mir ziemlich sicher: Das eine geht nicht ohne das andere.

Mitte 2015, nach meinem letzten Wettkampf im April, hatte ich erstmalig Schwierigkeiten mit meiner »Form«. Nach der langen Diät und mit einem so geringen Körperfettanteil fühlte ich mich einfach komplett ausgehungert und griff immer mal wieder zu ein paar Nüssen oder Snacks mehr, als im Plan eigentlich vorgesehen waren. Charly und Ercan erzählte ich davon nichts. Ich wollte sie nicht enttäuschen. Da zu dieser Zeit vor allem durch die »Galileo«-Reportage meine Social-Media-Kanäle durch die Decke gingen, habe ich schnell gemerkt: Da ist nix mit On-and-off-Season-Bodybuilding-Lifestyle. Sondern: Ich *verkörpere* den Fitness-Lifestyle, bin jeden Tag online und muss mich präsentieren! Das bedeutete für mich, nicht nur zu den Wettkämpfen in einer perfekten Shape zu sein, sondern am besten immer, 365 Tage im Jahr! Zumindest meinen Ansprüchen nach. Aus diesem Grund nahm ich mir vor, meine Wettkampfdiät immer weiterzumachen (dass so eine spezielle Diätform nicht auf Dauer möglich war, sollte ich jedoch noch schmerzlich erfahren). Ich dachte mir: »Damit bin ich schon einmal in Topform gekommen, also bleibe ich einfach dabei.« Ich trainierte weiterhin wie eine Verrückte und aß täglich meine 1600 Kalorien: High Protein, Medium Carbs, Low Fat. Meine einzigen Fettquellen waren etwas Haferflocken, Fleisch und ein Ei am Tag. Während ich tagsüber eigentlich immer Hunger hatte, träumte ich nachts manchmal sogar von Essen und wachte manchmal total geschockt auf, da ich geträumt hatte, dass ich neben meiner täglichen Bilanz noch mehr, zu viel oder etwas »Verbotenes« gegessen hatte. Ich dachte aber nicht groß über diese Begleiterscheinungen nach, nach dem Motto: Wenn man wenig Körperfett hat und in »Topform« sein möchte, muss man halt damit klarkommen. Das gelegentliche Naschen konnte ich mir dennoch nicht komplett verkneifen und so wurden auch Charly und Ercan irgendwann darauf aufmerksam, dass ich nicht die gewünschten Resultate erzielte. Zwar konnte Ercan meinen Heißhunger verstehen und versicherte mir, dass viele Wettkampfathletinnen sich nach einer Hardcore-Diät so fühlten, dennoch könnte sich – da waren sich Ercan, Charly und ich einig – eine Gewichtszunahme negativ auf mein Image und mein Auftreten in der Öffentlichkeit auswirken. Ich probierte also immer strengere Diätpläne. Bei jedem Ausrutscher – sprich: Gewichtszunahme – wurde das Kontrollkorsett etwas enger geschnürt.

Auch meine Hormonproduktion geriet durch die krasse Diät nach einiger Zeit aus dem Ruder und meine Periode blieb aus. Doch ich hatte gehört, dass das bei vielen Athletinnen passieren würde, also nahm ich auch das einfach so hin. Meine Verdauung war auch so ein Thema – entweder konnte ich gar nicht aufs Klo oder kam vom Klo kaum mehr runter. Zudem war ich immer müde, hätte am liebsten andauernd geschlafen. Es fühlte sich an wie bei einem Computer, der mit zu wenig Saft irgendwann einfach herunterfährt. Bei jeder Autofahrt auf dem Beifahrersitz, bei jeder Zugfahrt, bei jedem Flug war ich nach dem Start schon nach Sekunden eingeschlafen. Und das Allernervigste: Ich war gleichzeitig emotional null belastbar. Wirklich NULL. Schon beim kleinsten Hindernis, das sich mir in den Weg stellte, versagten meine Nerven und ich fing an zu heulen: Wenn der Geschirrspüler voll war und ich etwas hineinstellen wollte, ein YouTube-Video nicht auf Anhieb geklappt hatte und ich mehrere Anläufe brauchte oder einfach grundlos aus dem Nichts …

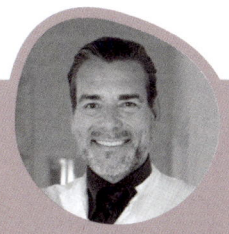

Dr. König

ÜBER DIE FOLGEN EINER CRASH-DIÄT

Bei Sophia lag der Körperfettanteil zeitweise unter 10 Prozent. Zu dieser Zeit war sie Profisportlerin und in dieser Lebensphase war das okay. Aber solch einen Wert kann man auf Dauer nicht halten. Wenn Sophia gut unterwegs ist, sich entsprechend ernährt und trainiert, ist sie ungefähr bei einem 15er-Wert, das ist für sie in Ordnung.

Aus einer ursprünglichen Wettkampfdiät aber eine verordnete langfristige Diät zu machen, ist nicht gut. Hier stand nur die Leistungsfähigkeit im Vordergrund, nicht die Gesundheit. Als Bodybuilder*in geht man durch zwei, drei Zyklen im Jahr, die Diät ist immer wettkampfbegleitet. Aber so was auf Dauer durchzuhalten ist schlicht und ergreifend nicht möglich, weder auf körperlicher, noch auf psychischer Ebene.

Das gilt für beide Geschlechter. Nur dass Frauen oft ihre Menstruationsfähigkeit verlieren, und das ist dramatischer. Sie verlieren häufig auch den Großteil ihres Brustfettgewebes. Deshalb haben viele Bodybuilderinnen Brustimplantate, um ihre »Weiblichkeit« äußerlich zu erhalten … Am Ende ist es für beide Geschlechter jedoch gleich belastend.

Ob ich überlegt habe, aus diesem Kreislauf rauszukommen? Warum – ich hatte doch meinen Traumberuf gefunden! Und wenn dieser Beruf von mir verlangte, dass ich hungern und viele Dinge aufgeben musste, um zu siegen, dann tat ich das eben. Was mich weitermachen ließ, waren die Fortschritte, die ich sah, wenn ich mich im

Spiegel betrachtete, und die Bestätigung durch meine Follower. Vor meinem inneren Auge verglich ich mich immer mit meinem moppeligen Ich von damals und den ganzen Fitnessgrößen auf Social Media. Stets eifert man »dem perfekten Körper« nach und versucht, Training und Diät immer weiter auszureizen und zu optimieren. Schließlich nahm ich irgendwann meinen Körper gar nicht mehr so wahr, wie er wirklich war.

Das Verrückte am Bodybuilding ist ja: Wenn man nach Plan trainiert und sich ernährt und nicht davon abweicht, führt das in der Regel zu dem Ergebnis, das man anpeilt. Doch wir Menschen sind keine Maschinen: Die besten Pläne der Welt nützen nichts, wenn man mit dem Kopf nicht zu 100 Prozent bei der Sache ist. Also versucht man, dagegen anzugehen, indem man sich noch mehr fordert, sich immer neue Challenges aufbaut: Wie viel härter kann ich noch trainieren, wie weit kann ich meine Diät perfektionieren usw. Und das macht, ja, so kann man es nennen: süchtig. Nicht nach einer Substanz, sondern nach Leistungserfolg.

Außerdem lernte ich nach den Wettkämpfen ein Ritual kennen, welches sich für mich als äußerst gefährlich und folgenreich herausstellen sollte: der extreme »Cheatday«. Glaubt es oder nicht: Ich hatte wirklich keine Ahnung, was das mit einem nicht nur physisch, sondern psychisch anstellt!

Nach meinem ersten Bikini-Contest ging ich nach der Siegerehrung backstage zurück in mein Hotelzimmer und aß meine Tupperdose mit den übrig gebliebenen Reisresten leer. Ich war noch total gehypt von dem Gefühl auf der Bühne und total happy über meine Platzierung. Ich wusste zu diesem Zeitpunkt noch gar nicht, was fast alle Athleten nach einem Wettkampf zelebrierten. Sobald alles zu Ende war, stürzten sich die ausgehungerten Sportler auf alles, was sie an Essbarem finden konnten. Auch mein Coach meinte, ich dürfte jetzt nach dem Wettkampf 24 Stunden lang alles essen, was ich nur möchte, die Körperform würde es mir verzeihen. Direkt am nächsten Tag sollte ich aber zu meiner gewohnten Diät zurückkehren, da mein zweiter Wettkampf schon eine Woche später stattfinden würde. Was hat es mit diesem sogenannten »Schummeltag« der Athleten auf sich? Er dient eigentlich dazu, dass man sich nach oder während einer Diät an einem Tag in der Woche 24 Stunden lang alles gönnen kann, was man nur möchte, um vor allem seine Kohlehydratspeicher wieder aufzuladen und den Stoffwechsel wieder auf Hochtouren zu bringen. Demnach also sechs Tage die Woche brav beziehungsweise »clean« sein und an dem einen Tag komplett aus der Reihe tanzen. Bei einem »Cheatmeal« beschränkt sich das wiederum auf nur eine Mahlzeit am Tag. Das kann für die langfristige Motivation hilfreich sein. Mit der Zeit und aufgrund diverser Social-Media-

Trends, (beispielsweise die »10 000-Kalorien-Challenge«) hat das Ganze jedoch ein ziemlich ungesundes Ausmaß angenommen ...

Bis zu meinem Bikini-Wettkampf war ich ja schon mehrere Monate »clean« ohne irgendwelche Ausnahmen, damit ich diesen geringen Körperfettanteil bis zum Tag X auch planmäßig erreichte. So definiert wie ich dann war, mit Streifen auf den Schultern und Adern auf dem Sixpack und meinen Armen, lechzte mein Körper geradezu nach Hochkalorischem. Und dann kapierte ich: Ich durfte nun wirklich essen, was mein Herz begehrt, alles, worauf ich so lange verzichtet hatte? Zunächst hatte ich eigentlich gar nicht mit einem »großen Fressen« nach den Wettkämpfen gerechnet, doch nun ging die Sache erst richtig los. Noch am selben Abend bestellten wir uns Pizza, Nudeln, Eis und Co ...

Von da an bereitete ich mich auf die nächsten Wettkämpfe vor und schaute mir etwas von den anderen Athleten ab: Ich legte mir also die Diätphase über eine große Kiste zu, in der ich Lebensmittel hortete, die ich mir bis nach dem Wettkampf aufhob: Schokolade, Nugataufstrich, Kekse und vieles mehr ... Und das half tatsächlich ein wenig: Wenn ich mal einen Diätdurchhänger hatte, dachte ich an die Kiste und daran, was ich mir am Tag X nach dem Wettkampf alles gönnen würde. Und setzte damit eine katastrophale Spirale in Gang.

Hier könnte man jetzt natürlich entsetzt sein und mich kritisieren: Ach, so ist das also, Sophia! In deinen Ernährungsbüchern und -videos vertrittst du scheinheilig »Rezepte zur Traumfigur« und hältst dich selber nicht daran? Du betrügst uns also?

Lasst mich das bitte erklären: Ich stehe und stand schon immer voll und ganz hinter meinen Büchern, meinen Videos, hinter all meinen Produkten, kurz: hinter allem, was ich als richtig empfohlen habe. Bis heute! Meine Produkte sind für die »normalen« Nicht-Wettkampfathlet-Menschen gemacht, für diejenigen, welche bei null anfangen und zuvor noch nie wirklich Sport gemacht haben, aber auch für die etwas Fortgeschrittenen. Ich persönlich hingegen habe versucht, Bodybuilderin zu sein, und das mit den Wettkämpfen ist noch einmal eine komplett andere Welt, welche so auch nicht als langfristiges »Lebensmodell« gedacht ist. Ich versuchte, irgendwie den Spagat zu schaffen und anderen das zu raten, was ich auch meiner besten Freundin empfehlen würde. Nach außen hin hatte ich die Rolle des Vorbilds eingenommen, und da ich deshalb an der Front stand, dachte ich, dass ich somit wesentlich härter und strenger mit mir selbst umgehen müsste. Als »alltagstauglich« konnte ich das schlecht bezeichnen, da es schlichtweg zu extrem war und auch immer extremer wurde. Rückblickend habe ich erkannt: Ich hatte viel zu hohe Ansprüche an mich

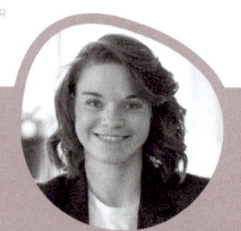

Dr. Vergin

ÜBER »SCHUMMELTAGE« UND IHRE AUSWIRKUNGEN

Ob Cheatdays sinnvoll sind, kommt immer auf die eigene Persönlichkeit an. Wer sich sein ganzes Leben schon mit dem Thema Essen, Kalorien und Diäten befasst hat, hat schon viele Methoden probiert und viele Programme durchlaufen. Der Vorteil ist dabei: die Erkenntnis, was nicht funktioniert hat. Dabei steht die Frage im Mittelpunkt, bin ich der »Ganz-oder-gar-nicht-Typ«, dem also eine strikte Vorgabe von Regeln besser durch eine Umstellung hilft als dem »Step-by-step-Typ«. Dort helfen eher kleine Teilschritte zum gewünschten Erfolg.

Das wesentliche Problem ist aber, dass es für unser routinegeprägtes Gehirn einfacher ist, alte Verhaltensweisen aus dem Gedächtnis abzurufen, als neue Routinen zu etablieren. Bei einem Cheatday, der tatsächlich eher ein Cheatmeal sein sollte, besteht folgende Gefahr: Es gibt oftmals keinen Stoppmechanismus mehr. Entweder in der Menge und den Kalorien pro Mahlzeit oder auch auf die nächsten Tage gesehen. Einmal einen Rückfall in alte Muster zu wagen, kann wieder dauerhaft in alten Verhaltensweisen enden.

Cheatdays sollten daher erst umgesetzt werden, wenn man in der Lage ist, die nicht emotionalen Essgewohnheiten unter Kontrolle zu haben. Zu groß ist ansonsten das Risiko, dass aus einem Cheatday gleich zwei oder drei Cheatdays werden und man den Wiedereinstieg in die neuen Routinen nicht mehr schafft.

Wichtig ist außerdem, dass man am Cheatday wirklich nur das essen sollte, worauf man wirklich Lust hat. Es macht keinen Sinn, unnötig Kalorien in sich hineinzufuttern, nur weil gerade Cheatday ist.

Ein Cheat-»Meal« hin und wieder hat aber auch einige Vorteile – Stoffwechsel, allgemeines Wohlbefinden, Belohnung, besseres Durchhaltevermögen usw. Der Schlüssel zum Erfolg liegt aber immer noch in der Kombination aus gesunden, ausgewogenen und auf das Ziel abgestimmten Nahrungsbausteinen, der richtigen Mischung aus Makro- und Mikronährstoffen und einem geeigneten Trainingskonzept. Nur im Zusammenwirken können Muskeln aufgebaut und Fett abgebaut werden. Weder zu viel noch zu wenig Nahrung ist dabei von Vorteil.

Grundlegend gilt aber immer noch: Wir verlieren Gewicht, wenn wir unserem Körper weniger Energie zuführen, als wir verbrauchen. Wenn wir unserem Körper aber über mehrere Tage hinweg mit viel zu wenig Kalorien versorgen (negative Energiebilanz), schaltet der Körper in den sogenannten Hungerstoffwechsel. Durchbricht man mit einem Cheatday gezielt die erläuterte Kalorienunterversorgung, so wird dem Körper signalisiert, dass die Hungerperiode vorüber ist. Das Gehirn wird wieder besser mit Glukose versorgt, der Stoffwechsel kommt wieder in Fahrt und das Glückshormon Serotonin wird produziert und sorgt damit dafür, dass Abgeschlagenheit und schlechte Laune im Nu verfliegen. Schon ist man wieder drin im »Essen-macht-glücklich-Modus«!

selbst und definierte mich viel zu stark über mein Aussehen. Ich war überzeugt, dass mich die Leute und meine Follower hauptsächlich wegen meiner Transformation und meines damaligen Sixpack-Ichs interessant fanden. ICH war es, die den Druck auf mich selbst aufgebaut hat. Nur: Ich hatte keine Zeit, das irgendwie zu erkennen ...

In den sozialen Netzwerken stiegen weiterhin meine Follower- und Like-Zahlen. Durch einen damaligen Kontakt lernten Charly und ich eine relativ junge Tochtergesellschaft von ProSieben kennen, 7NXT, die von unserem Wunsch, ein eigenes Online-Fitnessprogramm zu erstellen, Wind bekommen hatte. Total begeistert von meinem Werdegang und der Idee stellten sie uns ein professionelles Kamerateam und eine Hammer-Location in Berlin zur Verfügung. Natürlich hätten wir so etwas nie aus eigener Tasche bezahlen können, doch 7NXT glaubte an das Projekt. Charly und ich waren einfach nur geflasht und konnten unser Glück nicht fassen. (Insgeheim konnte ich solche Erfolge generell nie so wirklich glauben und dachte immer: Die wollen das echt mit *mir* machen?? Ich bin doch nichts Besonderes und einfach nur die Sophia aus Rosenheim ...)

Ich machte mich also daran, mich für das Online-Fitnessprogramm vorzubereiten. Hinter mir lagen viele Monate Wettkampftraining, Diät und die FIBO, ich war zu der Zeit sehr gut in Form, hatte aber zwischenzeitlich immer mal wieder leicht zugenommen (was sich jedoch für mich persönlich nicht wenig, sondern enorm anfühlte, dabei wurde es von außen gar nicht einmal wahrgenommen!). Um perfekt auszusehen, wollte ich wieder eisern mein gewohntes Wettkampftrainings- und Diätprogramm durchziehen. Warum auch nicht, es hatte mir ja bisher gute Ergebnisse und Erfolge gebracht und nun hatte ich wieder einen enorm wichtigen Termin – meinen neuen Tag X! Ercan willigte ein, mir dabei zur Seite zu stehen. Die Zeit rannte uns davon, im Juni und Juli sollte schon die große Produktion meines Programms stattfinden. Wir hätten uns rückblickend Zeit nehmen sollen, einen alternativen Ernährungs- und Trainingsweg zu entwickeln: Eine Wettkampfdiät ist eben nur temporär und nicht für die Langstrecke gedacht.

Es kam, wie es kommen musste: Ich schaffte zwar äußerlich meine Topform, kräftemäßig aber war ich am Limit. Damit nahm ich mir leider einen Großteil der Freude, die ich beim Dreh hätte empfinden können, doch ich hatte nur eines im Sinn: Keine Schwäche zeigen, zusammenreißen und anständig abliefern! Wir drehten in einem hellen, schönen Loft in Berlin. Charly und ich wohnten in einem luxuriösen Apartment, nicht weit von der Drehlocation entfernt, mit Küche, großem Wohnbereich, mehreren Badezimmern ... Wir fühlten uns so, als ob wir es geschafft hätten.

Das Team war supernett, und ich war so stolz, für meine Follower ein so professionelles Programm auf die Beine stellen zu dürfen! Für mich bedeutete das natürlich auch mehrere Wochen höchster Anstrengung. Wir arbeiteten von früh bis spät. Jeden Morgen um acht Uhr am Set sein, erst in die Maske, dann auf die Matte. Beleuchtung prüfen, die Sequenz drehen und dann am Computer kontrollieren, denn es musste ja alles auf den Punkt sitzen. Tagsüber drehten wir Bodyweight Homeworkouts oder Koch- und Info-Videos. Die Übungen für den Fitnessstudio-Teil drehten wir sehr spät am Abend bis teilweise 3 Uhr morgens, damit keine anderen Mitglieder im Gym waren. Wenn die Dreharbeiten aber wie gewöhnlich gegen 18, 19 Uhr endeten, habe ich noch zusätzlich im Gym mein eigenes Training absolviert. Danach war ich wie tot.

Zudem musste ich im nächsten Supermarkt mein Essen einkaufen, aufs Gramm genau abwiegen, in meiner App tracken und vorkochen. Alle nötigen Dinge, wie meine Lebensmittelwaage, Tupperdosen und Supplemente, hatte ich auf Reisen immer mit dabei. Inzwischen war ich, was meine Kost anbelangte, echt anspruchslos geworden: Sie musste nicht schmecken, sondern lediglich ihren Zweck erfüllen. Ich verfiel in einen monotonen Rhythmus, kochte für jeden Tag das Gleiche, so musste ich beim Einkaufen und Zubereiten nicht großartig nachdenken oder umrechnen und sparte Energie. Jeden Tag stand Reis mit Pute und etwas Gemüse auf dem Plan, egal ob kalt oder warm. Ich freute mich nicht wirklich darauf, doch ich hatte eh immer Hunger, und wie sagt man in Bayern so schön: Da Hunger treibt's scho nei.

Körperliche Beschwerden oder Signale habe ich während des Drehs einfach versucht zu unterdrücken, da ich stets professionell sein wollte. Und auch wenn ich mir nichts anmerken ließ, spürte ich, dass meine nervliche Belastungsgrenze erreicht war. Das zeigte mir ein Vorfall an einem der letzten Tage der Produktion. Optimalerweise drehten wir die Trainingssequenz in einem Stück ohne Unterbrechung durch, ich hatte schon ein paar Sequenzen hinter mir und wollte nun zwanzig Liegestütze machen, sonst kein Ding. Doch ich fühlte mich plötzlich, als wäre jeder Funken Energie aus meinem Körper gewichen, und ich spürte die Trainingseinheiten von den Wochen zuvor in meinen Knochen. Nach dem letzten Satz Liegestütze ließ ich mich erschöpft auf die Matte fallen, und da ich so geschwitzt hatte, flutschte auch noch zusätzlich meine Push-up-Silikoneinlage aus meinem Sport-BH heraus! Ja, richtig gehört! Nach meiner Diät ist nichts mehr von meiner Oberweite übrig geblieben, also habe ich zu der Zeit mit Push-up-BHs und Silikoneinlagen etwas nachgeholfen ;-). Da lag ich nun – wir mussten sofort einen Cut machen und alle starrten auf das rosafarbene Silikonpad, das vor mir am Boden lag. Eigentlich urkomisch, zum Totlachen, nur nicht für mich. Für mich war es dermaßen peinlich, dass ich meine Tränen kaum zurückhalten konnte. Die Filmcrew fand es überhaupt nicht tragisch und reagierte total

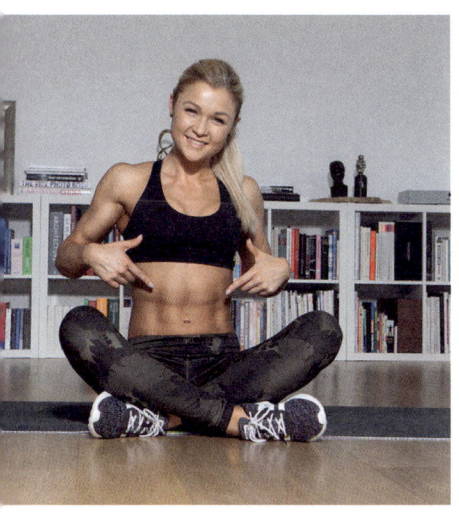

lieb – ob ich eine Pause bräuchte? Doch ich wollte in diesem Moment nicht wie eine jammernde Heulsuse dastehen und meinen Zeitplan erfüllen, wischte die Tränen weg und stand wieder auf der Matte. Im Stillen aber überwältigte mich das altbekannte Gefühl: Es war so *beschämend,* dass ich nicht durchhalten konnte, und dann noch die Sache mit der Push-up-Einlage … Am liebsten hätte ich mich einfach in Luft aufgelöst (ein Fluchtreflex, welcher mir später noch ganz schön zu schaffen machen sollte). Ich schimpfte im Stillen mit mir selbst: »Reiß dich gefälligst zusammen, Sophia!« Ich verstand gar nicht, was mit

mir los war, ich war doch sonst kein Weichei! Ich war doch die, in deren Wesen sich der große »Pumping Ercan«, der Vize-Weltmeister im Bodybuilding, wiedererkannte, da ich einen so ausgeprägten Kampfgeist hatte wie ein Mann! Und nun heulte ich wie ein kleines Mädchen.

Als die Fitnessprogramme fertig geschnitten waren und Ende 2015 online gingen, war ich total aufgeregt und glücklich zugleich. Und auch heute noch stehe ich voll und ganz dahinter – alle Übungen sind super effektiv, aufeinander abgestimmt und beanspruchen jeden einzelnen Muskel im Körper. Auch im Ernährungsteil habe ich extra darauf geachtet, dass man *nicht* Kalorien zählen muss, da ich selbst gemerkt hatte, wie sehr die Zahlen und das »Herumgerechne« einen einschränken können. Mit natürlichen und gesunden Inhaltsstoffen kann man selbst Rezepte auswählen und diese nach eigenem Geschmack anpassen. Jeder, der danach trainiert und seine Ernährung umstellt, wird ein super Resultat erreichen! So betrachtet, hat sich die harte Arbeit absolut gelohnt. Rückblickend ziehe ich aber daraus die Lehre, dass man *rechtzeitig* auf seinen Körper hören sollte. Es ist *kein* Zeichen von Schwäche oder Unprofessionalität, einige Erholungspausen einzulegen. Und: Ich hätte mich auch selbst von Zeitfressern entlasten, manche Dinge abgeben und mir helfen lassen sollen. Stattdessen wollte ich immer unbedingt alles selbst machen, um die Kontrolle zu behalten, beim Vorkochen meiner Mahlzeiten oder Einkaufen zum Beispiel. Manchmal hängt man die Messlatte für sich selbst viel zu hoch, weil man glaubt, die anderen würden von einem diese außergewöhnliche Leistung verlangen. Aber als das Team sogar bei den Dreharbeiten beschwichtigend auf mich einredete, hörte ich irgendwie nicht hin, um tough und selbstbestimmt rüberzukommen. Ich war taub, wenn sie meinten: »Hey, Sophia, dein Körper muss doch gar nicht so definiert sein wie für einen Wettkampf! Es ist doch schöner, wenn du etwas ›weicher‹ aussiehst und nicht so hart und sehnig! Es ist viel wichtiger, dass du gut drauf und happy bist!« Aber ich konnte nicht loslassen, da ich immer noch mein persönliches Ideal von den Wettkämpfen vor Augen hatte (das abzubauen sollte ein langwieriger Prozess werden). Ich hielt viel zu lang an meinem vermeintlichen Erfolgsmodell fest: mich selbst mit Strenge und Disziplin zum Sieg zu peitschen. Was ich in meinem Programm anderen empfahl – nämlich einen sanften Einstieg machen, schrittweise erhöhen, auf seinen Körper hören, gut ist besser als perfekt –, diese Leitlinien wendete ich bei mir nicht an. Ich war in Extremen gefangen, kannte nur Schwarz-Weiß. Wenige Wochen nach dem Dreh sollte ich ins andere Extrem fallen: in Spanien, beim Familienurlaub, wo ich mich eigentlich erholen und Kraft schöpfen wollte …

Seit ich denken kann, verbringen wir unseren Sommerurlaub in Spanien. Dort hinzufahren ist sowas wie ein Familienritual, das keiner von uns missen möchte. Wir fühlen uns wie im Paradies: Sommer, Sonne, Strand, Meer, Zikadenzirpen – Dénia ist ein heilsamer, magischer Ort. Schon als Kind dachte ich: In Spanien wird alles gut. Mit dreizehn hatte ich beispielsweise mal eine Hirnhautentzündung. Deswegen verbrachte ich den halben Sommer 2008 im Krankenhaus, doch kaum in Dénia angekommen (ich wollte trotzdem unbedingt mit in den Urlaub), wurde ich langsam wieder richtig gesund. Egal, welche körperlichen Wehwehchen man hat, an diesem Ort verschwinden sie irgendwie, schwer zu erklären, und auch die Seele erholt sich schnell in der trockenen Hitze. Auch meine allerersten Diätversuche klappten dort immer am besten. Wir schlafen mal wieder so richtig aus, liegen in der Sonne am Strand, treffen unsere Freunde dort und genießen die fabelhafte spanische Küche. Zudem gehe ich mit meiner Schwester Bella zusammen in unser gewohntes Fitnessstudio dort. Wir heilen quasi innen und außen.

Diesmal war es allerdings anders für mich. Meine Vorfreude und Erwartung an Spanien im August waren riesig – aber ich kam nach dieser anstrengenden Phase einfach nicht zur Ruhe. Darüber war ich so frustriert, dass ich anfing, mir bei meiner

Ernährung kleine »Hintertürchen« offen zu halten. Dafür, dass ich einen gesunden und starken Körper besitze, hatte ich immer relativ wenig Wertschätzung für mich selbst übrig. Dass ich an diesem wunderbaren Ort sein konnte. Dass ich das Fitness-programm erfolgreich abgedreht hatte und alle zufrieden waren. Stattdessen war ich komplett in einem Selbstmitleid- und -kritikmodus. Und das wiederum setzte leider eine unheilvolle Spirale in Gang: Um mit diesen Gefühlen besser umgehen zu können und mich weniger schlecht zu fühlen, wollte ich einfach nur essen. Noch total aus-gezehrt von der langen Diät nahm ich mir vor, dieses Mal im Urlaub alles loszulassen und mir selbst mal keine Regeln, was meinen Diätplan anging, vorzuschreiben. Ein-fach mal weg von den mickrigen 1600 Kalorien. Als Ergebnis der strengen Wettkampf-diät zog mein Körper erst einmal viiieeel Wasser und ich ging auf wie ein Hefekloß. Voller Schuldgefühle habe ich bereits am nächsten Tag versucht, meine »Fehler« mit Restriktion und Cardio im Fitnessstudio zu kompensieren. Ich fraß mich voll und be-strafte mich. Fraß mich voll und bestrafte mich wieder …

Im Nachhinein denke ich, dass ich deshalb nicht den »Exit« gefunden habe, weil ich mir unterbewusst viel zu viel Druck machte: Für die kommenden Monate war viel geplant: Werbekampagnen, Auftritte, Messen, sogar TV-Projekte waren angedacht. Ein Termin jagte den nächsten. Wie um Himmels willen könnte ich bloß zur Ruhe kom-men? Entspannungstechniken oder etwas zum Ausgleich – Fehlanzeige. Dafür nahm ich mir keine Zeit. Mein Kopf aber war lauter als mein Unterbewusstsein und sugge-rierte mir, dass in Zukunft alles von meiner hundertprozentig perfekten Performance abhängen würde!

Für den Jahreswechsel von 2015 auf 2016 hatte Charly die Idee, für einen kom-pletten Tapetenwechsel ganz weit weg zu reisen. An einen Ort, wo wir noch nie ge-wesen waren. Mitten rein ins Paradies! Nach dem erfolgreichen Jahr und unseren ers-ten richtigen Einnahmen aus dem Fitnessprogramm könnten wir uns das schließlich gönnen. Er schlug vor, auf den Seychellen Kraft zu tanken. Hmmm. Innerlich ging ich gleich auf Abwehr: Ehrlich gesagt habe ich das Reisen zu dieser Zeit nicht besonders gemocht (außer nach Spanien, das war ja mein zweites Zuhause. Und später nach Los Angeles ;-)). Reisen bedeutete, meine Trainingsroutine verlassen zu müssen und keine Gelegenheit zu haben, meine Mahlzeiten in meiner Küche abzuwiegen und vorzuko-chen (und wenn man eine Gelegenheit hat, ist es an einem fremden Ort immer sehr aufwendig und nun ja … eben ungewohnt). Aber wie das so ist in solchen Situationen: Obwohl ich gespürt habe, dass ich ziemliche Bedenken deswegen hatte, dachte ich: »Komm, gib dir einen Ruck, das ist doch so ein wundervoller Ort. Sonst wirst du nie was von der Welt sehen!« Zudem würde es unserer Beziehung sicher guttun, da wir ja kaum mehr richtige »private« Zeit füreinander hatten. Irgendwie fühlte ich mich deshalb auch schuldig. Und vielleicht hatte Charly ja auch recht und ich würde an einem so paradiesischen Ort wirklich Kraft tanken und entspannen können?

Wir buchten einen kleinen Bungalow in einer wunderschönen Anlage auf Sainte Anne. Ohne Küche, die war dort leider nicht vorgesehen. Dafür aber ein All-you-can-eat-Buffet!! Hört sich vielleicht für manchen klasse an, für mich jedoch ein »Todesurteil«. Natürlich kann man sich am Buffet auch immer die gesunden Sachen herauspicken und sich, ich sage mal vorsichtig, »diätkonform« ernähren. Doch mit meinem starren Mindset damals und nach gefühlter Dauerdiät war solch ein Buffet genau das, was für mich kontraproduktiv war. Zudem war ich ja schon sehr lange in meinem »Schwarz-Weiß«-Modus gefangen: Ich wollte immer genau *das* haben, was ich nicht haben *durfte*. Dagegen anzugehen drückte schwer auf meine Stimmung, ich benahm mich schon fast wie ein trotziges Kind. Das Hotel hatte einen großen Fitnessbereich, welchen ich auch nutzte, allerdings nur halbherzig. Es war doch eh schon alles gelaufen und nicht »perfekt«, oder? Jedenfalls sah ich das so. Ich zermarterte mir den Kopf und fragte mich immer wieder: *Was willst du eigentlich im Leben? Wer willst du eigentlich sein? Du liebst doch das Training! Warum trainierst du dann nicht? Warum isst du stattdessen den ganzen Schrott hier, der dir nicht guttut?* Ich verstand mich selbst nicht mehr. Es fühlte sich für mich immer an wie bei einem Haifisch, der Blut riecht. Ging es ums Essen, klappten bei mir sinnbildlich die Augen nach hinten und ich war im Blutrausch, komplett außer Kontrolle. Besonders die süßen Speisen hatten es mir angetan. Das Problem war, dass ich diese »verbotenen« oder »schlechten« Lebensmittel nie bewusst genossen habe, da es ja eigentlich ein »Fehler« war, sie zu essen. Danach habe ich mich mehr als schlecht gefühlt. Hätte ich die Dinge von Anfang an BEWUSST genossen und es mir ERLAUBT, wäre es wahrscheinlich nie so ausgeartet. Ich fühlte mich wie der personifizierte Widerspruch.

Hätte es unter diesen Rahmenbedingungen überhaupt eine gute Lösung für mich geben können? Heute weiß ich: Es gibt *immer* eine Möglichkeit, gute Ernährung und Training in jede noch so schwierige Lebenssituation zu integrieren. Man muss allerdings eine gesunde Einstellung dazu haben. Es geht darum, in allem *bewusste* und *klare* Entscheidungen zu treffen, sich zum Beispiel zu sagen: Ich esse jetzt diesen Pancake und genieße ihn, aber danach ist auch wieder gut. Oder: Ich mache heute einen Restday, lege also einen Pausetag ein, und das bedeutet nicht, dass ich sofort zunehme und alle meine Muskeln verlieren werde. Dass ich das, was ich da tue, ja für

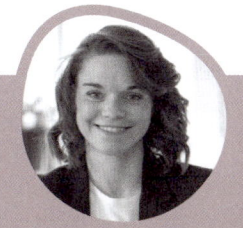

Dr. Vergin

ÜBER EMOTIONALES ESSEN

Emotionales Essen betrifft fast jeden von uns. Das ist an sich erst mal nicht weiter schlimm. Denn Essen kann auch sehr schön und ein toller sozialer Aspekt sein. Emotionaler Hunger im Vergleich zu echtem Hunger entsteht aber hingegen aufgrund eines bestimmten Gefühlszustandes. Meist sind es somit eher die negativen Gefühle, wie Stress, Langeweile, Frust, Liebeskummer, Leere oder Unzufriedenheit, die durch Essen kompensiert werden.

Essen aus Frust, Stress, Traurigkeit, Ärger und ähnlichem wird meist dann zur Problematik, wenn es mehr und mehr Macht über einen gewinnt, zur Gewohnheit oder gar zur Obsession wird. Zum Beispiel: In stressigen Situationen wird immer Schokolade benötigt. Langeweile wird immer mit einer Tüte Chips gefüllt. Dann wird aus Genuss ein Zwang. Betroffene haben dann bei emotional fordernden Situationen ihr Essverhalten nicht mehr unter Kontrolle.

Einen Teil unserer emotionalen Essgewohnheiten haben wir bereits als Kinder gelernt. Es wird uns schon früh klar, dass nicht nur aufgrund von Hunger gegessen wird. Viele kennen diese Situation, in der man von den Eltern mit Essen belohnt wurde – zum Beispiel einer Süßigkeit oder einem Eis –, wenn man etwas besonders gut gemacht oder geschafft hat. Auch sogenannte Glaubenssätze werden

einem schon früh eingeimpft, wie »Wenn du deinen Teller nicht aufisst, wird das Wetter morgen schlecht«. Diese Sätze und Phrasen können das Essverhalten bis in das Erwachsenenalter hinein beeinflussen und auch dazu führen, dass das persönliche Sättigungsgefühl möglicherweise nicht richtig eingeschätzt wird. So essen auch viele Erwachsene noch ihren Teller auf, obwohl sie bereits satt sind.

Emotionaler Hunger bzw. emotionales Essen hängt also oft mit bestimmten einverleibten Verhaltensmustern zusammen. Auch der zwanghafte Gang zum Kühlschrank nach dem stressigen Arbeitstag ist eine Art Automatismus des emotionalen Hungers, der zur Gewohnheit geworden ist. Gleichzeitig wird über emotionalen Hunger versucht, etwas zu befriedigen, was über das körperliche Bedürfnis nach Nahrung hinaus geht. So wird Essen zum Werkzeug, um mit bestimmten Gefühlen besser klarzukommen. Die Schokolade wird zur Art Gehhilfe bei Stress, die Schüssel Eis zum tröstenden »Freund« bei Kummer. Emotionaler Hunger betrifft also psychologische und seelische Themen. Emotionaler Hunger ist Hunger über das körperliche Bedürfnis nach Nahrung hinaus und betrifft vielmehr unsere Gefühlswelt. Es geht eigentlich nicht darum, etwas zu essen, sondern vielmehr darum, ein inneres Gefühl zu befriedigen.

mich mache und nicht für meinen Freund, meinen Trainer, meine Follower oder die Wettkampfbühne, war mir komplett verloren gegangen.

Hinzu kam, dass Charly und ich verlernt hatten, entspannt miteinander umzugehen, da häufig nur noch die Arbeit im Vordergrund stand. Eine gemeinsame Leidenschaft, der Sport, hatte uns damals zusammengebracht. Aber inzwischen hatte der Sport eine berufliche Dimension bekommen und unsere Beziehung wurde immer mehr zu einer reinen Geschäftsbeziehung. Wir waren beide Geschäftsführer unserer Firma, 50:50, und hatten eine klare Rollenverteilung: Ich war die vor der Kamera, er derjenige dahinter, der auch das Organisatorische regelte. Ich war ehrlich gesagt froh, dass ich alles, was mit Geld und Business zu tun hatte, an ihn abgeben konnte. Im Lauf der Zeit entwickelte es sich allerdings so, dass weniger Kreativität von meiner Seite gefragt war, sondern wir – so empfand ich es zumindest – stets nur das machten, was er für richtig hielt: Projekte, Termine, der Inhalt der Videos etc. Mit der Zeit lernten wir so viele Leute in verschiedenen Meetings kennen, wobei ich mich häufig etwas verloren fühlte und nicht ganz verstand, in welche Richtung es ging. Ich dachte: Hmmmm, wer bist du und was mach ich hier eigentlich? Häufig wurde von mir dann in der dritten Person gesprochen, obwohl ich selbst anwesend war. Andererseits schien Charlys Plan irgendwie zu funktionieren, wir kamen voran und sahen die ersten Erfolge. Im Nachhinein war es auch eine gute Entscheidung von ihm, mich nicht von Anfang an an lauter Sponsoren zu »vermieten« – Charly dachte in die Zukunft und machte sich sehr viele Gedanken über den Aufbau meiner Karriere und darüber, was sinnvolle Kooperationspartner sind. Ich sollte keine »Litfaßsäule« mit lauter Werbung drauf werden. Das würde meiner Authentizität schaden.

Unsere Beziehung geriet mit der Zeit immer mehr in Dysbalance: Ich hatte das Gefühl, dass es zwischen uns harmonisch war, wenn ich gut funktionierte, gut in Form war und meine Aufgaben erfüllte. Sobald ich aber aus der Reihe tanzte, zunahm oder Projekte nicht gut ausführte, schien der Haussegen schiefzuhängen. Schnell entstand bei mir das Gefühl, dass ich Liebe, Zuneigung und Anerkennung nur über mein Äußeres erfahre, dass das sozusagen an gewisse Bedingungen geknüpft war. Doch genau nach dieser bedingungslosen Akzeptanz und Liebe sehnte ich mich so sehr! Vor allem von mir selbst. »Sophia, hör gefälligst auf mit deinem verdammten Selbstmitleid, das sind Erste-Welt-Probleme, über die du dich da beschwerst! Siehst du nicht, wie gut du es eigentlich hast?? Du undankbares Stück Sch***!«, so klangen dann meine Selbstgespräche. Hart zu mir selbst sein, das konnte ich gut. Als wir von den Seychellen zurückkehrten, nahm ich mir fest vor, wieder gemeinsam mit Ercan voll durchzustarten und meine ganzen Zweifel über Bord zu werfen. 2016 sollte »mein Jahr« werden. Und damit sollte ich auch richtigliegen.

2016 wurde ich zur »öffentlichen Person«. Die Resonanz auf das Fitnessprogramm war riesig, die Reichweite unserer Social-Media-Plattform wuchs und wuchs und mit der Marke »Sophia Thiel« verdienten Charly und ich das erste Mal so viel Geld, dass wir finanziell unabhängig waren. Es war ein sehr produktives Jahr: Wir holten uns Unterstützung dazu, mit der wir den Social-Media-Content effizienter und einfacher umsetzen konnten. Zudem bekam ich einen Buchvertrag und aus meinen Ernährungstipps wurde mein erstes Kochbuch, das eine super Ergänzung zu meinem Online-Fitnessprogramm war. Es wurde auf Amazon direkt ein Bestseller und mit dem Media-Control-Preis ausgezeichnet. Ich hatte nun auch häufiger Fernsehauftritte bei »Galileo« oder nahm auf ProSieben am Völkerballturnier und sogar am Turmspringen teil. Wir gingen zu verschiedenen YouTube-Events und Messen, wo wir wichtige Kontakte knüpfen konnten und ich viele meiner YouTube-Kollegen persönlich kennenlernte. Die Marke »Sophia Thiel« gewann an Popularität, die strahlende, energetische Powerfrau Sophia stand zunehmend im Mittelpunkt.

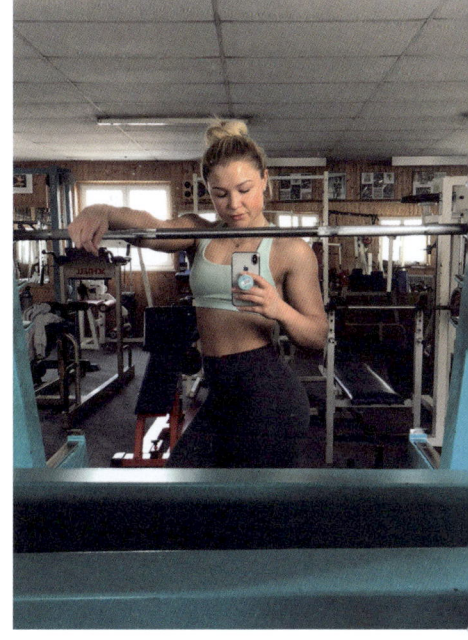

Hinter den Kulissen aber kämpfte ich weiterhin mit meiner Form, die strengen Wettkampfpläne zu befolgen fiel mir zunehmend schwerer. Ich realisierte zum ersten Mal, dass mein altes Erfolgsmodell nicht mehr so wirklich klappen wollte. Als ich mich mit Ercan wieder fleißig für die FIBO im April vorbereitete, spürte ich richtig, dass es mir dieses Jahr wesentlich schwerer fiel als noch im Jahr zuvor. Obwohl ich laut Waage abnahm, wurde mein Körper nicht fester und härter (wie ich das zuvor bei meinen Diäten wahrgenommen hatte), sondern war irgendwie schwammig. So, als ob ich meine Muskeln verbrennen würde und nicht Fett, total merkwürdig. Zwar sah ich kleine Fortschritte, hatte aber immer den Eindruck, als würde mein Körper Wasser ziehen. Meine Körperchemie schien außer Balance zu sein, doch das Datum der Messe

rückte immer näher und die Zeit lief mir davon, was den Druck gleichzeitig erhöhte …
also mussten andere Maßnahmen her: noch weniger Kalorien, 1200 statt 1600. Und
das bei täglichem Kraft- und Cardiotraining. Ich fragte mich, wie ich immer in solche Situationen hineingeraten konnte. Training und Ernährung macht man doch,
um sich besser zu fühlen, doch ich schaffte es immer wieder, mich eben nicht besser zu fühlen, sondern mich selbst zu geißeln. Ercan hatte solche Tiefs am eigenen
Leib vor allem zu seiner aktiven Wettkampfzeit erfahren und erwiderte sinngemäß,
ich müsse lernen, mit Hunger und Stimmungsschwankungen umzugehen. Es sei
normal, sich manchmal schlecht zu fühlen. Man führe im Bodybuilding einen Krieg
gegen sich selbst.

Ercan war inzwischen weit mehr als nur mein Trainingspartner. Er war mein
bester Freund geworden, mein Kummerkasten, mein Buddy, meine Vaterfigur, mein
Beschützer, meine Schulter zum Ausweinen. Äußerlich waren wir grundverschie-
den: der breite Bodybuilding-Türke und das kleine Blondchen aus Rosenheim. Im
Geiste aber tickten wir gleich. Ich denke, genau deshalb kam diese außergewöhnliche Freundschaft auch in unseren gemeinsamen Videos auf Social Media so gut an.
Uns verband der Kampfgeist: Ercan wusste, wie sich Siege und Niederlagen anfühl-
ten und wie es ist, für ein Ziel alles zu geben. Wir hatten die gleiche Trainings- und
Ernährungsphilosophie und auch den gleichen Humor, wenn wir uns beim Training
mal wieder gegenseitig »zerstörten«. Ercan war so schön geradlinig: Als ich nach
meinem »Weihnachts-Silvester-Ausbruch« auf den Seychellen wieder zu ihm ins
Gym zurückkehrte und wir unsere Trainingsvorbereitungen für die FIBO starteten,
sagte er nur: »Sophia, jetzt ziehen wir wieder richtig durch!« Und mit diesem simplen Satz war klar: Jetzt reißen wir uns z'samm und machen wieder Hardcore. Und
das gefiel mir! Keiner konnte mich so motivieren wie er.

Durch unsere gemeinsamen Videos wuchs unsere Community und vor allem junge Frauen pilgerten immer mehr in »Ercan's Body Gym«, um für einen Bikini-Wettkampf vorbereitet zu werden. Mann, wie ich dieses Gym geliebt habe!
Ich hatte ja schon immer ein Faible für Oldschool-Fitnessstudios. Meine erste
Gym-Mitgliedschaft besaß ich (wie ja schon erzählt) in Rosenheim – in einem
bunten Fitnessstudio mit großen Gemälden von Arnold Schwarzenegger und anderen Legenden an den Wänden, mit altmodischen Geräten, alles voll im 80er-
Jahre-Charme. »Ercan's Body Gym« war noch eine Schippe mehr »Hardcore«. Es
war nicht besonders groß, aber auf zwei Etagen: unten eine kleine Küchenni-
sche mit einer Mikrowelle für alle, die sich ihr »Meal Prep« mitgebracht hatten,

Sitzgelegenheiten, ein paar Cardiogeräte, die Umkleiden und eine Mini-Sauna, oben die Toiletten und der Trainingsbereich (gefühlt ein größeres Wohnzimmer). Jeder Zentimeter war mit Bildern von Bodybuilding-Helden zugepflastert, es gab wenige Geräte, die aber genial waren, und einen Fernseher, in dem fast 24/7 Bodybuilding-Motivationsvideos liefen. Später, 2019, als das Gym nach 30 Jahren schließen musste, brach eine kleine Welt für mich zusammen.

Als ich mit Ercan im April 2016 zur FIBO fuhr, fühlte ich mich ... sagen wir mal: okay. Unser Training und die wenigen Kalorien hatten mich dann doch in eine gewisse Form gebracht, welche zwar nicht die war, die ich erreichen wollte, aber immerhin hatte ich jetzt ein »weiches« Sixpack. Woran die Probleme in meiner Vorbereitung lagen, habe ich damals nicht wirklich versucht zu ergründen. Ich habe den Fehler damals stets bei mir selbst gesucht und ging davon aus, dass ich in Zukunft einfach noch strenger zu mir sein musste. Mein innerer Status war eine Mischung aus Aufgeregt- und Ausgelaugtsein.

An unserem Stand kam es nach kürzester Zeit zu so einem großen Menschenandrang, dass sogar Security organisiert werden musste. Viele Mädchen wurden, als sie mich trafen, so emotional, dass sie sogar zum Weinen anfingen ... Es war – wie im Jahr zuvor – einfach überwältigend für mich und ich versuchte, jeden einzelnen Besucher mit meiner ganzen Liebe zu überschütten. Die FIBO ist immer eine tolle Gelegenheit, das zurückzugeben, was man von seinen Followern online bekommt: vier Tage lang, von 9 Uhr morgens bis teilweise 19 Uhr abends (obwohl die Messe offiziell um 18 Uhr schließt); ich wollte nicht aufhören, bevor ich nicht auch die Letzte, die extra angestanden hatte, begrüßen konnte. Man ist so unter Strom, dass man zudem jegliche körperlichen Bedürfnisse abschaltet, man ist nicht mehr müde, hat keinen Hunger mehr, muss nicht aufs Klo. Dafür wäre auch gar keine Zeit: Man will ja für alle da sein, manche Fans stehen vier, fünf Stunden in der Schlange für ein Selfie an, da kann man doch nicht plötzlich verschwinden! Der ganze »Pain« in den Monaten zuvor mit hartem Training und Diät verpufft, wenn man die strahlenden Augen seiner Community sieht und alle in den Arm nehmen kann. Da schmilzt einem das Herz. Am Ende des Tages waren von den ganzen Umarmungen dann zwar meine Klamotten an den Schultern voller Make-up, doch das war mir völlig egal. Das wird sich für mich nie ändern: Ich versuche, jedem Einzelnen genau das entgegenzubringen, was ich mir damals auch von meinen Idolen wünschte. Jedem Fan gibt man gefühlt ein Stückchen von sich mit. Und am letzten Tag, wenn die Messe um 18 Uhr ihre Türen schließt, fühlt man sich komplett ausgesogen – aber unendlich glücklich. Mein Fazit: Diese FIBO hatte die von 2015 noch einmal getoppt. Mir war vorher gar nicht so bewusst gewesen, wie viele Menschen ich eigentlich online erreiche, erst, als ich sie dann wirklich live vor mir sah. Und schon kamen wieder die Selbstzweifel auf leisen Sohlen daher: Kann ich diese ganze Reichweite und Verantwortung überhaupt stemmen? Was sehen diese ganzen Menschen nur in mir, was ich nicht sehe?

Kommen wir zu meinem Selbstbild

Die Sophia, die ich mir als öffentliche Figur vorstellte, sollte stark sein, selbstbewusst, bestimmt und immer gut drauf. Wenn ich in den Spiegel schaute, sah ich aber eine unzufriedene Sophia. Mein kritischer Blick blieb an meiner viel zu weichen Bauch- und Beinpartie hängen, an meinem runden Gesicht. In meinem Kopf waren immer noch die Bilder von den Bikini-Wettkämpfen abgespeichert, und diese waren mein Maßstab, jedes Gramm Fett, das ich zunahm, fühlte sich an wie ein Kilo. Ich war zum Vorbild, zum Role Model geworden, da durfte ich doch nicht »normal« aussehen, sondern musste extrem sein, oder?!

Mit zunehmendem Erfolg wurde die Beziehung zwischen Charly und mir noch angespannter. Charly checkte die Texte, die ich für die Videos schrieb, nach ihrem Klick- und Like-Potenzial ab, denn unsere Community sollte ja weiterhin wachsen. Er schien der Dirigent zu sein, ich die Ausführende. Im Anschluss an die FIBO ging es für mich natürlich wie gewohnt mit allen Aufgaben, die ich hatte, weiter, aber nach den vier Messetagen fühlte ich mich wie ein gebrauchtes Taschentuch, total energielos. Ich fühlte mich immer mehr von außen beobachtet und kontrolliert, was mich leider dazu brachte, Dinge heimlich zu machen: heimlich zu essen. Essen half mir, zu entspannen und unangenehme Gefühle (wenn auch nur kurzfristig) zu verdrängen. Und, zack, war ich nach der FIBO wieder in meiner kleinen selbst geschaffenen Spirale.

Ich fragte mich selbst immer, was der Grund für diesen kaum unterdrückbaren Drang war. War ich unzufrieden? Aber mit was? Ich hatte die Verantwortung für mein Leben weitgehend in die Hände von Charly, Ercan und meinem Management gegeben, das war für mich am komfortabelsten. Denn ich war mit meinem Training, meiner Diät, meinen Terminen und den täglichen Aufgaben so gefordert, dass ich »einfach nur machen wollte«. In meiner Bodybuilding- und Fitness-»Blase« fühlte ich mich sicher und beschützt. Ausflüge auf fremdes Terrain waren mir manchmal sogar unangenehm: Als ich zum Beispiel zu einem Panel-Talk auf der GLOW eingeladen war (die GLOW ist eine Messe der Kosmetikbranche, auf der man Influencer treffen kann und auf der viele Panel-Talks, Live-Tutorials und Musikauftritte stattfinden), hat mich das schon etwas Überwindung gekostet, zwischen all den Beauty-Influencerinnen auf der Bühne zu sitzen, die sich meist alle untereinander kannten. Ich trug hohe Schuhe, eine weiße Hose und ein Top, ganz einfach. Für mich war das Styling für solche »Nicht-Fitnessevents« häufig eine echte Herausforderung. Wenn man trainiert, passiert ja Folgendes: Die Beine werden wegen der Muskeln dicker und der Po wird größer, aber die Taille schmaler. Um die Oberschenkel hat man teilweise Hosengröße 38/40, um die Taille herum aber 34/36. Auch der Rücken wird breiter, es kommt zu einem größeren Brustumfang, aber proportional weniger Oberweite. Alles Stretch- und Gummiartige passt da am besten.

Zugegeben habe ich eine kleine Sucht: Sportklamotten und Sneaker. Ich liebe enge Sportjacken, Hoodies, Sport-BHs (ich habe bestimmt über 200 Stück) und Leggins, am besten in allen Längen und Farben. Sneaker sind da auch noch mal so eine Sache – aus meinen Videos kennt ihr ja vielleicht mein riesiges Schuhregal, welches mit meinen Lieblingssportschuhen vollsteht (vorzugsweise in Weiß). Wozu auch sollte ich Ausgehklamotten brauchen? Ich war doch nur im Gym, zu Hause, im Supermarkt oder mal in einem Beauty-Salon – da war nix mit Party. Jeans oder High Heels beispielsweise trug ich eigentlich ausschließlich für Fotoshootings. Klar, für besondere Events und Einladungen besitze ich natürlich Kleider und hohe Schuhe, die sind jedoch alle in einem Schrank in meinem Keller untergebracht.

Tja, welcher Weg würde mich nun wirklich glücklich machen? Die nächsten Monate sollten eine neue Sehnsucht in mir entfachen …

WELCOME TO L.A.!

I m Sommer 2016 sollte für mich ein Traum Realität werden: Ich würde drei ganze Monate (!) in Los Angeles verbringen, im Paradies jedes Sportlers, auch bekannt als »Mecca of Bodybuilding« – mit dem bekannten Gold's Gym in Venice Beach!! Es sollte meine bisher spannendste Reise werden und mich nachhaltig beeinflussen.

Der Vorschlag kam von meinem Management. Bisher hatten wir mein Fitnessprogramm nur im deutschsprachigen Raum vermarktet, in Deutschland, Österreich und der Schweiz. Ich hatte aber auch einige wenige internationale Follower – und wir dachten, dass mein Fitnessprogramm mit meiner Transformationsgeschichte perfekt ins sonnige, lebensfrohe Kalifornien passen würde. Denn dies war der ideale Ort für einen gesunden und bewussten Lebensstil, wo ein muskulöser Körper bei Männern, aber auch bei Frauen, sogar als Statussymbol gilt. Wir beschlossen also, den großen Schritt zu wagen und die Marke »Sophia Thiel« zu internationalisieren.

Am 2. Juni 2016 checkten Charly und ich am Münchner Flughafen unsere Koffer ein (wir reisten wirklich mit leichtem Gepäck für diese lange Zeit und ich hatte natürlich fast ausschließlich Fitnessklamotten dabei) und machten uns für den elfstündigen Direktflug bereit. In meinem Handgepäck hatte ich wie immer meine vorgekochten Mahlzeiten für die komplette Flugdauer mit dabei. Das waren insgesamt sechs Tupperdosen mit meiner Wettkampfdiät, bestehend aus Reis mit Gemüse und Pute, plus Snacks wie Reiswaffeln. Neben dem ganzen Essen hatte ich gerade noch so Platz für etwas Kosmetik zum Frischmachen und einen Pyjama. Da ich, wie ihr bereits von mir wisst, in jedem Transportmittel nach ein paar Minuten sofort einschlafe, hatte ich auch hier meine Kopfhörer dabei, um in meine imaginäre Zeitkapsel zu steigen: Kaum nach dem Start nickte ich weg, wachte ab und zu zwischendrin nur kurz auf, um im Halbschlaf meine Mahlzeiten zu essen, und pünktlich zur Landung war ich wieder hellwach. Fantastisch!

Insgeheim hatte ich ja schon immer davon geträumt, nicht nur für eine Urlaubslänge nach Los Angeles zu reisen, sondern dort mehrere Monate richtig zu leben und selbst Teil des fitnessbegeisterten Los-Angeles-Lifestyle zu sein. Kalifornien zieht die verschiedensten Leute an: Sportler*innen, Schauspieler*innen, Künstler*innen, Sur-

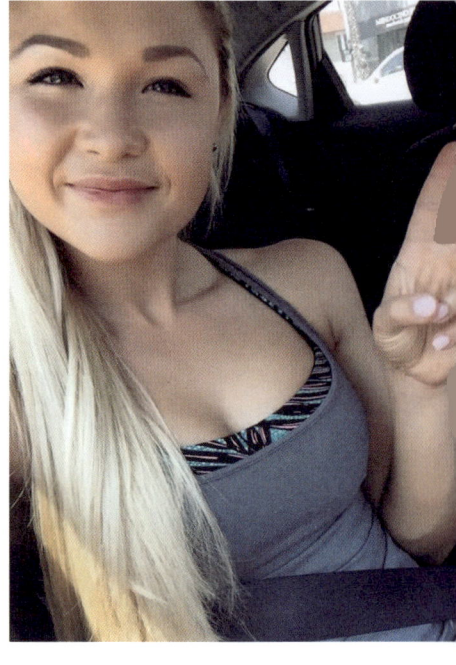

fer*innen … Jeder kann hier sein Ding machen, ohne kritisch beäugt zu werden, wie es manchmal in Deutschland der Fall ist. Zum einen liegt es am American Spirit (From zero to hero!), aber natürlich auch an Sonne, Palmen und Meer, und dass hier eine so lebensbejahende, aufgeschlossene Stimmung herrscht. Auch wenn mancher mit dieser Mentalität nicht so gut zurechtkommt – egal, ob die amerikanische Freundlichkeit fake oder echt ist, ich mag's! Und diese Weite von L.A.: Wie sich dieses riesige Stadtgebilde an den Highways entlangzieht und in die Berge hinauf, in die legendären Hollywood Hills – einfach überwältigend. Es gibt hier nicht so viele Wolkenkratzer wie beispielsweise in New York, da L.A. in einem Erdbebenrisikogebiet liegt und auch kein wirkliches »Stadtzentrum« besitzt. Es heißt, Los Angeles sei eine der heterogensten Städte der Welt, nirgendwo werde Individualismus so großgeschrieben wie hier. Die unterschiedlichsten Lebensstile existieren hier nebeneinander, was auch ich deutlich wahrgenommen habe. Ich sollte mich in L.A. so lebendig fühlen wie schon lange nicht mehr.

Charly und ich wollten unbedingt im Stadtteil Venice wohnen, nicht weit weg vom Meer und nur einen Katzensprung vom berühmten Gold's Gym entfernt. Tatsächlich fanden wir ein kleines möbliertes »Cottage« direkt in Venice Beach, in der Electric Avenue (bei dem Namen habe ich immer direkt den Song von Eddy Grant im Ohr … Walk down to Elec-tric-Ave-nue …)! Wir hatten sogar einen verwilderten, tropischen Garten mit Palmen und Kakteen, welchen wir uns mit den anderen Anwohnern in der Anlage teilten. Drinnen gab es einen kleinen Wohnbereich mit Sofa und Fernseher, einen runden Esstisch in der Mitte des Apartments, ein süßes Schlafzimmer mit Bett und Schrank und eine offene Küche mit Gasherd. Es war zwar nicht besonders glamourös, aber dafür umso gemütlicher. Ich fand es perfekt! Und obwohl es so winzig war, passte auf diese wenigen Quadratmeter alles, was wir brauchten (abgesehen davon haben wir schon dafür umgerechnet 5000,- Euro Miete gezahlt, etwas Größeres hätte nicht ins Budget gepasst). Für mich waren und sind große, »fancy« Wohnungen und Hotels auf Reisen kein Muss. Klar freut sich bestimmt jeder über eine luxuriöse Unterkunft, doch für mich standen und stehen Funktion und Lage der Bleibe immer im Vordergrund. Hier war unsere Devise: Hauptsache nah am Gold's Gym!

Besonders »Wholefoods« hatte es mir hier angetan: Das Angebot an gesunden Lebensmitteln in diesem Biosupermarkt ist un-vor-stell-bar und als fitnessbegeisterter Mensch hat man wirklich Mühe, nicht komplett auszurasten und den ganzen Laden leer zu kaufen: Es gibt dort meterlange Regale mit bereits geschnittenem (!) Obst und Gemüse aller Art (klar, für die etwas Fauleren unter uns, da gehöre ich als Ernährungspragmatikerin manchmal auch dazu, aber hey – keine Zwiebeln schneiden zu müssen begeistert ja wohl jede*n, oder?!) und frisch gepressten Säften, sowie Smoothies. Per Baukastensystem kann man sich im Restaurantbereich sogar selbst seine Mahlzeiten zusammenstellen, zum Beispiel mit Quinoa, Süßkartoffeln, Hühnchen, verschiedenem Gemüse, Salate und vielem mehr. Fast wie bereits gekochtes Meal Prep! Noch ein Highlight für mich: die große Müsliabteilung mit allen möglichen Getreidesorten zum Selbstabzapfen aus Plexiglascontainern, außerdem alle Sorten von Nüssen, Nussmus, pflanzlichen Proteinpulvern (sogar in Rohkostqualität) und vieles mehr ... Es gibt wirklich ALLES, was das Fitnessherz begehrt. Doch auf der anderen Seite ist dann am Ende die Rechnung leider genauso groß wie das Angebot, also musste ich mich ganz schön im Zaum halten.

Als wir Anfang Juni anreisten, war es morgens sehr frisch und tagsüber häufig bewölkt und grau. Hier spricht man von »June-Gloom«, »No-sky-July« und »Fog-ust«. Demnach waren wir vom Wetter her also zu den schlechtesten Monaten angereist, doch wenige Wochen später schon stiegen die Temperaturen auf über 30 Grad Celsius und es wurde Gott sei Dank richtig heiß! Venice Beach zieht sich mit seinem breiten Sandstrand über vier Kilometer am Pazifik entlang, von Santa Monica bis nach Marina del Rey. Kultig ist der von riesigen Palmen umsäumte »Ocean Front Walk«, der sich, wie der Name schon sagt, am Meer entlang zieht. Hier herrscht Leben pur, alle paar Schritte macht irgendjemand irgend etwas: Breakdance, Street-Art, Skaten, Training am sogenannten »Muscle Beach« oder mit seinem Surfbrett unterm Arm rüber zum Meer gehen. Ein buntes Getümmel. Sogar die (überwiegend flach gehaltenen) Häuser sehen hier gut gelaunt aus: Viele sind mit Graffitis besprüht oder in einer auffälligen Pastellfarbe bemalt. Egal, was einen auch gerade inspiriert oder begeistert – dort kann man es hemmungslos ausleben.

Dabei trifft man ständig auf inspirierende neue Leute. In unserer Nachbarschaft zum Beispiel habe ich den – wie er sich selbst nennt – »Ninja Warrior of Health and Fitness« Travis Brewer und seine Freundin Leah Russel kennengelernt und mit ihnen zum ersten Mal Akro-Yoga, also akrobatisches Yoga, probiert. Die Videos mit unseren akrobatischen »Stunts« (Travis hat zum Beispiel einen Handstand auf meinem Rücken gemacht oder ich Kniebeugen, während er auf meinen Schultern stand), welche ich auf YouTube und Instagram hochgeladen habe, gingen viral. Ich wurde sogar auf Poolpartys in Hollywood eingeladen und versuchte mich am Glücksspiel im nur fünf Sunden entfernten Las Vegas. Ich lernte so viele Menschen kennen, denen ich bisher nur auf YouTube gefolgt war, dass es mir manchmal schwerfiel, richtig zu begreifen, was da eigentlich gerade alles passierte. Wir starteten auch extra einen zweiten, englischsprachigen YouTube-Channel, wo wir meine Transformationsgeschichte, Homeworkouts und Videos von meinen Treffen mit US-Influencern hochluden.

In Deutschland fand unser berufliches Leben weitgehend drinnen statt, hier hingegen konnten wir uns dauernd draußen aufhalten, das habe ich besonders geliebt. Raus aus den eigenen vier Wänden, den abgeschlossenen Fitnessstudios und Dreh-Locations.

Einen Ort gab es allerdings, an dem ich mich auch in Venice Beach gern drinnen aufgehalten habe, doch mit seinen offenen Wänden war es quasi schon wieder ein »Draußen«: das weltberühmte Gold's Gym. 1965 von dem Bodybuilder Joe Gold gegründet, wurde es später zu einer weltweit erfolgreichen Fitnessstudio-Kette. »The Mecca of Bodybuilding« steht dort mit Großbuchstaben an der Wand, hier trainiert, wer Rang und Namen hat: Arnold Schwarzenegger (den ich dort auch tatsächlich morgens in aller Früh antraf und sogar ein Selfie mit ihm machen konnte), der Rapper 50 Cent (ich war komplett aus dem Häuschen und bin, als wäre er ein Magnet, mit ausgestreckten Armen auf ihn zugelaufen, er konnte nicht anders, als loszulachen), Schauspieler und »Gladiator« Ralf Möller, mit dem ich sogar ein gemeinsames Training für YouTube abfilmte, und viele andere. Sogar Freundschaften habe ich hier geschlossen, zum Beispiel mit der charismatischen »Dr. Elizabeth«, die als Motivations-Coach arbeitet und zudem Bestsellerautorin ist. Sie hat Charly und mich im Gym einfach angesprochen (»Hey, you are such a cute couple! Let's do some Instagram stories together«). Dr. Elizabeth ist mittlerweile über sechzig, hat mit ihrer rohveganen Ernährungsweise, ihrer mentalen Power und ihrem Fitnesskonzept (neben den Gym-Workouts unter anderem viel tanzen!) offenbar den Schlüssel zur ewigen Jugend gefunden und ist im Gold's Gym bekannt wie ein bunter Hund!

Mich hat dieser ganze »Vibe« im Gold's Gym so geflasht – jeder ist gut drauf, genießt das Leben und macht mithilfe gesunder Ernährung und Fitness das Beste aus sich. Alles schien so einfach und leicht. GENAU DAS wollte ich, vielmehr: suchte ich. Ich spürte zwar irgendwie, dass bei mir mit meinem stringenten Vorkochen und akkuraten Hardcore-Training nicht alles so locker-flockig ablief wie bei den Menschen dort, dachte jedoch, dass ich – da meine Aufgaben hier ja berufliche Gründe hatten – professioneller sein *musste*. Um folglich weiterhin optimal zu funktionieren, haben wir Ercan angerufen, ob er nicht Lust hätte, herzukommen und mit mir gemeinsam zu trainieren. Er willigte sofort ein und so war unser produktives Trio auch in Los Angeles wieder komplett. Tagtäglich zogen wir gemeinsam unser gewohntes Trainingsprogramm durch, gingen zusammen einkaufen und ich kochte brav meine Mahlzeiten vor, während ich versuchte, in den USA irgendwie Fuß zu fassen.

Ein atemberaubendes Erlebnis war für mich das »Beschreiten« des roten Teppichs – der ist in Los Angeles/Hollywood natürlich nicht weit. Ich war zur Premiere des Remakes von »Ben Hur« eingeladen, im Schlepptau die Filmcrew von »taff«, die mich einige Zeit begleitete und meinen L.A.-Aufenthalt für die Wochenserie »YouTube-Star Sophia goes Hollywood« dokumentierte. Als ich da so auf dem »Red Carpet« in High Heels, einem körperbetonten weißen Top und kurzem Rock vor der Fotowand posierte, neben mir das berühmte Fitnessmodel Paige Hathaway, eines meiner absoluten Fitnessvorbilder als meine Begleitung, meldete sich in meinem Kopf wieder die kleine Sophia aus Rosenheim und flüsterte: Das ist alles bestimmt ein großer Irrtum! Das kann alles nicht real sein. Ich pose hier auf dem roten Teppich und dabei kennt mich doch hier gar keiner. Die haben sich bei mir bestimmt vertan!

Diese Momente der Selbstzweifel waren in L.A. aber glücklicherweise selten. Ich fühlte mich hier dermaßen lebendig, aufgehoben und akzeptiert, ja sogar ein bisschen besonders. Ich war für die Amerikaner »the funny Bavarian«, das aufgeschlossene blonde, blauäugige, etwas tollpatschige Mädchen mit dem lustigen Akzent und der krassen Transformation. Mein Training und meine Diät fielen mir hier auch viel leichter als in den vergangenen Wochen zu Hause, ich machte mir weniger Druck. »What you resist, persists«, lautet ein Sprichwort: Wogegen du anarbeitest, bleibt bestehen. In L.A. war ich komplett im »Flow« und hatte nicht das Gefühl, dass ich »kämpfen« muss. Das war eine tolle Erfahrung, von der ich nach meiner Rückkehr nach München noch lang gezehrt habe: dass dies kein »Spleen« war, wie mich manche in Deutschland spüren lassen wollten, sondern meine Leidenschaft. Ich war in der glücklichen Lage, mein Hobby zu meinem Beruf gemacht zu haben, und ich liebte wirklich, was ich tat!

Beruflich in L.A. Fuß zu fassen stellte sich als ziemlich schwierig heraus. Ich hatte zuvor extra Englischstunden genommen und übte auch vor Ort mit einer Lehrerin das »Native Speaking« (ich hatte zwar nie Probleme mit Englisch, doch für spezielle Wörter, Ausdrücke und Redewendungen war es sehr hilfreich). Gemeinsam mit einer amerikanischen Agentur stellte ich mich und meine Geschichte einigen Talkshow-Formaten und möglichen Werbepartnern vor. Doch hier waren 30 Kilo Gewichtsverlust einfach nicht »extrem« genug. Im »Land der Superlative« gab es so einige krasse Transformationsstorys und auch eine Abnahme von bis zu 150 Kilo (inkl. Hautstraffungen) war keine Seltenheit. Das war natürlich ernüchternd, aber auch eine unheimlich interessante Erfahrung.

Als Charly und ich Ende August wieder unsere Koffer packten, war unser Fazit: Diese drei Monate waren echt eine nachhaltige Bereicherung für uns beide. Wir hatten nicht nur Los Angeles in vielen Facetten kennengelernt, sondern auch etwas »Hollywood-Luft« schnuppern können. Wir konnten unser Netzwerk etwas internationalisieren und neue Businesskontakte knüpfen. Daneben konnte ich sogar einigen meiner »Sweating Beauties« (so nennen wir uns innerhalb meines Fitnessprogramms) als Siegerinnen eines Gewinnspiels die Möglichkeit bieten, mich in Los Angeles zu besuchen: Wir vier hatten eine Woche lang eine tolle Zeit und haben gemeinsam die Stadt erkundet.

Kurz: Charly und ich haben alle Möglichkeiten genutzt, die sich uns boten, und sehr viel dazugelernt. Ich hatte mich in diese Stadt verliebt. Und genau deshalb sollte sich drei Jahre später Los Angeles wieder als mein schützender Hafen erweisen.

ICH WERDE ZUR
Maschine

W elcome back to Rosenheim. Der Wechsel war krass. Nach drei Monaten Muscle Beach und Fitness-Hype, Hollywood-Glamour und Red Carpet, Strand und Palmen fühlte sich das irgendwie surreal an. Aber hier auf dem Land war ich zu Hause und ich liebe einfach diese fruchtbare, saftige Natur, die Berge, die vielen Seen und Wälder in Bayern. Das Ursprüngliche hatte mir in Los Angeles echt ein wenig gefehlt. L.A. ist die größte Stadt Kaliforniens und vieles ist dort künstlich angelegt – zu meinem Erstaunen sogar manches Sixpack, wie ich bei der Reportage für »taff«, die wir dort gedreht haben, selbst beobachten konnte: In einer Schönheitsklinik lassen sich einige Menschen tatsächlich Eigenfett unterspritzen oder Implantate einsetzen, um sich Fake-Sixpacks und -Muskeln zu »bauen«. Es gibt eben wenig, was es in Amerika nicht gibt – wirklich ALLES ist möglich. Zurück in meiner »natürlichen« Heimat zu sein, wo man das Gefühl hat, dass Fuchs und Hase noch Gute Nacht zueinander sagen, war ein ziemlicher Bruch.

Also wieder »Ercan's Body Gym« statt »Gold's Gym«. Auch gut! Ich war optimistisch: Beflügelt von der Leichtigkeit Kaliforniens würde ich die vielen spannenden Projekte, die anstanden, bewältigen können. Und es wartete eine ganze Menge Arbeit auf mich: Ein neuer TV-Spot für mein Onlineprogramm und neuer Content sollten wieder in Berlin gedreht werden, außerdem stand meine erste Teilnahme an einer Fernsehshow an: Ich war als Fitnesstrainerin für eine ganze Staffel von »The Biggest Loser« im TV eingeplant (es wurden später mehrere Staffeln) und sollte Kandidaten online beim Abnehmen unterstützen. Plus: Ich wollte meine erste eigene Fitnesskollektion auf den Markt bringen, wovon ich als Sportklamotten-Suchti schon seit Langem träumte. Durch meine Präsenz im Fernsehen bei »taff« und »Galileo« waren inzwischen verschiedene große Unternehmen auf mich aufmerksam geworden und meldeten ihr Kooperationsinteresse an. Mein Management wollte die Marke »Sophia Thiel« strategisch weiter ausbauen und ordentlich Reichweite schaffen. Uff, schon beim Aufzählen der Projekte hier wird mir ganz schwindelig – und es sollten sogar noch mehr Projekte werden! Aber damals freute ich mich auf alles, was vor mir lag, es klang so spannend und neu! Und da ich mich ziemlich gut in Form fühlte, aufgeladen mit lauter L.A.-Energie, war ich sehr zuversichtlich, dass ich das auch alles unter einen Hut bekommen würde.

Nachdem sich meine »Transformation« herumgesprochen hatte, erreichten mich mit der Zeit immer mehr Zuschriften und beeindruckende Vorher-nachher-Fotos von Frauen, die es mit meinem Programm geschafft hatten, ähnlich dramatisch wie ich abzunehmen. Sie schrieben zum Beispiel: »Ich bin so glücklich, dass ich es geschafft habe, mein Ziel zu erreichen.« Oder: »Ich fühle mich wie ein komplett neuer Mensch. Ich bin selbstbewusster geworden, liebe mein neues Leben und der Spiegel ist nicht mehr mein Feind.« Endlich konnte ich anderen Frauen, denen es genauso ging wie mir früher, unterstützen und helfen! Ich war überglücklich!

Allerdings wäre es unverantwortlich von mir gewesen, den Followern meiner Kanäle mein *eigenes* Trainings- und Ernährungsprogramm überzustülpen: So eine penible und strenge Diät oder ultraharte Bodybuilder-Trainingspensum, wie ich es befolgte, waren in meinen Augen für mich als Athletin okay, aber definitiv nicht für jemanden geeignet, der einen ganz anderen Tagesablauf hat oder noch nie zuvor in seinem Leben Sport getrieben hat. Ich plädiere bei anderen für einen sanften Fitnesseinstieg und einen schrittweisen Aufbau. Würde man von null gleich mit meinem eigenen Trainings- und Ernährungsregime einsteigen, würden bestimmt 90 Prozent der Leute schnell den Spaß an der Sache verlieren und Frust würde sich breitmachen. Hungergefühle und Schmerzen dabei sind sowieso ein absolutes »Don't« für langfristige Erfolge. Natürlich gehört zu meinem Online-Fitnessprogramm auch eine gewisse Disziplin, na klar, denn schließlich soll es ja zu positiven Ergebnissen führen (von nix kommt nix): »Es geht nicht darum, was du an einem Tag machst, sondern darum, was du jeden Tag tust!« ist eines meiner »Mantren«. Das trifft auch auf fast alle Bereiche im Leben zu, in denen man Erfolge sehen möchte. Auf die Kontinuität kommt es an! Damit diese gewährleistet ist, MUSS man sich sogar wohlfühlen und Freude an der ganzen Sache haben, sonst wirft man schnell alles über Bord und fällt in alte Gewohn-

> ENDLICH KONNTE ICH ANDEREN FRAUEN, DENEN ES GENAUSO GING WIE MIR FRÜHER, UNTERSTÜTZEN UND HELFEN! ICH WAR ÜBERGLÜCKLICH!

heiten zurück. Es ist manchmal ein schmaler Grat zwischen Disziplin und Balance, doch am Ende stehen die physische sowie die psychische Gesundheit an erster Stelle!

Bei der – ich sage mal – »Hardcore«-Bodybuilding-Szene geriet ich durch meine »gemäßigten« Fitnessprogramme ins Kreuzfeuer der Kritik, zum Beispiel schrieb jemand: »Wie, 3 x 20 Minuten die Woche Training??? Du trainierst doch selbst jeden Tag, Sophia! Du willst uns nur abzocken!« Damit hatte ich nicht gerechnet, denn meine Absichten waren rein wohlwollender Natur. Im Nachhinein kann ich den Gedanken nachvollziehen, ich kam ja aus dieser »Bikini-Wettkampf«-Szene und bin auch ein Teil von ihr gewesen. Und nun rät diese Wettkampfathletin Sophia anderen, dass dreimal die Woche Training okay sei und dass man damit schon viel erreichen könne? Vielleicht fühlten sich die Bodybuilder*innen in ihrer Leistungsbereitschaft abgewertet, aber so war es natürlich nie von mir gemeint, meine Zielgruppe waren ja keine Bodybuilder*innen und Spitzensportler*innen, sondern normale, ja teilweise auch sehr junge Mädchen und Jungs. Da übernimmt man eine gewisse Verantwortung. Genau deswegen sollte man meiner Meinung nach umso mehr darauf aufpassen, was man anderen rät und empfiehlt! Plötzlich fühlte ich mich zwischen den Stühlen. Und hatte insgeheim ein Problem: Auch wenn ich meinen Fans predigte, bei sich selbst Gnade walten zu lassen, war ich im Herzen noch die Hardcore-Wettkämpferin mit den eigenen Hardcore-Regeln.

Dadurch, dass Bodybuilding eine ziemliche Männerdomäne ist, hatte ich – auch durch meine Videos mit Ercan – zu Beginn überwiegend männliche Follower. Waren es bei der Verteilung meiner Zielgruppe anfangs etwa 70 Prozent Männer und 30 Prozent Frauen, so ist heute das Verhältnis ungefähr umgekehrt. Es schien so, als hätten die Männer ihren Frauen und Freundinnen meinen Kanal wegen meiner Transformationsstory empfohlen. Mit Videothemen wie zum Beispiel »Booty Workouts« oder »Wie finde ich den besten Sport-BH« gewann ich viele weibliche Follower dazu, was mich wahnsinnig freute. Nichts gegen die Männer, doch wegen meiner eigenen Erfahrungen lag es mir besonders am Herzen, Frauen bei Figurunzufriedenheiten, Ratlosigkeit und Bodyshaming zu helfen. Für die Herren war ich eher die, die in der Lage war, sogar im härtesten Training mithalten zu können. Für Frauen ein Vorbild mit einer Geschichte, die viele auch kannten: das Mädel, das sich unwohl in seiner Haut fühlt und das von anderen wegen seines Aussehens gemobbt wurde. Eine, die nicht schon »perfekt« auf die Welt gekommen ist, sondern hart für ihr Aussehen kämpfen muss.

Ich stand nun immer häufiger für verschiedene Sendungen vor der Fernsehkamera. Zu Beginn »fremdelte« ich noch etwas und war ziemlich unsicher, aber bei den

Drehs in L.A. hatte ich einiges dazugelernt. Ich merkte: Je spontaner und freier ich drauflosquatschte, desto schneller vergaß ich die Kamera und bewegte mich natürlich. Es machte mir sogar richtig Spaß! (Aber nur dann, wenn ich nicht das Gefühl hatte, wegen meines Aussehens beurteilt zu werden.) Trotzdem war ich bei meinem ersten Auftritt bei »The Biggest Loser« natürlich entsprechend aufgeregt – ich spürte eine große Verantwortung für die Teilnehmer, die ich coachen sollte.

Ich skypte also wöchentlich mit meinen Schützlingen, wir kommunizierten fast täglich über Kurznachrichten und ich beantwortete ihre Fragen. Fürs Halbfinale und Finale der Staffel war ich in der Sendung live im Studio mit dabei. Das Ganze zog sich über Monate hinweg und war somit schon recht zeitintensiv und anstrengend. Es waren zwar »nur« vier (beziehungsweise zehn in meiner letzten, der dritten Staffel) sehr nette Kandidaten, die ich betreute, aber mein Arbeitsalltag mit all den anderen Projekten lief ja nebenher weiter. Alle Kandidaten lagen mir wirklich sehr am Herzen, denn mir war wichtig, dass sie auch ihre Ziele erreichten! Man muss schon sagen, sie waren in ihrer Selbstdisziplin ganz schön gefordert. Dass ich sie nur stippvisitenmäßig und nicht immer vor Ort betreuen konnte und dass die Onlineteilnehmer in ihren eigenen vier Wänden auf sich gestellt waren, wirkte sich auf das Ergebnis nicht immer positiv aus. Für uns als Team war das eine große Herausforderung. Trotzdem haben wir enorm viel zusammen geschafft. Mein Webkandidat Alfonso kam sogar bis ins Halbfinale und hat über 50 Kilo abgenommen!

Ausgestiegen bin ich dann nach drei Staffeln 2018, da ich merkte, dass ich all meine Aufgaben nicht mehr gleichzeitig stemmen konnte. Wie gesagt: Ich lebte den Alltag einer Wettkämpferin, wo vieles Reisen mich vor besondere planerische Herausforderungen stellte und ich damit mehr oder weniger unter Stress stand.

Mit meinem Erfolg kamen auch die Kritiker. Verdammt, während ich diesen Satz schreibe, spüre ich: Schon mit dem Wort »Erfolg« habe ich ein tief sitzendes Problem. Ich selbst würde mich nicht als »erfolgreich« bezeichnen, ich gönne mir »Erfolg« irgendwie nicht (zu dieser Erkenntnis kam ich jedoch leider erst später, *nachdem* ich mein tiefes Tal der Krise durchlaufen musste). Der Begriff hat für mich einen komischen Beigeschmack, er klingt nach Angeberei und Prahlen. Kennt ihr das »Hochstapler-Syndrom«? Das ist ein Begriff aus der Psychologie, auch »Impostor-Syndrom« genannt. Er beruht auf Untersuchungen, die gezeigt haben, dass viele erfolgreiche Menschen insgeheim immer an ihren Leistungen zweifeln. Dieses Phänomen ist besonders bei Frauen verbreitet: Auch wenn es objektive Beweise für die Qualität ihrer Leistung gibt, glauben sie, dass sie den Erfolg nicht verdient haben, weil sie »nur Glück« hatten. Oder »der Zufall«

eine große Rolle gespielt hat und nicht die eigene Leistung. Gepaart sind diese Selbstzweifel mit der Angst, irgendwann würden einem andere auf die Schliche kommen und aufdecken, dass man in Wahrheit ein »Hochstapler« ist.

Ich konnte meinen Erfolg für mich selbst nie wirklich anerkennen und habe eben teilweise gedacht, dass ich ihn den äußeren Umständen oder anderen zu verdanken habe, nur nicht mir selbst. Ich habe meinen Erfolg daher auch nie richtig wertschätzen können. Bei gefühlten Niederlagen habe ich mich über mich selbst unheimlich geärgert und verurteilt und nicht auf meine Fähigkeiten vertraut. Gesünder wäre es gewesen, mir selbst zu sagen: Der Tag heute war zwar nicht optimal, das macht aber nichts, überhaupt nicht schlimm, morgen beginnt ein neuer! Stattdessen waren meine letzten Gedanken des Tages, welche To-dos morgen auf dem Zettel stehen und was ich in den vergangenen 24 Stunden und generell in meiner gesamten Laufbahn hätte besser machen können.

Was ich ständig gesucht habe (wie jeder Mensch), war Bestätigung: Psychologen sagen, es sei ein menschliches Bedürfnis, dass man für seine Mühen belohnt werden möchte. Oft verwechselt man diese Bestätigung allerdings mit Liebe und das macht das Ganze so unflexibel. Ich wollte die Bestätigung von außen, damit ich somit das »Recht« erhalte, mir selbst zu bestätigen, dass ich etwas gut gemacht habe. Ich begann mich für die Anerkennung anderer zu verbiegen, doch dabei entstand bei mir leider ein unheilvoller Kreislauf …

Und das liebe Geld? Mit meiner steigenden Präsenz im TV und in den Medien wurde natürlich auch die Gruppe der »Hater« größer. In ihren Kommentaren schrieben sie, ich würde mich nun wohl »auf meinen Millionen ausruhen« oder sei »geldgeil« und würde mit meinen Produkten »abkassieren« wollen. Wenn die wirklich wüssten …

Geld war für mich noch nie ein Motor. Natürlich brauche auch ich es, um meine Miete, Essen und dergleichen zu bezahlen. Und klar: Geld schenkt einem auch Freiheit – man hat weniger existenzielle Sorgen und kann sich ab und zu mal etwas gönnen. Aber mein Ziel war es nie, »reich zu sein«. Ich bin sehr dankbar, dass ich mein Hobby zum Beruf machen konnte. Und ich freue mich wirklich sehr darüber, dass ich mit diesem Beruf auch Geld verdienen kann. Dass man bei der ganzen Arbeit sein Leben mit ein paar Annehmlichkeiten wie einem eigenen Auto oder einer Urlaubsreise gestalten möchte – ist das nicht normal und nachvollziehbar? Es ist nun mal so: Je mehr Projekte und Aufträge ich habe, desto größer wird das Team und der ganze Apparat, der dranhängt und finanziell bestritten werden muss. Die Unterstellungen, ich sei »geldgeil« oder nur am »Abkassieren«, haben mich echt getroffen.

Meine Therapeutin

ÜBER »HATE« IM INTERNET

In den sozialen Medien werden vermeintliche »Fehler« oder »Makel« häufig stark angeprangert. Ich finde es übrigens u. a. genau deswegen sehr mutig, sich als öffentliche Person zu zeigen. Und meine ehrliche Einschätzung ist: Wir können uns nicht wirklich vor Demütigungen im Netz oder der Öffentlichkeit schützen. Außer wir sind eben gar nicht aktiv. Das heißt, wir zeigen uns z. B. nicht auf Social Media.

Aber man kann auch in ungeschützten Situationen etwas lernen. Also lernen, damit umzugehen. Ein Schritt wäre z. B., Hater*innen den Wind aus den Segeln zu nehmen, indem ich nicht vorgebe, perfekt zu sein oder perfekt sein zu wollen. Ich kann nicht mehr so getroffen werden, wenn ich mich selber hinstelle und sage: Ich weiß, ich bin nicht perfekt! Seine Schwächen zu verstecken ist sehr anstrengend. Ich bin viel freier, wenn ich mir sage, ich bin trotzdem gut, in dem, was ich tue. Oder noch wichtiger: ein guter Mensch – und sogar ein besseres Vorbild, wenn ich mich menschlich zeige. Und menschlich sein heißt ja automatisch, eben *nicht perfekt* sein. Weil wir Menschen und keine Maschinen sind. Je perfekter man sein möchte, desto angreifbarer ist man auch. Der beste Weg da raus ist Authentizität, also sich so zu zeigen, wie man ist, mit all seinen Fehlern und Schwächen, und dazu zu stehen. Das gilt übrigens auch fürs wahre Leben, nicht nur für die Social-Media-Welt.

Es ist noch gar nicht lange her, da habe ich am eigenen Leib erfahren müssen, wie zerstörerisch Geld sein kann: Geld gefährdet Freundschaften und Beziehungen, sät Zwietracht, provoziert Neid (dazu mehr in Kapitel 8). Ich bin definitiv keine »Luxus-diva«. Ich gebe nicht viel auf Designerklamotten, oder High-End-Handtaschen und meine Follower wissen das auch. In meinen Videos kann man ja sehen, wie ich lebe. Mein Motto ist nicht: Hauptsache teuer, sondern: Hauptsache sporttauglich. Hierzu noch eine kleine Anekdote, was das Thema Erfolg und Geld anbelangt, aus meiner »Wie alles begann«-Phase: Am Anfang hatten Charly und ich ein Ziel, aber absolut null Kohle. Das Ziel: Wir wollten zu Beginn unsere Social-Media-Plattformen sauber von jeglicher Werbung halten und lehnten jede Kooperationsanfrage ab, um später einmal eigene, authentische Produkte zu kreieren. So hielten wir unsere Lebenshaltungskosten superniedrig. Da wir ohne Sponsoren am Anfang keinerlei Einnahmen hatten, pumpten wir unsere Eltern um Geld an, um unseren Fitnessstudio-Beitrag und unser Essen bezahlen zu können. Wir wohnten am Anfang bei meinen Eltern, ich kaufte meine Klamotten über »Kleiderkreisel« und unser Essen – echt wahr – »retteten« wir damals in unserer Vegan-Phase ab und zu illegal beim »Containern« in der Nacht: Um 2 oder 3 Uhr morgens kletterten wir ganz in Schwarz gekleidet, um möglichst unsichtbar zu sein, über Zäune zu den Containern mit den weggeworfenen Lebensmitteln hinter den Supermärkten. Nicht dass ihr denkt, da liegt nur vergammeltes Zeug drin, ganz im Gegenteil! Teilweise komplett frisches Obst und Gemüse, Brot und Backwaren, Joghurt und vieles mehr. Wir sind immer erschrocken, wie viele gute Lebensmittel einfach vernichtet werden, nur weil sie nicht zu 100 Prozent perfekt sind. Da wird ein ganzer Pack Bananen schon wegen einer winzigen braunen Delle aussortiert. Oder der Sojajoghurt ist nur einen Tag über dem Verfallsdatum? Weg damit! Auch wenn dieser sogar noch mehre Wochen danach essbar wäre. Natürlich befolgen die Supermärkte auch nur Regeln und wollen oder müssen uns Kunden stets »perfekte« Ware garantieren. Illegal ist das Containern deshalb, da es auch nach dem Wegwerfen noch Eigentum der Supermärkte ist und somit unter Diebstahl fällt. Inzwischen liegt das viele Jahre zurück, und auch wenn ich es damals als »aufregend« empfunden und mich als »Lebensmittelretterin« gefühlt habe, bin ich froh, dass solche Aktionen nicht mehr notwendig sind.

Erfolg plus Geld ist auch nicht gleich Glück, wie wir alle wissen. Tja, gute Frage: Was macht *einen/mich* dann glücklich? Ehrlich gesagt ist das eine ziemlich schwierige Frage für mich, da ich es selbst lang nicht genau definieren konnte. Doch bei manchen Dingen muss ich nicht lang überlegen, gewisse WERTE stehen bei mir ganz oben: in erster Linie die Familie. Ein Bewusstsein dafür zu haben, woher man kommt, wo seine Wurzeln liegen. Meine Eltern, meine Schwester, meine Großeltern und Tanten werden für mich immer die Menschen sein, denen ich mich ganz ganz tief im Herzen verbunden fühle. Von meiner Familie habe ich wirklich immer Unterstützung erfahren – dass sie mir auch mal den Kopf zurechtgerückt hat, wenn es nötig war, gehört dazu, denn eine Familie möchte einen ja vor Fehlern bewahren. Ich bin sehr froh über meine gesamte Kindheit, die sehr fröhlich und unbeschwert war. Zeit mit meiner Familie macht mich einfach glücklich.

Ein weiterer wichtiger Wert ist für mich Liebe oder sagen wir es weniger kitschig: eine gesunde, vertrauensvolle und bedingungslose Liebesbeziehung. Den anderen zum Mond schießen, nur weil er nicht irgendeinem »Ideal« entspricht? Das bin nicht ich. Heutzutage kommen mir Beziehungen immer häufiger wie Einwegrasierer vor – kaum funktioniert er nicht mehr optimal, wird er weggeworfen. Immer seltener wird da in einer Partnerschaft noch etwas repariert oder gekittet. Für mich sind die Basis einer guten Beziehung Vertrauen, Kommunikation und gemeinsame Entwicklung. Und das entsteht, wenn man miteinander stets ehrlich ist und sich mitteilt, auch wenn dies sogar zum Streit führen könnte. Es gibt nämlich konstruktiven und destruktiven Streit, dazwischen muss man unterscheiden. Bei konstruktivem Streit kommt es zwar auch zu einer Auseinandersetzung, doch am Ende kommt man gemeinsam zu einem Ergebnis und wächst zusammen daran. Destruktiver Streit dreht sich meist um banale Angelegenheiten, Kleinigkeiten und beginnt schon fast unbewusst. Man geht sich irgendwann einfach nur noch auf den Zeiger und jedes Mal »stirbt« dabei ein kleiner Teil der Beziehung. Sobald Vertrauen, Kommunikation und Entwicklung nicht mehr gegeben sind – das kann ich aus eigener Erfahrung sagen –, wird es schwierig, die Beziehung noch zu retten (aber dazu später mehr).

Der dritte Wert ist für mich Freundschaft: Von meinem Trainer Ercan habe ich sehr viel Rückhalt erfahren und das nicht nur im Training. Er wurde zu dem besagten besten Freund, der immer ein offenes Ohr für einen hat und dem man sein Herz ausschütten kann. Wir standen uns gegenseitig mit Rat und Tat zur Seite. Auf ihn konnte ich immer zählen. Er war für mich wie ein großer Bruder oder fast schon zweiter Vater. War ich selbst eine gute Freundin? Sagen wir es so – ich hab's bei Ercan jedenfalls versucht.

Wenn ich hier so über meine Werte nachdenke, wird mir bewusst, dass ich sie in der Zeit, in der ich so beschäftigt war, etwas aus den Augen verloren habe. Als das ganze Bodybuilding- und Social-Media-Ding richtig ins Rollen kam, hat dies leider auch dazu geführt, dass ich zum Beispiel den Kontakt zu meinen damaligen Freundinnen vernachlässigt habe. Das heißt, ich habe mich gar nicht mehr so richtig darum bemüht, ihnen meinen Bodybuilding-Lifestyle verständlich zu machen. Meine knapper werdende Zeit, die vielen Termine und auch meine Verbissenheit bei meinen Projekten führten auch dazu, dass ich mit meiner Family immer weniger persönlich, sondern mehr nur über WhatsApp in Verbindung stand. Wir verloren immer mehr den – sonst sehr engen – Kontakt zueinander, doch auch hier dachte ich, dass das eben zu meinem Job gehört und man Abstriche machen müsste …

Tja, und was den Wert Beziehung anbelangt: Hier hatte ich offen gestanden häufig den Gedanken, dass ich nicht gut genug bin. Sei es im Job oder privat – eine klare Grenze gab es da irgendwann nicht mehr. Hinzu kam, dass generell immer weniger Zeit war, neben den ganzen Aufgaben noch etwas zu unternehmen. Nach einem langen produktiven Tag mit Fotos und Videos, einem harten Training und meinem Meal Prep war ich abends in neun von zehn Fällen einfach komplett erledigt und todmüde. Die Marke »Sophia Thiel« rückte irgendwann dermaßen in den Vordergrund, dass es meist von morgens bis abends nur um Social Media ging. Ich hatte das Gefühl, dass meine Gewichtsschwankungen eine Bedrohung für unsere Marke darstellten und gerade dies zu Streit zwischen uns führte, was mich wiederum nur noch frustrierter mit mir selbst machte und die ganze Problematik verschlimmerte.

An einer Sache aber hielt ich bombenfest: an meinem Ziel, meine Aufgaben so gut wie nur möglich zu erfüllen und ein echtes Fitnessvorbild zu sein. In mir machte sich die leise Befürchtung breit, dass mich zu viele Gedanken, zu viele Emotionen dazu verleiten würden, von meinem Weg abzukommen, und ich nicht mehr perfekt funktionieren würde. Also dachte ich: Ich will nicht darüber nachdenken, ich will nicht fühlen! Stattdessen wollte ich »nur machen«. Aber die Emotionen waren ja da!

> WARUM KANN ICH NICHT EINFACH EINE MASCHINE SEIN, OHNE EMOTIONEN? DAS WÄRE SO VIEL EINFACHER FÜR MICH!

In mir entstand immer mehr ein Gefühl der Taubheit und Leere. Mein Fehler war, dass ich nicht einmal innegehalten und eine Situation bewusst genossen und wahrgenommen habe. Alles zog nur so an mir vorbei. Ich habe mit mir selbst nie wirklich eine Konversation geführt, mich nicht gefragt: Wie fühlst du dich damit? Willst du das eigentlich machen? Stattdessen habe ich einfach abgearbeitet, was mein Terminkalender vorsah, und mich auf den nächsten Termin vorbereitet: vorbereiten, abarbeiten, vorbereiten, abarbeiten – das war mein Rhythmus geworden. Freude war kein stabiles Gefühl für mich, ich erlebte vielmehr Höhen und gleich wieder Tiefen. Das war nervig. Es war zunehmend sogar so, dass ich mich teilweise schon traurig und niedergeschlagen fühlte, wenn ich morgens die Augen aufschlug – obwohl nichts Entsprechendes passiert war. Einfach grundlos. Rückblickend nehme ich an, dass dieses Gefühl wahrscheinlich aus einer Kombination aus krassen Diäten, täglichem Hardcore-Training und persönlichem Druck und Beziehungsstress entstand.

In meiner Hilflosigkeit habe ich häufig zu Ercan gesagt: »Warum kann ich nicht einfach eine MASCHINE sein, ohne Emotionen? Das wäre so viel einfacher für mich!

Eine Maschine macht, was ihr die Programmierung vorgibt.« Ercan kannte diesen etwas übersteigerten Wunsch auch von sich selbst, und zwar noch aus der Zeit, als er aktiv an Wettkämpfen teilnahm. Er wusste, wie gefährlich negative Emotionen für einen Athleten sind. Einer seiner bekannten Sprüche hierzu: »Man führt einen Krieg gegen sich selbst.« Egal, ob du mal einen schlechten Tag hast, eine Trennung durchmachst, deinen Job verloren hast oder dergleichen – du DARFST KEINE Schwäche zeigen und dein Training und deine Diät deswegen schleifen lassen. Beim Bodybuilding und bei der »Topform« kommt es auf das reine Ausführen der Aufgaben an. Punkt.

Ich weiß, es klingt absurd, wenn jemand wie ich, die fröhliche »Hallo-meine-Lieben!«-Sophia, sich nichts sehnlicher wünscht, als eine Maschine ohne Gefühle sein zu wollen! Ich bin doch ein Mensch, der das Leben liebt, der sich gern lebendig fühlt, der in der Früh beim Joggen in der Natur weinen könnte vor Glück, weil die aufgehende Sonne den Himmel in ein so unfassbar schönes Licht taucht. Die in Los Angeles alles, was sich ihr bot, in vollen Zügen genossen und das Leben so richtig gespürt hat! Ich selbst habe mich das oft genug gefragt: In L.A. war ich doch so happy und habe wieder diese Leichtigkeit in mir gefühlt. Wo war dieses Gefühl nach nur ein paar Monaten Deutschland bloß wieder hin? Stattdessen standen mir Traurigkeit und zunehmende Selbstzweifel im Weg und zehrten an meiner Energie. Ich würde schon sagen, dass ich ein sehr sensibler Mensch bin und mir sehr viele Dinge zu Herzen nehme – aber GENAU DAS störte mich! Ich wollte mir einfach von meinen »bescheuerten« Gefühlen keinen Strich mehr durch die Rechnung machen lassen. Ich wollte nicht, dass mein Training und meine Diät darunter litten.

Am liebsten wollte ich GAR NICHTS MEHR fühlen, damit ich endlich mein Diät- und Trainingspensum einwandfrei für immer durchziehen könnte und ich endlich diese verdammte Form behalten würde. Mein Kopf sagte mir: Wenn du auf negative Emotionen verzichten möchtest, musst du ja theoretisch auch auf positive verzichten. Offensichtlich war es in meinem Leben ja so, dass auf ein High (Los Angeles) immer ein Low (die Leere) folgt. Ich wollte einfach keinen Hunger mehr verspüren (physisch sowie emotional). Denn meine Essattacken waren zurückgekehrt, ich hatte mich nicht mehr unter Kontrolle und trotz des intensiven Trainings nahm ich zu. Meine wütende Erkenntnis: Emotionen lassen mich blöde, unkontrollierte Dinge machen (fressen). Emotionen lassen mich leiden und ich funktioniere dann nicht mehr richtig. Emotionen sind etwas, das ich am liebsten aus mir rausschneiden würde. (Vor allem sollte ich mir das im Jahr darauf wünschen.)

Glaubt mir, ich habe mich sehr mit meiner eigenen Ambivalenz auseinandergesetzt, allerdings erst ein paar Jahre später. Heute weiß ich, dass ich ein ganz unrealistisches Ziel im Kopf hatte. Ich dachte, da ich nun so dermaßen an der Front stehe und für viele eine Vorbildfunktion habe, muss ich besonders krass aussehen: und zwar am besten immer so, wie das »Nachher«-Bild meiner Transformation, welches kurz vor einem Bikini-Wettkampf aufgenommen wurde. Wenn ich das nicht hinkriegte, würde ich meine Fans belügen, und alle würden mich verurteilen. Dabei kann kein Mensch dieser Welt Wettkämpfer im Dauermodus sein. Das macht der Körper gar nicht mit und es ist sogar schädlich! Dadurch, dass mein Leben plötzlich eine solche Fahrt aufgenommen hatte, habe ich vollkommen vergessen, mal innezuhalten und mich zu fragen, zu welcher Person ich mich inzwischen entwickelt hatte. »Sophia Thiel« war eine Marke geworden, die mittlerweile für vieles stand, nicht nur für eine Transformation. Ich sehe es ja in meinen alten Videos: Die Marke »Sophia Thiel« stand für Krafttraining und gesunde Ernährung. Für effektives, aber individuell angepasstes Training. Für mentale Stärke. Für realistische Zielsetzungen. Ja, auch für Disziplin und Erfolg. Aber vor allem auch für Lebensfreude. Alles gute Dinge, hinter denen ich aus vollstem Herzen bis heute stehe!

Mein Bild von mir selbst hingegen war damals ein eindimensionales. Heute weiß ich, nachdem ich mir lange Zeit genommen habe, mich selbst kennenzulernen, was ich persönlich brauche, welche Voraussetzungen gegeben sein müssen, damit ich mich physisch und auch psychisch gut fühle. Doch im Jahr darauf sollte es erst richtig damit losgehen, dass ich den Draht zu mir selbst komplett verlieren würde …

MEIN PERSÖN-LICHES

Kryptonit

E s gibt eine Stelle in der Psyche oder Physis eines jeden Menschen, an der er besonders verwundbar ist, sozusagen der »wunde Punkt«. Dieser Punkt ist manchmal schwer von außen wahrzunehmen oder man erkennt diesen vielleicht überhaupt nicht, nur bei genauem Nachfragen oder Kennenlernen der Person. Phasenweise bekommt man sogar das Gefühl, dass dieser wunde Punkt weg und verheilt ist, bis er einen dann doch früher oder später wieder einholt. Eine gute Metapher dafür, finde ich, ist KRYPTONIT: die Schwachstelle von Superman und anderen Kryptoniern. Sie fühlen sich unverwundbar – doch nur ein Bröckchen grünes Kryptonit genügt, um ihre Superkräfte komplett zu blockieren. Sosehr sie auch dagegen angehen: Gegen Kryptonit werden sie NIE immun sein. Mein persönliches Kryptonit ist das Essen.

Man kann zu mir sagen, ich sei dumm, arrogant oder faul – das berührt mich überhaupt nicht, da ich weiß, dass ich es nicht bin. Wenn aber jemand in den Kommentaren schreibt, wie bereits geschehen: »Sophia, du bist fett.« Schlimm! Dann macht das etwas mit mir und trifft mich wie ein Messerstich in die Brust. Da kommen dann auf einmal die ganzen Erinnerungen aus meiner Kindheit und Teenagerzeit hoch und ich stelle mir die Frage, ob ich es wirklich bin. Es ist total absurd. Ich kann meine ganze Vernunft einsetzen, lauter objektive Gegenbeweise finden, mich vor den Spiegel stellen, mich wiegen, mir sogar sagen: »Na und, *und wenn es so wäre???* So *whatttt??*« Gehässige Bemerkungen zu meiner Körperform schmerzen mich, legen mich irgendwie lahm und ich bekomme sie einfach nicht mehr aus meinem Kopf.

Aus diesem Grund ist es wirklich ein großer Schritt für mich, hier über mein Diät-Auf-und-Ab in den letzten Jahren und mein Verhältnis zum Essen offen zu sprechen, da ich mich deswegen auch unglaublich schämte. Aber da ich inzwischen weiß, dass sehr viele Mädchen, Frauen und bestimmt auch einige Männer mit der gleichen oder ähnlichen Problematik zu kämpfen haben, ist es mir besonders wichtig, hier ehrlich zu sein. Im besten Fall möchte ich mit diesem Buch helfen, eine Stütze sein und zeigen, dass man mit seinem, oder speziell diesem Problem definitiv nicht allein ist und es für alles eine Strategie gibt!

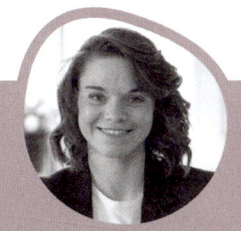

Dr. Vergin

ÜBER UNSERE MANCHMAL SEHR VERZERRTE SELBSTWAHRNEHMUNG

Veränderungen der Wahrnehmung fangen schon beim Wiegen auf der Waage an. Mit der Zeit wird man zum Sklaven der eigenen Waage. Tägliches Wiegen oder mehrfach tägliches Wiegen gibt uns die Bestätigung, dass wir »gut trainiert« und/oder »gut gegessen« haben. Zeigt die Waage aber trotz Training und einem guten Essverhalten am nächsten Tag 300 g mehr an, ist der Tag schon gelaufen und bei vielen Menschen die Laune im Keller. Wir haben die Waage zu einem Instrument unserer Gefühle gemacht, denn nun bestimmt die Waage die Stimmung am Tag und nicht mehr wir selbst.

Dahinter steckt das Gefühl der eigenen Kontrolle und der eigenen Überwachung. Nur wenn wir uns kontrollieren und alles im Griff haben, fühlen wir uns halbwegs sicher. Dinge, die wir nicht kontrollieren können, stressen uns und machen uns Angst. Daher haben unerwartete Gewichtsschwankungen massive Auswirkungen auf unser Wohlbefinden.

Bei emotionalen Essern ist der Kontrollverlust beim Essen gleichgesetzt mit einer sofortigen Übertragung auf die eigene Figur. Wir haben die Kontrolle verloren und dies stresst uns und macht schlechte Laune. Genau dann wollen wir nicht, dass jemand von diesem »für uns schlimmen« Kontrollverlust Kenntnis bekommt. Wir verstecken unseren Körper in weiterer Kleidung und damit auch unsere Scham.

Es kommt aber noch ein Effekt dazu: Essen füllt den Magen, das bedeutet, wir spüren eine gewisse Schwere durch das Volumen und das Gewicht, welches das Essen, das wir gerade gegessen haben, real auch hat. Der Magen dehnt sich. Für unseren Kopf fühlt sich diese Schwere gleich an wie mehrere Kilo Übergewicht. Dieser Zustand ist kritisch, denn wir verlieren den Realitätsbezug und der innere Druck und die Angst, versagt zu haben, steigt.

Häufig endet so eine veränderte Wahrnehmung des eigenen Körpers in einer Körperschemastörung, also einer Leibgefühlstörung, bei der eine krankhaft verzerrte Wahrnehmung des eigenen Körpers auftritt. Körperschemastörungen sind bei Essstörungen wie Magersucht (Anorexia nervosa) oder Ess-Brech-Sucht (Bulimia nervosa) sehr häufig zu finden.

Hierbei sollte in jedem Fall ein Ernährungstherapeut oder auch eine psychologische Fachkraft zur Unterstützung herangezogen werden.

Wenn ich mal wieder mit meiner Körperform gehadert habe, trug ich auf öffentlichen Events locker sitzende, auch mal langarmige T-Shirts, um meine vermeintliche »Dickheit« zu kaschieren (erst da ist mir aufgefallen, dass es einige Fitnessvorbilder auch machen). Es begann nach meiner Wettkampfdiät, als ich erstmalig »aus der Reihe gegessen hatte«, also nicht korrekt nach Plan, und ich erstmals wider Willen zunahm. Für Außenstehende war das damals noch gar nicht richtig sichtbar. Rückblickend war ich zu dieser Zeit immer noch sehr definiert und hätte mich nicht verstecken müssen. (An dieser Stelle – *niemand* soll sich für sein Äußeres verstecken!) Meine eigene Körperwahrnehmung wurde jedoch immer bizarrer: Ich sah mich selbst schon nach nur einer »falschen« Mahlzeit dick im Spiegel und kam mir vor wie mein Ich von früher. Hatte ich etwas gegessen, das ich nicht essen sollte und das nicht absolut »clean« war, hat sich in meinem Kopf abgespeichert, dass ich »meinen perfekten Plan versaut« habe – was sich dann wiederum auf mein subjektiv wahrgenommenes Spiegelbild auswirkte. Wenn ich hingegen happy mit mir selbst war, meine Diät aufs Gramm genau durchgezogen hatte, genauso wie mein Training, dann sah ich eine schlanke, definierte Sophia im Spiegel. Später habe ich gelesen, dass dieses Phänomen auch einen Namen hat: Psychologen nennen eine verschobene Wahrnehmung des eigenen Körpers »Dysmorphophobie«: Bestimmte Zonen rücken in den Fokus und man kann diese nicht mehr objektiv einschätzen.

Schon als Kind hatte Essen für mich eine besondere Bedeutung. Einiges darüber habe ich schon in Kapitel 2 dieses Buches erzählt. Ich aß immer gern und viel. Zum einen, weil es mir wirklich geschmeckt hat. Zum anderen, um besser mit meinen negativen Emotionen wie Stress, Frustration, Trauer etc. umzugehen. Einige von euch mögen jetzt vielleicht denken, dass man bei so einem »Fressflash« ausschließlich zu Junkfood und Ungesundem greift. Das mag bei manchen der Fall sein und natürlich rutschte auch bei mir die eine oder andere Schoki dazwischen, trotzdem war es etwas anders. Seit ich mit dem ganzen Fitness begonnen hatte, hatte ich total das »cleane« Essen für mich entdeckt. Doch auch von gesunden Lebensmitteln kann man zunehmen! Schon geschmacklich ist es für mich ein riesiger Unterschied, ob etwas von der Industrie vorgefertigt wurde oder ob es frisch ist. Hinzu kommt, dass ich auch einen kleinen Spleen habe – ich bin verrückt nach Bioläden, allein schon der Geruch in solchen Läden macht mich wahnsinnig ;-)! Deshalb könnte ich in einem Supermarkt wie »Wholefoods« in Amerika immer ausflippen: Dort war meine spezielle »Gefahrenzone« zum Beispiel die Nussmus-Abteilung. Ich stehe total auf diese fein gemahlenen Nusscremes! Ich könnte mich hineinlegen! An Früchten liebe ich Bananen, Datteln und Ananas (leider während meiner strengen Diät wegen des hohen Zuckergehalts verboten). So ein »Nutella«-Junkie, der in einer Heißhungerattacke ein ganzes großes Glas in sich hineinlöffelt oder nur von Pizzen und Burgern träumt, war ich nie. Ein Berg Klebreis nur mit etwas Salz darauf, eine große Schüssel Müsli oder Mandelmus direkt aus dem Glas löffeln, das hat mich in der Diät durchdrehen lassen. Doch die Menge macht bekanntlich das Gift.

Essen ist bei mir eng mit Gefühlen verbunden: Es hilft mir, zu entspannen und mich wieder zu erden. Ich habe mal gelesen, dass es in unserem Speichel so eine Art »Schmerzmittel« gibt, das Opiorphin genannt wird und angeblich stärker als Morphium wirkt. Diesem Opiorphin wird auch eine antidepressive Wirkung zugeschrieben. Daneben wirkt auch Zucker (egal, ob industrieller oder Biorohrzucker) im Körper wie eine Droge und hat hohes Suchtpotenzial. Bei mir kam noch etwas erschwerend hinzu: meine Pummeligkeit als Kind und meine genetisch bedingte Anlage zur Gewichtszunahme. Man hat Folgendes herausgefunden (tja, ich hatte ja in den vergangenen Monaten sehr viel Zeit, um viele Studien zum Thema Ernährung zu lesen. Der Zusammenhang zwischen Essen und Gefühlen ist wirklich interessant!): Das Umfeld reagiert bei dünnen Menschen, die essen, komplett anders als bei dickeren. Etwas beleibteren Menschen steht es in den Augen vieler nicht zu, genussvoll zu essen. Beobachter denken dann gern mal: »Die hat es gerade nötig!« oder »Hmm ... sollte die sich nicht etwas mehr beherrschen??«, was wiederum zur Folge hat, dass diese Menschen meist ungern in der Öffentlichkeit essen wollen. Wir sind eben eine Gesellschaft, die mittlerweile sehr auf das Dünnsein fixiert ist. Dicksein haftet der Makel von Trägheit an und unsere heutige Gesellschaft ist nun mal auf Leistung und Effektivität getrimmt. Daher bewertet sie alles positiver, was den Eindruck von Aktivität, Disziplin und Mobilität vermittelt. Jedenfalls: Wer pummeliger ist, *spürt,* dass andere einen bewerten (manche äußern das auch laut und deutlich, wobei abfällige Blicke bereits ausreichen). Schon sehr früh wurde in meinem Umfeld zwischen »guten« (Obst und Gemüse) und »schlechten« (Süßigkeiten und Fast Food) Lebensmitteln unterschieden und Diät war immer ein Thema. Da ist es kein Wunder, wenn ein pummeliger Teenager sich angewöhnt, HEIMLICH diese »verbotenen« Sachen zu essen – und sich dabei gleichzeitig nichts sehnlicher wünscht, als der gesellschaftlichen Norm zu entsprechen und DÜNN zu sein, damit sich nicht jeder dazu aufgerufen fühlt, einen zu bewerten. Es ist ein Teufelskreis – man ist mit sich und seiner Lage unzufrieden und isst aus Frust. Dadurch nimmt man zu und wird nur noch frustrierter, woraufhin man wegen der schlechten Gefühle wieder zu Essen greift.

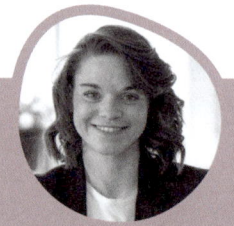

Dr. Vergin

ÜBER HEIMLICHES ESSEN

In der Therapie mit Menschen, die sowohl unter Essstörungen, als auch unter Esssucht und damit Übergewicht leiden, erfährt man schnell, wie hart Anfeindungen, Blicke und Worte Menschen treffen können. Denn heute ist Dicksein mit vielfältigen, vor allem seelischen Belastungen verbunden, was im Alltag oft die schlimmste Verzweiflung nach sich zieht.

Menschen mit Übergewicht sagt man vieles nach: Dicke sind selbst schuld, faul, ohne Ehrgeiz, nicht leistungsfähig. Dabei ist sogar das Schwitzen nicht Ausdruck von Anstrengung, sondern Folge eines selbst verschuldeten Verhaltens und ist damit Teil der Abwertung. Stigmatisiert wird im Alltag oft auch gedankenlos, weil Dicke eben wunderbare Zielscheiben sind.

In der Therapie stellt sich dann immer deutlich heraus: Diese Menschen nehmen die Abwertung unterschwellig, aber dauerhaft wahr. Das ist zermürbend, sie werden immer empfindlicher gegenüber Herabsetzung, vermuten oft sogar bei unbedachten Bemerkungen Absicht, weshalb sie schnell als überempfindlich gelten. Der ein oder andere kleine Witz über das Gewicht ist vielleicht noch gut auszuhalten, nur wenn es andauernd geschieht, wird der Schmerz immer stärker und die Empfindlichkeit nimmt zu. Darauf wird mit sozialem Rückzug reagiert.

Heimlich zu essen ist also nur eine natürliche Folge aus dem Rückzug vor der Gesellschaft. Ohne Essen geht es im Leben leider nicht. Süchte von anderen Drogen oder Suchtmitteln lassen sich, hier einfach ausgedrückt, abstellen, wenn man diese Substanzen nicht mehr zuführt. Doch dies geht beim Essen nicht. Ohne Essen können wir nicht überleben. Menschen mit Übergewicht zählen genauso dazu. Auch sie müssen und sollten essen. Jedoch erfahren sie in ihrer Außenwelt oftmals eine andere Stigmatisierung im Umgang mit Essen.

Hier kann ein psychologischer Rollenwechsel wirken. Oftmals verurteilen Menschen andere Menschen für Dinge, die sie selbst nicht gut im Griff haben. Wie zum Beispiel das eigene Essverhalten. Es ist für uns mittlerweile leichter geworden, die Flucht nach vorn anzutreten, bevor wir uns mit uns selbst befassen. Es fällt uns daher leicht, Dinge und Sachverhalte zu pauschalisieren oder zu verurteilen. Damit schaffen wir es gekonnt, nicht uns selbst zu betrachten und erst mal die eigenen Probleme zu lösen. Heute ist der Angriff nach vorn oftmals nur das Verstecken hinter den eigenen Fehlern.

Ich habe ja bereits zu Beginn dieses Buches erzählt, dass ich schon in der Pubertät alle möglichen Diäten ausprobiert habe und dass ich beobachten konnte, dass eher dünne Mädchen bei Jungs als »Girlfriend Material« angesehen wurden. Dieser oberflächliche Gedanke sollte sich später auch bestätigen: Nach meinen ersten Abnehmerfolgen hatte ich meinen ersten Freund. (Ich möchte natürlich überhaupt nicht behaupten, dass das die Regel ist oder gar so sein sollte! Ich selbst finde diese Oberflächlichkeiten bei der Partnersuche äußerst fragwürdig. Wahre und echte Liebe hat nichts mit dem Gewicht, der Haarfarbe oder dem Kleidungsstil zu tun. Sich in das Aussehen eines Menschen zu verlieben bringt überhaupt nichts, wenn einem der Charakter im Nachhinein auf den Keks geht. Auf das Wesen kommt es an und darauf, dass man langfristig eine tolle Zeit miteinander verbringen kann. Man sollte versuchen, jemanden zu finden, der einen genau so liebt und schätzt, wie man ist).

Ich machte außerdem die Erfahrung, dass, je strenger und härter ich in der Ernährung und beim Sport mit mir umging – ja, wenn es so richtig wehtat! –, erst dann sah ich die größten Erfolge (quasi Hunger haben, bis einem schwindelig wird, oder laufen, bis man sich übergibt). Eine Strategie, welche mich noch die nächsten Jahre begleiten sollte: No pain, no gain. Später dann, als ich das Bodybuilding für mich entdeckt hatte und meine Karriere eine irre Fahrt aufgenommen hatte, stand ich gefühlt immer unter Zeitdruck, und mein Alltag bestand aus Dauerdiät. Warum ich nicht schneller etwas verändert habe? Ich konnte und wollte nie wirklich mit meinem Diät- und Trainingsplan experimentieren, welche *nachhaltige* Ernährung für mich und meinen Beruf besser funktionieren würde – ich durfte ja keine Zeit verlieren und musste meine Essattacken immer mehr schnellstmöglich ausbügeln! Also blieb ich sogar *nach* meinen Wettkämpfen bei meinem Wettkampfplan. Das hatte mir ja – wenigstens die ersten Jahre – die erwünschte Form gebracht. Dass das viele Training und die strengen Diäten allerdings auch ein Essverhalten »triggerten«, das ich noch aus meiner Diätanfangsphase kannte (Stichwort: verbotene Lebensmittel, Hungern, Leid und starke Restriktion), war eine unheilvolle Komponente. Ich denke, ich hatte die Tendenz zu einem gestörten Essverhalten schon seit meiner Kindheit in mir, doch die ganze Sache mit Wettkämpfen, krassen Trainings- und Diätplänen etc. hat das Ganze noch einmal verstärkt.

Inzwischen weiß ich: Bodybuilding-Wettkämpfe sind eine starke Ausnahmesituation für den Körper und haben wenig mit einem generellen »Fitness-Lifestyle« zu tun. Man bringt sich über monatelanges, fast tägliches hartes Training und strenge Diät in eine körperliche Verfassung, die fernab von allem Alltäglichen ist. Als Frau, die naturgemäß eine »weichere« Physis und schon allein wegen der Brüste einen höheren Körperfettanteil hat als ein Mann, »diätet« man sich vor einem Wettkampf in einen extrem unnormalen Körperfettzustand von teilweise unter 10 Prozent (abgesehen von der Frauen-Bikiniklasse): Alles Weiche ist dann weg, die Adern treten krass hervor und man sieht jede Muskelfaser. Falls nun jemand den Kopf schüttelt: So ist nun mal dieser Sport und ich mochte diesen Zustand sogar sehr. Bodybuilding stellt die Willensstärke auf die Probe und nur die mit dem stärksten »Mindset« schaffen es an die Spitze. Ein Spruch dazu lautet: »Bodybuilding makes you or breaks you!« Ich war damals total geflasht von Bodybuilding-Wettkämpfen und davon, diesen krass definierten Körper zu haben. Ich habe zu dieser Zeit jedem erzählt, wie toll das sei und dass am besten jeder mal an einem Wettkampf teilnehmen sollte. Jetzt denke ich etwas anders darüber.

Ich stehe auch heute voll und ganz hinter meinem Weg auf die Bühne und meinem Erscheinungsbild zu Zeiten meiner Bikini-Contests. Es war eine krasse Erfahrung und ich habe zu der Zeit viel über den Sport und mich selbst gelernt. Bodybuilding ist eine Sportart, vor der ich den größten Respekt habe. Meine »Leidenschaft« eben. In diesem Wort steckt ja schon der Begriff »Leid«. Es geht dabei aber gar nicht darum, diesen extremen körperlichen Wettkampfzustand *ewig zu halten,* sondern seinen Körper als Instrument zu sehen. Man ist sozusagen sein eigener Bildhauer und der Körper ist der zu meißelnde Gegenstand. Hammer und Meißel dafür sind Training und Ernährung. Man lernt sich auf eine harte, aber ehrliche Weise selbst kennen, vermutlich wie bei keinem anderen Sport. Bodybuilding ist nach den Workouts im Gym nicht einfach vorbei – es ist mit der damit einhergehenden Ernährung ein 24/7-Job.

Heute würde ich allerdings jeder Person, die ein Problem mit Ernährung hat oder psychisch nicht zu 100 Prozent stabil ist, definitiv davon abraten. Nicht dass ihr mich falsch versteht. Ich bin bis heute ein großer Bodybuilding- und Mr.-Olympia-Fan, doch nicht jeder ist für so ein Extrem gemacht, finde ich jedenfalls. Ich selbst hatte ja auch nicht die besten Voraussetzungen dafür. Nicht nur aus dem Grund, was es physisch mit einem macht, sondern vielmehr deshalb, was nach solchen Wettkämpfen psychisch mit einem passiert: Wenn man zuvor bereits Probleme mit seinem Essverhalten hatte, können diese dadurch noch verstärkt werden.

Ich habe ja schon von der »Fresskiste« erzählt, die man sich während der Diätphase vor einem Wettkampf anlegt. Sobald man von der Bühne runterkommt, stürzen sich bereits die ersten Athleten auf die mitgebrachten Schweinereien. So habe auch ich mich sofort an meine Kiste gemacht. Das Blöde: Nach monatelanger Ab-

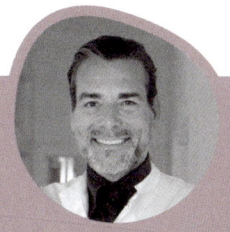

Dr. König

ÜBER DEN BMI UND KÖRPERFETTANTEIL

Um ein gesundes »Figurmaß« zu bestimmen, wurde lange Zeit der BMI berechnet. Dieser findet heute vielleicht noch bei Magersucht Anwendung, aber eigentlich ist er nicht mehr en vogue. Übergewicht misst man heute lieber mit dem Taille-Hüft-Index, auch »Waist-to-hip-ratio, WHR« genannt, der das Verhältnis von der Taille zur Hüfte bezeichnet. Wenn dieser Wert unter 1 ist, ist es schon mal super, dann ist die Taille schlanker als die Hüfte. Dann kommt noch die Frage des Körperfettanteils: Ich sage immer, alles, was bei Männern unter 20 Prozent und bei Frauen unter 23, 24 Prozent liegt, ist sehr gut.

Bei Sportlern ist es natürlich anders: Triathleten zum Beispiel haben einen Fettanteil von so 10, 12, 13, 14 ... und die ganz intensiven Hochleistungsausdauersportler*innen kurzfristig einen Fettanteil unter 10 Prozent, aber das ist nicht erstrebenswert. Für Menschen, die regelmäßig Sport machen, sich gut ernähren und keine Profisportler*innen

sind, ist circa 20 Prozent Fettanteil ein Topwert.

Zuverlässig messen lässt sich das mit einer guten bioelektrischen Impedanzanalyse. Da wird ein leichter Batteriestrom durch den Körper geschickt und so analysiert, wie viel Fett, Muskelmasse und Wasser eine Person besitzt. Für die Körperfettmessung gibt es mittlerweile auch ziemlich gute Geräte für zu Hause. Eine solche Kontrolle halte ich grundsätzlich für vernünftig. Ihr solltet euch aber jeden Tag zur gleichen Zeit, zum Beispiel nach der Morgentoilette, auf das Gerät stellen, und auch immer dasselbe Gerät benutzen. Solche Waagen für zu Hause messen nicht ganz so genau und sie messen von unten nach oben, bevorzugt also die Beine und den Po, aber der Wert gibt halt eine Orientierung. Außerdem hilft ein gutes Controlling einem auch bei der Selbstdisziplin.

stinenz und Diät habe ich von dem ganzen Süßkram schnell starke Bauchkrämpfe bekommen. Ich wollte aber trotz Schmerzen einfach nicht mit dem Essen aufhören, ich hatte doch so lange auf diesen Moment gewartet! Ich durfte noch nicht satt sein! Ich wünschte mir in diesem Moment sogar einen zweiten Magen, damit ich mehr essen konnte. Sobald es wieder halbwegs ging, bestellten wir uns Pizza aufs Hotel-zimmer (die Wettkämpfe waren meist in einer anderen Stadt und wir übernachteten im Hotel) und leerten diese bescheuerte Kiste fast komplett. Am nächsten Morgen ging es am Frühstücksbuffet direkt weiter: Wurstbrötchen, verschiedene Käsesorten, zuckrige Cornflakes, Kuchen und dazu Kakao. Mit normalem Essverhalten hatte das nichts mehr zu tun. Auf der Heimfahrt zurück nach München weitere Riegel und Dö-ner. Mir ging es einfach nur noch schlecht. Ich spürte in diesen »Fresskalationen« irgendwie eine innere Uhr, die abläuft. »Du hast die letzte Zeit so viel verpasst, das musst du jetzt alles nachholen! Du hast jetzt genau 24 Stunden Zeit, bis der Tag vorbei ist, und dann musst du dich wieder zusammenreißen!!« Irgendwann hatte ich nur noch Schmerzen und dieses krampfhafte Essen fühlte sich nicht wie eine Beloh-nung nach der harten Arbeit an, sondern mehr wie eine weitere Form der Selbst-bestrafung.

Ich begann mit der Zeit immer mehr Angst vor diesen Fresstagen zu entwickeln, denn ich fühlte mich danach körperlich krank und dieser enorme Kontrollverlust machte mir Angst. Ich war einfach nur noch müde, kaputt und total durstig von dem ganzen Salz. Mein Körper zog Wasser wie ein Schwamm. Ercan hat natürlich mitge-kriegt, dass ich Schwierigkeiten hatte, aus diesem Tiefpunkt wieder rauszukommen. Aber seine Devise war: »Sophia, wir müssen jetzt einfach wieder durchziehen!« Mit anderen Worten: Es geht nicht ohne diese Qualen, wenn man gewinnen will. Ercan als Bodybuilding-Profi kannte es ja selbst aus seinen Wettkampfzeiten nicht anders! Ercan meinte: »Du musst LERNEN, dass du sechs Tage clean bleibst, dann kannst du am siebten Tag ruhig aus der Reihe tanzen.« Für einen Mann ist es in diesem Sport vermutlich nicht so unangenehm, wenn er sich mal mehrere Tage vollstopft – dann wirkt er halt »bulliger« oder »breiter«. Als Frau will man jedoch weniger bullig ausse-hen, geschweige denn wie ein Wasserkanister. Der weibliche Stoffwechsel ist ohnehin stärker als der männliche von Hormonen gesteuert, Frauen merken das besonders vor der Regel, da empfinden viele dieses Völlegefühl und Aufgeblähtsein – darauf kann man echt verzichten!

Nach den kalkulierten Fresstagen habe ich oft die Kurve nicht mehr so schnell gekriegt und heimlich weitergegessen. Warum? Nun ja, nach dieser Reizüberflutung von neuen Geschmäckern und Hochkalorischem ist man wie auf einem Mini-Entzug. Die eigene gewohnte Diät befriedigt einen nicht wie die Lebensmittel an den Fress-tagen und man will weiterhin dieses »High«-Gefühl erleben. Ich aß natürlich nicht mehr solche Massen, aber auch wenn ich alles »Verbotene« weglieg – es ist ja immer die Menge, die am Ende des Tages zählt: Hier eine ganze Tüte Nüsse statt nur ein paar abgezählte, dort drei Proteinriegel oder noch eine Schüssel Haferflocken mit Proteinpulver ... es summierte sich. Wie findet man zurück zu dem *echten Bedürfnis,* zu dem Gefühl, was der eigene Körper *wirklich* braucht? Braucht er gerade Nahrung oder Wasser? Nach welchen Lebensmitteln fühlt er sich wohl? Habe ich überhaupt Hunger oder bin ich satt? Als ob ich mit meiner Diät, aber auch den Fresstagen jegliche natürlichen Instinkte ausgehebelt hätte.

Mein Gewichts-Auf-und-Ab blieb auch in den sozialen Netzwerken nicht unbemerkt und auch für die Medien war das natürlich ein gefundenes Fressen. Doch der Großteil meiner Community reagierte in der Regel immer total unterstützend und verständnisvoll: »Ich habe noch nicht mal mitbekommen, dass Sophia kräftiger geworden ist!«, »Sophia, ich stehe hinter dir!«, »Du bist eine großartige und motivierende Person!« Wahnsinnig viele signalisierten mir Solidarität und auch, dass ein paar Kilo mehr aus mir keinen »schlechten« Menschen machen. Aber natürlich litt ich unter der Kritik an meiner Figur, Essen war ja mein Kryptonit. Es war auch so, dass ich mich zu dieser Zeit nur in einem definierten Körper *wirklich* wohl in der Öffentlichkeit fühlte.

Mein Körper hatte sich inzwischen abgewöhnt, gesunden Appetit oder gesunden Hunger zu »äußern«, denn während meiner Diät aß ich strikt nach Uhrzeiten, alle drei Stunden. Problematisch wurde es, wenn ich zu Messen oder auf Events fuhr und dort keine Möglichkeit hatte, meine vorgekochten Mahlzeiten für längere Zeit zu kühlen oder sie am Abend frisch zuzubereiten. Manchmal öffnete ich eine Tupperdose und musste feststellen, dass das Zeug darin schon angefangen hatte zu gären. Da half nur Nase zu und durch. Etwas anderes zu essen oder gar in ein Restaurant zu gehen hätte ich strikt abgelehnt – das passte ja nicht in meinen perfekt berechneten Plan. Wenn ich unterwegs hungrig war, trank ich schwarzen Kaffee oder Cola light, um mir damit den Hunger zu vertreiben. Als mein Leben immer schneller wurde, hat mich die ganze Sache mit dem Essen wahnsinnig gestresst. Meine Gedanken kreisten fast den ganzen Tag nur darum, was, wann und wie viel ich Essen darf und was ich morgen und übermorgen essen werde. Dass so ein Kontrollfreak wie ich, der sich aufs exakte Abwiegen und Tracken von Lebensmitteln verstand, beim Essen andererseits dermaßen die Kontrolle verlieren konnte, ging einfach nicht in meinen Kopf rein. Ich befand mich in dem besagten goldenen Käfig und fand den Ausgang nicht. Also versuchte ich, mit meinem Unwohlsein, den Stimmungsschwankungen und meinem komischen Körpergefühl umzugehen und mich daran zu gewöhnen.

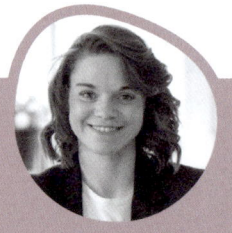

Dr. Vergin

ÜBER DEN VERLUST DER INTUITION BEIM ESSEN

Nach seinem Gefühl zu essen, setzt erst mal voraus, dass man Hunger zunächst von Appetit unterscheiden kann und dass man Sättigung überhaupt empfinden kann. Intuitives Essen setzt immer voraus, dass ich meinen Körper noch spüren kann. Viele Menschen können heute den Hunger nicht mehr spüren und interpretieren Gedanken an Essen und damit Appetit als Hunger. Unser Körper kommt viel länger ohne Nahrung aus, als wir denken. Nehmen wir dazu das Beispiel 16:8-Fasten. Dort spüren wir nach fast 16 Stunden mal wieder Hunger, also auch eine Leere im Magen. Verlernt unser Körper diese Gefühle, steigt auch die Resistenz für Hunger- und Sättigungsgefühle. Wir verlieren unser Körperbewusstsein.

Diese Gefühle sind aber entscheidend, wenn wir lernen wollen, das richtige Maß zu finden, anstatt uns ständig Gedanken über »erlaubte« und »nicht erlaubte« Nahrungsmittel zu machen.

Essen zu bestimmten Uhrzeiten, mit einem Abwiegen und Zählen von Kalorien, Punkten und Co., erzeugt oftmals innerlich noch mehr Stress und bucht immer weiter Energie auf unserem emotionalen Konto ab. Diese fehlende Energie füllen wir dann wieder mit kalorischer Energie auf, anstatt uns mit uns selbst zu beschäftigen. Die wesentliche Frage ist doch: Wann waren wir das letzte Mal glücklich, ohne dass wir dazu Essen brauchten?

Essen macht Spaß und soll schön sein. Dreht sich der Alltag nur noch darum, Vorgaben umzusetzen, verlieren wir daran den Spaß, ebenso wie die Entspanntheit im Umgang mit Essen. Essen bekommt einen anderen Stellenwert. Wir bekommen keine emotionale Befriedigung mehr und haben das Gefühl, innerlich nicht mehr satt zu werden. Es fehlt das, was Essen ausmacht: Erleben mit allen Sinnen.

Zurück zu einem geregelten Essverhalten kann man nur, wenn man lernt, wieder auf sich selbst zu hören. Die eigenen Bedürfnisse zu erkennen, spüren zu lernen und sich daran zu orientieren ist der Schlüssel. Es ist immer sinnvoll, auf den Körper zu hören und dann zu essen, wenn man Hunger hat. Und aus diesem Grund sollte es ein Weg sein, der ohne Nahrungsmittelverzicht, Diät oder Kalorienzählen auskommt. Ein gesundes Gewicht stellt sich dann ein, wenn wir uns mit unseren Emotionen hinter unserem Essverhalten befassen und uns an eine gesunde (körperlich und seelisch) Ernährung halten.

Man braucht dafür oftmals zwei Facetten: Wissen über Ernährung und Stoffwechsel und über die eigenen Emotionen. Diese Kombination ermöglicht es einem, sein emotionales Essverhalten besser zu verstehen bzw. zu steuern und bringt einen dazu, mit neuem Know-how die richtige Wahl beim Essen zu treffen. Man lernt dabei am meisten über sich selbst. Denn wer bei sich ankommt, kommt auch über seine persönliche Ziellinie. Dann essen wir nicht mehr aus Emotionen heraus, sondern nur noch dann, wenn wir es wirklich wollen.

Dieses zerstörerische Auf und Ab hatte auch Einfluss auf meine emotionalen Bindungen zu anderen Menschen. Von meiner Familie zog ich mich immer mehr zurück, da ich die Befürchtung hatte, ihnen wegen meiner Gewichtsschwankungen unnötig Sorgen zu bereiten. Und noch etwas machte mir sehr zu schaffen: Ercan und Charly schienen für das Gelingen meines Lebens und den Erfolg unabdingbar zu sein. Damit lag ich gar nicht mal so falsch: Mit meinen zarten 19 und zu Beginn meiner Zwanziger hatte ich mich von beiden tatsächlich viel zu abhängig gemacht. Beruflich wie emotional. Erst viel später habe ich erkannt, dass ich definitiv stark genug bin, auf eigenen Beinen zu stehen. Stattdessen habe ich ihnen die ganze Verantwortung für mich in die Hände gelegt, um selbst den Kopf davon frei zu haben. In den ersten Jahren lief mit dieser Konstellation auch alles super, ich konnte eng mit meinem besten und mit meinem festen Freund zusammenarbeiten und einen Erfolg nach dem anderen feiern. Bis später alles zerbröseln sollte …

DER
Scherbenhaufen

T ja, wie soll ich das Jahr 2017 beschreiben ... Gar nicht so einfach, alles auf einen Nenner zu bringen. Die Versuchung ist groß, es einfach als ein f****** Sch****-Jahr zu bezeichnen, in dem gefühlt mein Herz gebrochen ist. Ein Jahr, in dem ich mich so verloren gefühlt habe wie noch nie in meinem Leben. Enge emotionale Bindungen, welche mein sicheres Stützgerüst bildeten, stellten sich nun als fragil heraus. Wenn ich mir 2017 Stück für Stück in Erinnerung rufe, merke ich, dass es aber auch lauter Dinge gab, über die ich mich unendlich gefreut habe: meine erste eigene Workout-Modelinie zum Beispiel! Oder dass ich mit meinem großen Idol Michelle Lewin *gemeinsam* ein Trainingsvideo gedreht habe – mit d-e-r Michelle Lewin, die mir so unerreichbar schien, sodass ich bei unserer ersten Begegnung zwei Jahre zuvor vor Ergriffenheit echt zu heulen begonnen hatte! Und noch weitere beeindruckende Menschen durfte ich in diesem Jahr kennenlernen: den großartigen »The Iceman« Wim Hof zum Beispiel, den wir in Holland in seinem Häuschen besucht haben und mit dem ich dort tatsächlich in seinen zugefrorenen Eispool gestiegen bin! Daneben durfte ich im Sommer beim ersten World Fitness Day in Frankfurt das größte Group-Bodyweight-Workout der Welt anleiten! Zuvor wurde eine große Bühnencrew von insgesamt 31 Mädchen gecastet, die mich auf der Bühne unterstützen sollte. Es haben über 4000 Fitnessbegeisterte auf der Messe mitgemacht – ein Weltrekord, es war der absolute Wahnsinn!!! Und dann war da noch mein erstes Covershooting für das »Shape«-Magazin und später noch für »Women's Health« – eine unglaubliche Ehre für mich! Begleitet wurde all das vom TV-Magazin »taff« und der damals neuen Sixx-Serie »Fitness Diaries«, was meine Nervosität nicht gerade schmälerte. Aber wofür ich in diesem Jahr besonders dankbar war, waren die immer wieder tollen Reaktionen und Kommentare meiner Community – egal, wie ich drauf war, meine Community hat zu mir gehalten und mich immer wieder ermuntert weiterzumachen, auch nach dem, was mich im Lauf des Jahres noch ereilen sollte ...

Es tut übrigens gut, alles, was einem so widerfahren ist, mal Revue passieren zu lassen und aufzuschreiben. Natürlich ist es manchmal etwas schwer, auch alles Negative noch einmal durchzukauen, doch ich kann es jedem empfehlen! Ich hätte nie gedacht, was das in einem auslöst. Erkenntnis Nummer eins: Unser Gedächtnis spielt uns manchmal einen Streich. Negatives brennt sich so fest ins Gehirn, dass das Positive fast gelöscht wird. Erkenntnis Nummer zwei: Das Schreiben fördert den Dialog mit sich selbst. Das klingt jetzt vielleicht etwas hochgestochen, aber es ist wichtig, den Kontakt zu sich selbst nicht zu verlieren, so wie es bei mir geschehen ist. Aber man muss sagen: *Dank* meiner »Lows«, in denen ich nur noch funktionierte, weiß ich, dass man ohne den Kontakt zu sich selbst mit der Zeit unmerklich in ein ungutes Fahrwasser geraten kann.

Wir haben ja alle unsere »Musts«, denen wir im Alltag hinterherrennen, manchmal »Homeworkouts«, fast schon so stupide wie ein Hamster im Rad. Dabei vergessen wir gern mal, was eigentlich so in uns steckt und uns mit Begeisterung, Leben und purem Glück erfüllt. Wenn wir Begeisterung und Freude empfinden, sind wir stark, dann fließt Energie durch unseren Körper. Dann sind wir zu Sachen fähig, die uns fliegen lassen! Auch deshalb tut es gut, mal schreibend in sich zu gehen und sich in Erinnerung zu rufen, in welcher Situation man sich gut gefühlt hat und in welcher weniger. Nach einer Weile entsteht eine Art Kompass für ein glücklicheres Leben, wirklich wahr. Nur nicht zu früh aufgeben, auch wenn es zu Beginn erst mal mühsam erscheint. Es ist wie beim Einstieg in ein neues Trainingsprogramm! (Consistency is the key – Kontinuität ist der Schlüssel!)

Vielleicht kann man 2017 in diesem Sinne als ein Jahr beschreiben, in dem ich meine ersten Schritte in eine selbstbestimmte Freiheit gemacht habe, wenn auch unfreiwillig. Es hat sich nämlich null (wirklich: null) so angefühlt, sondern eher wie das Gegenteil: Als hätte man mich einfach von Bord eines großen Schiffes in den Ozean gestoßen, kein Land in Sicht, und ich strample und paddle und tue so, als hätte ich einen Plan, hab aber gar keinen, nur eine diffuse Hoffnung. Erst im Rückblick weiß ich, dass mich das stärker gemacht hat. Wenn das nur nicht so »abgegriffen« klingen würde! Aber ich wage zu behaupten, dass ich heute nicht mehr in solche Situationen geraten würde wie damals mit Ercan und mit Charly.

Doch der Reihe nach. Das Jahr begann wie immer mit den Vorbereitungen für die FIBO – nur dass ich dabei zunehmend auf mich selbst gestellt war. Mein Trainer Ercan hatte sich neu verliebt, schwebte auf rosaroten Wolken (so erschien es mir jedenfalls) und war sehr auf seine Angebetete fixiert … Na ja, ganz so krass war es wahrscheinlich nicht, aber sagen wir es mal so: Ercans Konzentration auf unser gemeinsames Trainingsprogramm war nicht mehr so gegeben und ich fühlte mich wie das fünfte Rad am Wagen. Das war im Grunde ja auch okay, ich hatte nun mal keinen Alleinanspruch auf ihn und ich freute mich für ihn und seine neue Beziehung. Jedoch waren wir mittlerweile ein sehr gut eingespieltes Team und ich stand wieder einmal unter Termindruck … Egal, dachte ich, kommt vor. Um mich besser konzentrieren zu können, fuhr ich wieder in mein altes Gym in Rosenheim und habe dort trainiert, mich also allein vorbereitet, was auch irgendwie ging. Etwas in mir hat natürlich gebohrt und geschmerzt, schließlich war Ercan nicht nur mein »Vertrauensmann«, sondern sozusagen mein Kampfgefährte und Ratgeber in schwierigen Situationen. Mein bester Freund. Dass das nicht mehr gegeben war, tat sehr weh. Aber ich hatte keine Zeit, das groß auf mich wirken zu lassen, ich wollte ja meine »Alltagsroutinen« bewältigen: Viele verschiedene TV-Formate wie »The Biggest Loser«, »Fitness Diaries« und »Das ProSieben Völkerball Turnier« standen an sowie Videos für meinen YouTube-Kanal, die mittlerweile sehr professionell und mit einer neuen Produktionsfirma in Rosenheim gedreht wurden. Mein gesamter Social-Media-Content wurde durch die eng getaktete Tagesplanung immer gestellter, geplanter und inszenierter. Da war nur noch wenig von spontanen Bildern und Videos. Alles wurde nun auf Qualität, Effizienz und Likestärke ausgelegt.

Daraus entstanden wiederum Reihen wie »Sophia kocht«, »Sophia im Gym«, »Sophias Homeworkouts« oder gewisse »Challenges«, welche mich zu lauter Mutproben herausforderten, zum Beispiel zum Eisbaden bei dem Extremsportler Wim Hof und »Fliegen« im Windkanal mit dem Stuntman und Unternehmer Jochen Schweizer. Von dem Besuch bei »The Iceman« Wim Hof in Holland habe ich persönlich, auch noch lange danach, total profitiert. Wim Hof ist bereits über sechzig und hat schon – nur mit Badeshorts bekleidet – den Mount Everest erklommen und hält tatsächlich 26 internationale Rekorde! Mit seiner Methode soll man das Immunsystem nicht nur mobilisieren, sondern so »stählen« können, dass es lebensverlängernd wirkt und einen nicht mehr krank werden lässt. Dies ist mittlerweile sogar wissenschaftlich bewiesen worden. Die Kältetherapie hat unglaublich viele Vorteile für die physische und mentale Gesundheit und dabei spreche ich begeistert aus meiner eigenen Erfahrung! Wim ist wirklich einer der inspirierendsten und herzlichsten Menschen, die ich kennenlernen durfte. Er strahlt trotz seiner schweren Vergangenheit so viel Positivität aus, wobei man seiner lebensbejahenden Art einfach nicht entkommen kann.

Charly und ich sind im Januar in die Nähe von Amsterdam zu Wim Hof gereist, damit ich dort meine »Kältebad-Challenge« annehmen konnte. Wir hatten ein cooles Hotel gebucht, durften aber sogar für eine Nacht bei Wim zu Hause bleiben, es war von Anfang an ein total freundschaftliches Verhältnis. Bei Wims Methode ist das richtige Atmen essenziell, wie bei einer Meditation. Nach einer kurzen Vorbereitungszeit von nur 20 Minuten hat er mich beim Einsteigen in seinen Eispool gecoacht, es ging direkt los (er musste erst mal die Eisdecke mit einem Holzstück zerstoßen, damit wir überhaupt reingehen konnten!): »Bewuuuusst atmen … bewuuuusst atmen … weiteratmen, Sophia … Oh, schau, das Eis schimmert so schön … Zähle von zehn nach unten … neun … acht … sieben …« Und zack, war ich auch schon drin. Zuvor hatte ich wirklich eine Mordsangst, mir haben die Knie geschlottert, aber nicht vor Kälte! Ich hatte ja null Übung und zuvor eigentlich eine leichte Abneigung gegen die Kälte. Doch schon beim allerersten Mal (es gab auch noch ein zweites …) habe ich es tatsächlich geschafft, *ein paar Minuten* im Eis zu bleiben! Danach war mir komischerweise nicht nur total heiß, ich war komplett euphorisiert und fühlte mich voller Lebensenergie. Als ob ich einen frischen Luftzug durchs Gehirn bekommen hätte und aus einem langen Schlaf erwacht wäre. Wims Analyse: eine Folge der biochemischen Reaktionen meines Körpers.

Wims »Mantra« ist, dass wir uns nicht auf unser Denken verlassen sollen, »denn dann programmierst du dein Selbst«. Unser Kopf setzt uns Schranken, wo wir keine haben. Nie hätte ich es für möglich gehalten, dass ich, die größte Frostbeule auf Erden, es schaffen würde, bis zum Hals in Eiswasser zu sitzen, und dass ich irgendwann sogar die Kälte lieben würde! Was ich an Leitsätzen mitgenommen habe: Glaube nicht an das Bild, das du von dir hast! Du bist zu viel mehr fähig, als du denkst! Konzentriere dich nicht auf deine Ängste, sondern auf das, was du schaffen willst! (Leider sollte ich das in den folgenden Monaten viel zu selten beherzigen …)

Ercan hatte ich die vergangenen Wochen nicht gerade häufig gesehen. Er wollte auch separat mit seinem neuen Schützling im April zur FIBO fahren. Das war schon ein Wermutstropfen, da wir die Jahre zuvor immer zusammen hingegangen waren, doch ich freute mich trotzdem. Denn bei dieser FIBO würde ich zum ersten Mal einen eigenen Stand haben, mit meiner eigenen Fitnesswear von »Bodytactics«, auf die ich sehr stolz war: Ich war in alles total involviert gewesen, habe das Material ausgesucht, die Form, das Design etc. Zwar fühlte ich mich wieder überhaupt nicht in Form, da ich mich stets mit dem Jahr zuvor verglich, doch ich wollte es trotzdem durchziehen. Musste ich denn immer perfekt aussehen? Ich hatte mir fest vorgenommen, mich so zu akzeptieren, wie ich gerade war. Aber genau da lag der Hase im Pfeffer.

In der Zeit vor der Abreise nach Köln hatte ich einen heftigen Streit mit Charly. Wir hatten uns zuvor schon einige Male in die Haare bekommen, doch dieses Mal fühlte es sich irgendwie anders an. Wir beide wussten, dass ich nicht in Topform war,

Wim Hof

Erinnern Sie sich noch an Ihre erste Begegnung mit Sophia?

Ich habe Sophia ungefähr vor vier Jahren zum ersten Mal getroffen, da hat sie mich mit ihrer Kamera in Amsterdam besucht, um mit mir ein Kältetraining zu machen. Ich liebe Sophia!! Sie wird immer einen besonderen Platz in meinem Herzen haben. Sophia ist ein sehr engagierter Mensch und eine schöne Frau, von innen und außen. Sie ist speziell, sie denkt auch mal abseits vom Regulären.

Sie werden »The Iceman« genannt, aus der Kälte schöpfen Sie eine große Kraft. Wann haben Sie die Bedeutung von Kälte für sich erkannt?

Ich war 17, als mir die Kraft der Kälte zum ersten Mal bewusst wurde, das war in Indien. Ich schwamm dort täglich mehrmals im Ganges, und einmal entdeckte ich einen fantastischen Wasserfall – als ich mich darunterstellte, fühlte ich etwas, das mich in meiner tiefsten Psyche berührte. Kälte hat eine große Stärke und Kraft. Ich hatte intensiv Yoga gemacht, Meditation, Kung-Fu ... aber nichts hat mich so tief in meiner Seele berührt wie Kälte. Ich habe das dann weiterverfolgt und gemerkt, wie stark und widerstandsfähig mich Kältertraining machte. Später haben sich Wissenschaftler für mich interessiert, sie dachten, das ist ja nicht möglich, was dieser Mann da kann, und sind neugierig geworden. 2007 haben die »Feinstein Institutes for Medical Research« in New York das erste wissenschaftliche Experiment mit mir als Testperson gemacht.

Warum Kälte und nicht Hitze?

Hitze habe ich auch ausprobiert: Ich habe mich 2011 der Hitze in der Wüste Namib ausgesetzt und bin einen Marathon gelaufen, ohne etwas zu trinken. Ich habe 5,2 Liter Flüssigkeit verloren, aber meine Körpertemperatur betrug stets 37 Grad. Aber Kälte ist Energie. Sie verbindet mich mit meiner Seele.

Sie haben zahlreiche Weltrekorde errungen ...

Ich bin 2009 bei minus 16 Grad einen Marathon in Finnland am nördlichen Polarkreis gelaufen, nur in Shorts und Sandalen, ohne Socken. Da war ich fünfzig! Ich war nur in Shorts auf dem Kilimandscharo, bin den Mount Everest bis auf 7400 Meter hinauf. Eiseskälte plus Atmen plus schnelles Laufen und dennoch Höchstleistung erbringen – das galt als menschenunmöglich. Bis ich den Gegenbeweis angetreten habe.

Ihnen ging es aber nicht darum, möglichst viele Weltrekorde zu sammeln, sondern Sie wollten von Anfang an wissenschaftliche Daten liefern. Sie benutzten dafür also Ihren eigenen Körper als Versuchslabor?

Richtig, es war schon immer mein Anliegen, wissenschaftliche Daten hervorzubringen und eine Methode zu entwickeln, die sich fast jeder selbst beibringen kann. Ich habe bewiesen, dass es möglich ist, sein autonomes bzw. vegetatives Nervensystem zu beeinflussen. Normalerweise zeichnet dieses sich dadurch aus, dass es unabhängig von unserem Willen funktioniert: Es steuert automatisch ablaufende innerkörperliche Vorgänge. Doch ich kann 80 Minuten in einem mit Eis gefüllten Becken sitzen, dabei bleibt meine Körpertemperatur konstant bei 37 Grad. Auch Herzfrequenz und Blutdruck bleiben normal. Ich will zeigen: Menschen sind zu viel mehr fähig, als sie glauben!

Es gibt ein sehr tragisches Ereignis in Ihrem Leben, das Sie fast hat verzweifeln lassen. Da haben Sie die hilfreiche Kraft der Kälte erst richtig schätzen gelernt, nicht wahr?

Meine erste Frau Olaya sprang aus dem achten Stock in den Tod. Sie nahm sich das Leben, weil sie ihre Depressionen nicht mehr aushielt. Das war 1995, ich war damals 36 und blieb mit unseren vier kleinen Kindern zurück. Aber wenn ich in die Kälte ging, konnte ich schlagartig alle Gedanken abschalten und meine Traurigkeit beherrschen. Das war für mich eine so einschneidende, positive Erfahrung, sie hat mich erst recht dazu animiert, meine Methode zu entwickeln. Ich sage immer: Meine Kinder haben mir geholfen zu überleben – aber die Kälte hat mich geheilt.

Vor dem Bad in der Kälte trainieren Sie Ihren Atem. Wieso?

Meine Atemtechnik ist inspiriert von der tibetanischen Meditationspraxis Tummo. Im Kern besteht sie aus 30- bis 40-mal tiefem Ein- und Ausatmen mit anschließendem Luftanhalten. Durch diese Systematik wird viel Kohlendioxid abgegeben, der CO_2-Gehalt im Blut sinkt und die Blutgefäße ziehen sich zusammen. Wenn dann der Atem angehalten wird, hält der Körper CO_2 zurück und kompensiert das, indem er mehr Sauerstoff in den Mitochondrien (den »Kraftwerken« in unseren Zellen) freisetzt. In diesem Prozess werden Abfallprodukte in den Körperzellen ausgestoßen und die Zellen können sich mehr mit Sauerstoff aufladen. Normalerweise atmen wir viel zu schnell – besonders wenn wir mit Kälte in Berührung kommen. Reflexartig halten wir den Atmen an oder atmen hektisch.

Bei meinem Training intensivieren und regulieren wir den Atem VOR dem Eintritt in die Kälte. Wir beeinflussen die Biochemie im Körper und in den Zellen. Wer langsamer atmet, kann z. B. seinen Blutdruck senken, Darmprobleme beheben oder Unruhezustände, um nur einige zu nennen. Im Ruhezustand reicht eine Atemfrequenz zwischen sechs- und zehnmal pro Minute eigentlich aus.

Es gibt da eindrucksvolle Demonstrationen der Wim-Hof-Methode, zum Beispiel saßen Sie vor laufenden Kameras in einem riesigen Glaswürfel, um sich herum Wissenschaftler, die Ihre Körpertemperatur maßen ...

Das war 2007, Wissenschaftler haben mich 80 Minuten lang in einen durchsichtigen Behälter mit Eis gesteckt und ich konnte zeigen, dass ich durch meine Atmung die Biochemie meines Körpers verändern kann. Währenddessen haben sie mir Blut abgenommen und auch meine Hautoberflächentemperatur gemessen – und festgestellt, dass meine Temperatur stabil blieb! Man hat mich auch in einen Brainscan gelegt und meinen Körper an Schläuche angeschlossen, die eiskaltes Wasser über meine Haut pumpten. Ich konnte dort keine tiefen Atemübungen machen, ich war ja in einer Röhre, aber mir ist es gelungen, durch meine Gedanken eine »Kraft der Intention« zu entwickeln, sodass meine Temperatur nicht sank, wie es normalerweise der Fall gewesen wäre. Bei dem Parallelversuch mit 74 Leuten ging die Hauttemperatur hinunter – man konnte aber bei Nummer 75, das war ich, erkennen, dass im Gehirn bestimmte Areale aktiver waren als bei den anderen.

Oder das spektakuläre Experiment 2010 mit der Radboud-Universität in Nijmegen in den Niederlanden ...

Da konnte ich beweisen, dass man mit meiner Methode – Atmung und Willen – unser natürliches Immunsystem beeinflussen kann, was bisher auch als unmöglich galt. Wissenschaftler injizierten mir Endotoxin, ein starkes Gift, das in der Zellwand bestimmter Bakterien enthalten ist. Unser natürliches Immunsystem reagiert auf dieses Toxin normalerweise ziemlich schnell. Während ich meine Atemübungen machte und die Kraft meiner Gedanken mobilisierte, blieb ich frei von Symptomen. Die Kontrollgruppe bekam grippeähnliche Symptome, also Fieber, Schüttelfrost und Kopfschmerzen. Mein Körper war offensichtlich fähig, das injizierte Endotoxin zu beherrschen. Sie sagten dann: »Sie sind die Ausnahme, die die Regel bestätigt.« Aber ich erwiderte, dass dem nicht so sei. Es wurden in der Folge Leute eingeladen, die mit der »Wim-Hof-Methode« trainiert hatten – und denen gelang es ebenfalls, ihr Immunsystem zu beeinflussen, sie blieben symptomfrei!

Bitte erklären Sie uns doch einmal genau, wie es Ihnen gelingt, Ihre Körpertemperatur bei Wahnsinnskälte zu kontrollieren ...

Im Gehirn sitzt der Hypothalamus, das ist die wichtigste Steuerzentrale des autonomen Nervensystems. Hier sitzt auch die Temperaturkontrolle. Indem wir uns mittels der Wim-Hof-Methode gedanklich konzentrieren, können wir die Thermoregulation beeinflussen. Aber auch die Energiegewinnung spielt eine wichtige Rolle! Es gibt nämlich zwei Arten von Fettgewebe: weißes Fettgewebe, das hauptsächlich zum Abspeichern von Energie genutzt wird und das der Isolierung des Körpers und dem Schutz der Organe dient. Und braunes Fettgewebe, von dem zum Beispiel Babys viel besitzen – und Menschen, die mit der Wim-Hof-Methode trainieren. Braunes Fett kann Energie schneller freisetzen und Wärme erzeugen, es kann durch Kälte aktiviert werden.

Sollten wir unser Verhältnis zur Kälte überdenken?

Normalerweise ziehen wir uns warm an, wenn es kalt ist, oder meiden Kälte, deshalb lernen wir nicht, uns auf unsere Gedankenkraft zu berufen. Menschen, die regelmäßig bei Kälte trainieren, sagen aber fast ausnahmslos, dass sie nach einer Weile die Kälte weniger stark empfinden. Und dass Kälte hilft zu fokussieren. Im Winter könnten wir die Kälte tatsächlich nutzen, anstatt uns ständig vor ihr zu schützen. Es wirkt sich günstig auf unsere Gesundheit und unsere Stimmung aus, wenn wir uns der Kälte aussetzen, wir müssen es nur mit System machen. In einigen Teilen Skandinaviens, Russlands und Chinas ist das Schwimmen in Eislöchern beliebt. So kann man seine Blutgefäße trainieren, sie werden dazu gezwungen, sich zu verengen und anschließend zu weiten.

Haben Sie eine Übung für uns, die man als »Einsteiger« zu Hause machen kann, beispielsweise um stressresistenter zu werden?

Eine warme Dusche ist okay – aber zusätzlich braucht es jeden Tag auch eine zweiminütige kalte Dusche. Man beginnt mit 30 Sekunden und steigert sich täglich. Dazu sind die meisten fähig. Beginnen Sie schon unter dem warmen Wasser mit Atemübungen: Atmen Sie tief ein und schön langsam aus, etwa eine Minute lang. Stellen Sie dann die Dusche auf kalt. Der Trick ist, ruhig weiterzuatmen, die Kälte wird sich anders anfühlen. Stehen Sie eine Minute unter der kalten Dusche. Sie trainieren so den Kreislauf und durch die Kältegewöhnung gewöhnt er sich auch an Stress. Jeder Stress wirkt auf die Zellbiologie. Und wenn man den Stressmechanismus im Gehirn beherrscht, dann kann man ihn aktivieren, gegen jeden Stress, den der Körper erfährt. Aber bitte machen Sie als Einsteiger die Übungen nur dann ohne Aufsicht, wenn Sie wirklich gesund sind!

da ich es wieder einmal zeitlich nicht geschafft hatte. Wegen des Streits fiel mein Selbstbewusstsein auf ein Minimum und ich hatte sogar etwas Angst davor, mich so auf der Messe blicken zu lassen. Was würden die Leute von mir denken oder über mich sagen?! Einerseits hatte ich Kummer, da die Beziehung stark zu kriseln begann, andererseits hatte ich mittlerweile fast schon Panik vor größeren öffentlichen Terminen. Daraufhin hatte ich noch am selben Abend eine Essattacke, die alles nur noch schlimmer machen sollte ...

Charly beschloss, mich nicht auf die FIBO zu begleiten. Ich fiel aus allen Wolken. Heulend rief ich meine Mutter an, ob sie mich auf der sechsstündigen Autofahrt und auch auf der Messe begleiten könnte. Es war schon fast Mitternacht und ich hatte Bedenken, nachts allein so lange Auto zu fahren. Sie reagierte sofort, packte ein paar Sachen für sich zusammen und stand kurz darauf schon vor meiner Haustür (in der Not hält unsere Familie zusammen, als wäre sie durch ein Band aus Eisen aneinandergeschmiedet). Auf der Fahrt war ich zu erschöpft, um zu grübeln, aber irgendetwas Wichtiges war zwischen Charly und mir an diesem Abend zerbrochen, das spürte ich.

Die Messe war wie immer ein einziger wilder, atemloser Vier-Tage-Act. Es gab sogar eine Art Tanzmodenschau mit meiner Workout-Linie, bei der Tänzerinnen als Models eine richtig tolle Performance ablieferten. In diesem ganzen Rummel tauchte Charly dann etwas später doch noch auf und stand da wie bestellt und nicht abgeholt. Ein klärendes Gespräch wäre natürlich gut gewesen. Aber in dieser Hektik? Unmöglich. Mich stresste das, ich war ohnehin von allen Seiten in Beschlag genommen. Ich konnte kaum auf die Toilette oder in einer kleinen Pause etwas essen, wie sollte ich mir da Zeit für ein langes Beziehungsgespräch nehmen? Ich wollte mich lieber auf meine liebevollen und treuen Follower konzentrieren, welche sich für ein Autogramm und ein Foto die Beine in den Bauch standen. Sie hatten meine Aufmerksamkeit wirklich verdient. Wann sonst habe ich so eine Gelegenheit, der Community etwas hautnah zurückzugeben? Meine Stimmungsbandbreite reichte mal wieder von zu Tode betrübt bis himmelhoch jauchzend.

Erst nach der FIBO, als ich den Streit mit Charly sacken lassen konnte, fielen mir Sachen ein, die darauf hindeuteten, dass wir uns wirklich voneinander entfernt hatten: Charly schien etwas eigenbrötlerisch, schickte nicht mehr ganz so regelmäßig Nachrichten wie sonst und seine Mitteilungen kamen mir teilweise echt komisch vor. Es war sozusagen der »Klassiker«, von dem man oft in Frauenzeitschriften liest: Von außen betrachtet funktioniert das Zusammenleben wie immer. Zwar fühlt es sich in bestimmten Situationen kurz an wie ein Windhauch, eine Ahnung, dass da irgendwas anders mit ihm ist als sonst, aber kaum ist der Wind abgeebbt, ist alles wieder okay und man konzentriert sich wieder auf die Arbeit oder andere Dinge. Es fehlte schlichtweg die Kommunikation. Charly teilte sich mir immer weniger mit und ich war abends nach einem langen Produktionstag, Training und Vorkochen einfach zu kaputt, um noch lange reden zu können oder zu wollen. Am nächsten Tag musste ich ja wieder fit sein und ich wollte weder meine Leistungsfähigkeit im Sport noch meine Laune davon beeinflussen lassen. Ich wollte wie immer jedem noch so kleinen Anflug von Disharmonie aus dem Weg gehen, doch unterbewusst fühlte ich, dass etwas nicht stimmt.

Mir wurde immer klarer, dass es seine Schattenseiten hat, wenn man sich als Liebespaar auch das Business teilt. Bei uns war es zudem eine besondere Konstellation: Ich war die Brand »Sophia Thiel«, das Gesicht, von dem der Erfolg der Firma abhing. Insofern war Charlys Kritik an meiner Form wahrscheinlich auch durch die Angst motiviert, wie die Firma laufen würde. Inzwischen hatte ich auch das Gefühl, dass meine Körperform dadurch gleichzeitig unserer Beziehung schadete. Dass die Marke jedoch von einem anderen Image leben könnte und dass die Community mir teilweise nicht nur wegen meines Sixpacks folgte, war uns zu dieser Zeit nicht so bewusst. (Beziehungsweise wollte ich einen Imagewechsel nicht wirklich akzeptieren, da ich immer noch an dem Vorher-nachher-Bild und meiner Wettkampfform hing, welche mich doch definieren sollte. Alles andere sah ich als Zeichen von Schwäche oder Versagen.) Wir beide hatten ein gewisses Bild vor Augen, wie es laufen und sein sollte, und da ich mit meiner Form und meinem Essverhalten dem nicht dienlich war, fühlte es sich für mich stets so an, als ob ich der »schwächere Part« in der Beziehung wäre.

Diese ganze Situation und der Konflikt mit Ercan haben mich ziemlich aus der Bahn geworfen und ich fühlte mich zum ersten Mal mit der ganzen Verantwortung und den Verpflichtungen allein gelassen. Das Unausgesprochene zwischen Charly und mir schwelte im Hintergrund, doch ich wollte nach vorn schauen, mir nichts anmerken lassen und trotz allem positiv bleiben. Da kam mir die Anfrage, ob ich nicht beim ersten World Fitness Day (WFD) in Frankfurt den Hauptact übernehmen wollte, gerade recht. Hunderte (es wurden Tausende) Workout-Begeisterte sollten fit gemacht werden für ein Open-Air-Workout, das den Guinness-Weltrekord brechen sollte – klar war ich dabei!

Also habe ich mich physisch auf den WFD vorbereitet. Und parallel dazu vieles organisiert: die Musik-Playlist für das Workout erstellt, die Choreografie dazu entworfen, Videogespräche mit einer Bodyweight-Trainerin und den Veranstaltern geführt und die Mädels für die Bühnencrew gecastet. Am Tag des Events (dem 22. Juli, ich weiß es noch wie heute) war das Wetter super, die Sonne schien und wir trainierten an der frischen Luft auf einer riesigen Bühne. Ich war so aufgeregt, die Stimmung war unglaublich, alle waren total gut drauf, einfach mitreißend. Erst im Nachhinein habe ich es gegoogelt: Der Weltrekord beim größten Gruppen-Workout lag bis dahin bei 1200 Leuten – beim WFD waren wir knapp 4400 Menschen!! Leider hatten die Veranstalter niemanden von Guinness World Records organisiert, der das offiziell hätte festhalten können. Deswegen gab es leider keine schriftliche Urkunde. Es war das erste Mal, dass ich nach langer Zeit mal wieder so richtig Muffensausen hatte, aber es war der Wahnsinn: Mit den Mädels auf die Bühne zu gehen, dann diese laute Musik und alle machen gleichzeitig mit … Es fing zwar etwas später leicht zu regnen an, doch die Sonne kam heraus und es entstand sogar ein Regenbogen … Dieses Bild von der im Regen trainierenden Menschenmenge mit dem Regenbogen darüber und dieser unvergleichlichen Energie – das werde ich niemals vergessen. Es war von vorn bis hinten einfach nur episch!

Als ich danach von der Bühne kam, stand da schon ein Fernsehteam an der Treppe, um mich für ein Interview abzufangen. Ich war zwar verschwitzt, aber überglücklich und noch voller Adrenalin. Als sie die Kamera einfach laufen ließen, quatschte ich euphorisch drauflos, ich dachte mir nichts dabei. Eine Woche später sollte dieser Bericht im Fernsehen ausgestrahlt werden. Nach der erfolgreichen Veranstaltung wollte ich mir den Bericht natürlich zu Hause ansehen.

Ich schaltete also den Fernseher an und setzte mich voller Erwartung in den Sessel – und traute meinen Augen und Ohren nicht: Es war kaum vom Event und dem Weltrekord die Rede, sondern es ging fast ausschließlich um meine Figur. Sie zeigten das bekannte Foto nach meiner Transformation von 2015 und dann mich auf dem WFD im Vergleich, mit dem Tenor: Sophia hat wieder zugenommen. Das war für mich ein richtiger Schlag in die Magengrube. Ich war fassungslos: Der Sender hatte dieses ganze tolle Event, zu dem Tausende Fitnessbegeisterte kamen, um das World Record Workout auf die Beine zu stellen, und bei dem die Mädels, die ihn mit mir performten, alles gegeben hatten, nur auf eine simple Frage reduziert: wie ich aussehe.

Der Bericht löste auf allen möglichen Kanälen einen richtigen Shitstorm aus und immer ging es nur um meine Figur – dass ich »fett« geworden sei, war noch das Harmloseste. Ich habe es einfach nicht verstanden: Wieso geht es nicht um wertvolle Inhalte, sondern nur um Äußerlichkeiten? Wem habe ich denn mit meiner Gewichtszunahme wehgetan, dass so auf mir herumgehackt wird? Es fühlte sich fast so wie das Mobbing in Kinder- und Jugendzeiten an, nur mit Hunderttausenden Menschen mehr. Ich fühlte nur noch große Enttäuschung, Selbsthass und Zweifel. Ich hörte auf, die Kommentare unter meinen Bildern und Videos zu lesen und zu beantworten – ich wollte mich nicht auch noch rechtfertigen müssen. Ja, ich habe mir selbst diesen Weg in der Öffentlichkeit ausgesucht und klar wird man früher oder später auch mit Hate konfrontiert. Vom Anfang meiner Karriere an war ich mit negativen Kommentaren in Berührung gekommen, doch auf eine solche Situation war ich nicht vorbereitet. Ich war überrascht, wie hart mich so was treffen konnte.

Tja, und dann kam die Trennung von Charly.

Im August erhielt ich einen Brief von ihm, in dem er eine räumliche Trennung vorschlug: Während einer kleinen Auszeit würde die Beziehung besser heilen können. Da wusste ich schon, dass das Quatsch war und was das als Nächstes bedeuten würde. Vielleicht hat der eine oder die andere von euch schon mal etwas Ähnliches erlebt: Eine solche Ansage trifft einen unvermittelt und Trennungsängste steigen erbarmungslos in einem hoch. Wie bloß soll es weitergehen? Was ist geschehen, dass es so weit kommen konnte? Was habe ich falsch gemacht? Das sind die Fragen, die einen jede Minute, schon nach dem Aufwachen und dann bis zum Schlafengehen, unablässig beschäftigen. Ich habe stets das Gespräch gesucht, doch sollte ich erst später die harte Wahrheit erfahren.

Charly schrieb, dass ich doch für eine Weile bei Ercan in seinem Gästezimmer bleiben könnte. Dadurch dass Ercans Wohnung auch so nah am Gym war, meinte er, ich könnte mich somit auch besser auf mein Trainings- und Diätregime konzentrieren. Inzwischen hatte sich Ercan von seiner Freundin getrennt und sich wieder auf unsere Freundschaft besonnen. Da er, auch nach dem ganzen Drama, immer noch mein bester Freund war, wusste er natürlich über meine Situation mit Charly Bescheid und hatte nichts dagegen, mich bei sich aufzunehmen. Auf die Schnelle hatte ich auch gar keine andere Wahl! Gut, meine Eltern hätten mich natürlich zu Hause mit offenen Armen empfangen, aber jeder, der mal in einer ähnlichen Situation war, weiß, dass es für beide Seiten nicht einfach ist, wenn das Kind, das sich mal abgenabelt hat, wieder da wohnt, wo es großgezogen wurde. Ich wollte auch für mein Training und meine Arbeit in München bleiben. Ich zog also in eine kleine Spontan-WG mit meinem Trainer. Da ich mit der Gesamtsituation einfach komplett überfordert war und selbst nicht wusste, wie es weitergehen würde, entschloss ich mich, die Trennung von Charly nicht in meinen Social-Media-Kanälen öffentlich zu thematisieren. Wie lautete damals meine flehentliche Bitte an Ercan, als wieder mal eine Krise drohte, mich zu verschlingen? »Warum kann ich nicht einfach eine MASCHINE sein, ohne Emotionen? Das wäre so viel einfacher für mich! Eine Maschine macht, was ihr die Programmierung vorgibt.« Ercans Antwort lautete: »Fokussiere dich, blende Ablenkungen aus. Du musst einfach richtig durchziehen. Punkt.« Wenigstens war Ercan wieder an meiner Seite und versprach, mich bei meinem Training und meinen weiteren Aufgaben zu unterstützen.

Ich zog also mit meinem Koffer in ein Zimmer in Ercans Wohnung und redete es mir schön: So könnte ich ja praktisch schon in der Früh vom Bett direkt ans Trainingsgerät im Gym nebenan fallen und nach Kräften an meiner Form arbeiten! Keine einstündige Anfahrt mehr aus Rosenheim, prima! Perfekt in Shape zu sein war in den kommenden Monaten wieder mal superwichtig: Es standen weitere Folgen von »The Biggest Loser« an sowie die Fotoproduktion für mein neues Trainingsbuch »Fit & stark« und dann im Oktober das große Covershooting für das Magazin »Women's Health«, gefolgt von der FitnessExpo in Basel, der größten Fitnessmesse der Schweiz, und dann die GLOW. Also: keine Zeit zu trauern! Ich stürzte mich in die Arbeit.

Ich will die Trennung von Charly hier gar nicht auswalzen, ich stehe nicht so aufs »Schmutzige-Wäsche-Waschen«. Nur so viel: Inzwischen bin ich sehr glücklich und möchte dieses Kapitel einer fünfjährigen, sicher sehr kreativen und intensiven Beziehung mit einem leider sehr unschönen Ende gerne ad acta legen. Es war meine erste ernsthafte Partnerschaft und natürlich dachte ich, es sei für die Ewigkeit. Rückblickend vermute ich, dass wir doch unterschiedlicher waren, als wir dachten – es fiel nur nicht so auf, weil wir ja ein gemeinsames Projekt hatten. Ich denke, dass wir uns zu Anfang unserer Zwanziger auseinanderentwickelt haben, da sich bei uns beiden unterschiedliche Lebensziele und Werte herauskristallisierten. Mir haben mein Sport und meine Community immer genug gegeben und klar habe ich daraus auch viel Bestätigung gezogen. Was für mich allerdings neben der Trennung und dem Auszug aus der gemeinsamen Wohnung als riesiges Problem noch hinzu kam, war die berufliche Verquickung. Unser Business auseinanderzudröseln war ein immenser Kraftaufwand, der sich über ein ganzes Jahr hinziehen und viele Nerven sowie Kraft kosten sollte. Nun rächte sich, dass ich alles, was mit »Finanzen« und »Papierkram« zu tun hatte, immer weit von mir geschoben hatte. Wann hätte ich mich auch darum kümmern sollen? Es ist nur so – und ich hoffe, das lesen viele, viele junge Frauen –, wer sich nicht um die eigenen Finanzen kümmert, wird sich irgendwann vielleicht SEHR über seine eigene Unmündigkeit ärgern. Nehmt euch die Zeit, euch damit zu beschäftigen! Zwar weiß keiner, was die Zukunft bringen wird, aber egal, ob Gutes oder Schlechtes,

Meine Therapeutin

ÜBER DAS VERARBEITEN EINER TRENNUNG

Eine Trennung zu verarbeiten ist nicht einfach – gerade wenn so viele Lebensbereiche mit dem Partner verbunden waren wie bei Sophia. Wenn man z. B. ein gemeinsames Geschäft hat. Aber es reicht auch schon, wenn es nur *einen* gemeinsamen Freundeskreis gibt, oder das einzige Hobby, das man hat, an die/den Partner*in geknüpft ist. Also wenn man im Extremfall immer alles zusammen gemacht hat.

Es ist so, dass man mehrere Säulen im Leben braucht, um in Balance und damit stabil zu bleiben. Denn wenn eine Säule wegbricht oder auch nur bröckelt, kann man sich an den anderen »festhalten« bzw. sie können einen »tragen« und Stabilität geben. Wenn alles im Leben quasi *eine* Säule ist, und die dann wackelt oder gar »umfällt« – dann ist es sehr schlimm. Wenn – wie in Sophias Fall – alles, was ich bin und mache, die Marke ist, dann ist das ein Problem. Wenn mein Partner beruflich an mich und meine Leistung gebunden ist. Und auch meine sozialen Kontakte fast nur über Social Media stattfinden. Und mein Hobby, das mir eigentlich gut getan hat, auch ein *Muss*, weil es an die Marke und damit an mein Funktionieren geknüpft ist, dann fehlt irgendwann die Balance. Alles dreht sich um *einen* Bereich. Und wenn der wackelt, wackelt alles andere mit.

Wenn man sich entscheidet, eine Marke zu sein, aber auch wenn man sich entschei-det, eine Beziehung einzugehen und eine Partnerschaft zu führen, ist es wichtig, dafür zu sorgen, dass man noch andere Säulen im Leben hat: Freund*innen aus einem anderen Bereich, eine Familie, die gar nichts mit diesem Business zu tun hat, oder noch ein anderes Hobby oder eben eine/n Partner*in, der/die beruflich etwas ganz anderes macht.

Bei einer Trennung durchlaufen wir verschiedene Phasen: die Nicht-wahrhaben-wollen-Phase, die Trauer und den Schmerz, dann die Wut etc. ... und am Ende die Akzeptanz. Aber wenn es so viele Verstrickungen gibt, ist es schwierig, diese Phasen und Gefühle ausleben zu können bzw. Ablenkung, Halt und Stabilität in anderen Lebensbereichen zu finden. Weil man immer wieder zurückgeworfen wird, ist es sehr schwierig, zu einer Akzeptanz zu gelangen und sich damit von dem/der Partner*in zu lösen. Die einzelnen Trennungsphasen können dann sehr lange dauern. Bei einer Trennung geht es ja nicht nur um den Verlust eines Menschen aus dem eigenen Leben, sondern auch um den Verlust einer Zukunftsvision. Und das trifft einen bei so vielen Verbindungen besonders hart. Es ist wichtig, alle Gefühle, die zu einer Trennung gehören, zuzulassen und irgendwann sogar einen Sinn in der Trennung finden zu können, auch wenn einem im Moment noch so gar nicht danach ist. Sich zu überlegen: »Was ziehe ich daraus?«, »Was habe ich gelernt?« und auch »Was will ich in einer neuen Beziehung anders machen«. Und genau damit nicht nur der Trennung, sondern auch der vergangenen Beziehung einen Sinn zu geben. Meistens kann erst dann eine Neu-orientierung folgen. Man muss sich wirklich die Zeit dafür lassen und sich diese auch er-lauben und zugestehen. Und viel Geduld und Verständnis mit sich haben!

eines steht fest: Besser gestalten kann man sie, wenn man bei allem voll im Bilde ist und Bescheid weiß!

Nach der endgültigen privaten Trennung von Charly wollte ich auch die beruf-liche. Mein Vertrauen in ihn war in seinen Grundfesten erschüttert, also lag mir an einem klaren Schnitt in allen Bereichen. Gemeinsam mit meiner Mutter, die superfit in Buchhaltung ist, versuchte ich, alles Finanzielle aufzudröseln, was uns auch gelang, aber sehr viel Kraft kostete. Mein Gefühl in dieser Zeit: Ich stehe mitten in einem Scherbenhaufen und muss trotzdem irgendwie in die Kamera lächeln, damit nicht noch mehr zu Bruch geht. Vielleicht hätte es mir damals geholfen, den Druck aus der ganzen Situation rauszunehmen, indem ich damit etwas offener auf Social Media umgegangen wäre. Ich hätte einfach sagen sollen, dass bei mir gerade nicht alles so rundläuft. Ich wollte das aber nicht auch noch öffentlich austragen müssen.

Meine Familie war natürlich in Aufruhr, als sie von unserer Trennung erfuhr, und fiel aus allen Wolken, wir galten doch immer als das ideale Team, das so viel er-reicht und auf die Beine gestellt hatte! Zudem waren meine Eltern noch mit Charlys Eltern befreundet – und da jede Familie für sein eigenes Kind Partei ergriff (Blut ist bekanntlich dicker als Wasser), wurde auch die Freundschaft unserer Eltern extrem belastet. Charlys Eltern versuchten zu beschwichtigen, meine, mich zu beschützen. Es wurden einfach zu viele Dinge getan und gesagt, die man nie wieder hätte rück-gängig machen können.

Noch eine Erkenntnis, Monate später: Verletzungen mögen heilen, aber auch Narben schmerzen. Wie dünnhäutig ich noch war, merkte ich, als ich etwa drei Mona-te später nach Basel auf die Fitnessmesse fuhr. Ich war dort zu einer Gesprächsrunde eingeladen, und als ich auf der Bühne zum Thema »Motivation« interviewt wurde, merkte ich plötzlich, wie die Tränen in mir hochstiegen ... Die Fragen hatten wohl etwas in mir getriggert: Mir wurde plötzlich die Anstrengung bewusst, die mich mein tägliches »Weitermachen« kostete, dieses Sich-Zusammenreißen. Meinem verletzten Herzen folgend, wollte ich am liebsten alles, was geschehen war, hinausbrüllen und mich über diese ganze Ungerechtigkeit auskotzen. Doch mein Kopf sagte »Nein«. Was mir privat passiert war und meine persönlichen Herausforderungen möchte ich für mich behalten, das wäre sonst unprofessionell. Und so bekam keiner etwas von meinem inneren Gefühlsausbruch mit.

Das Weitermachen und Hinunterschlucken hatten mir aber zu meiner alten guten Form verholfen, wenigstens das. Vor lauter Schmerz und Trauer verging mir interessanterweise der Appetit. Beim Shooting für »Women's Health« in Berlin fühlte ich mich deshalb einigermaßen sicher und selbstbewusst, es war eine gute Stimmung am Set, die Leute waren supernett ... Ich dachte schon: Oh, wow, so kann sich das Leben wieder anfühlen! Da tauchte Charly wieder auf. Er suchte das Gespräch und bat mich um Verzeihung – und meine mühsam erworbene Stabilität geriet wieder ins Wanken. Ich zeigte ihm zwar die Tür und wollte konsequent sein, aber Charly ließ nicht locker, textete, rief ständig an. Sollte ich nicht geschmeichelt sein? Einfach Gras drüber wachsen lassen? Aber der Vertrauensverlust hatte eine zu tiefe Wunde geschlagen. Außerdem keimte ein Gedanke in mir und trieb aus: Interessant, dachte ich, kaum dass ich wieder in Shape bin, steht er wieder auf der Matte ... Hatte er sich davor von mir abgewendet, weil ich mein Essen manchmal nicht unter Kontrolle hatte? Weil ich dicker geworden war? War ich an dem Ganzen schuld?

Nicht lange später fühlte ich dann zum ersten Mal diese Leere, diese Taubheit in mir. Es war ein paar Tage nach der Beautymesse GLOW. Statt erleichtert zu sein, dass ich den letzten großen Termin in diesem verdammten Jahr 2017 hinter mich gebracht hatte, spürte ich, wie sich unter mir ein riesiges Loch auftat: Da ich nicht mehr mit Terminen und Aufgaben beschäftigt war, hatte ich plötzlich wieder Zeit nachzudenken und diese lästigen, schmerzenden Gefühle kamen wieder hoch. Ich fuhr gerade mit dem Auto von Rosenheim nach München, als mir schlagartig ein unglaubliches Gefühl der Hilflosigkeit bewusst wurde. Zudem waren mir in den vergangenen Tagen immer mehr Dinge zu Ohren gekommen, die nahestehende Menschen um mich herum hinter meinem Rücken getan beziehungsweise über mich gesagt hätten. Ich verfiel in Panik und dachte kurz: »Wem kann ich eigentlich vertrauen? Wer verbringt Zeit mit mir, weil ich Sophia bin, und nicht, weil er Interesse an der Marke hat? Wer ist neben meiner Familie eigentlich mein/e Freund/in? Was geschieht hier gerade alles???« Also fuhr ich an einer Tanke ab, parkte das Auto und sank erst mal in mich zusammen. Dann rief ich eine gute Bekannte an, welche mir in dieser schwierigen

Zeit enorm half, und stammelte nur noch ins Handy: »Du, ich kann grad nicht mehr. Ich muss weg. Sag bitte alle restlichen Termine ab.« Ich wollte nur noch abhauen und keine Anforderungen mehr erfüllen müssen, nicht mehr performen (diese Fluchtreaktion sollte sich wiederholen). Ein Bild poppte in meinem Kopf auf: Ich fühlte mich wie ein riesiges Sophia-Schiff, in dem Hunderte von Menschen hocken – sämtliche Agenturen und Einzelpersonen, die mit mir arbeiten, meine Follower auf Social Media und auch meine Familie –, ich bin am Untergehen und reiße alle mit in die Tiefe! Die Verantwortung als »Brand« zu haben, von deren Funktionieren so viele Menschen abhängig sind, hat sich einfach furchtbar angefühlt. Wenigstens für eine kurze Zeit wollte ich mich von allem abkapseln, um wieder Kraft zu schöpfen und mich von der Trennung zu erholen.

> DIE VERANT-
> WORTUNG ALS
> »BRAND« ZU HA-
> BEN, VON DEREN
> FUNKTIONIEREN SO
> VIELE MENSCHEN
> ABHÄNGIG SIND,
> HAT SICH EINFACH
> FURCHTBAR
> ANGEFÜHLT.

Ein paar Stunden später hatte ich einen Flug nach Thailand gebucht, auf die Insel Ko Samui. Dort würde es warm sein, man konnte dort super trainieren, ich hatte eine Küche zum Vorkochen im Hotelzimmer – ideal! Viele andere Fitness-YouTube-Kollegen hatten diesen Ort empfohlen: raus aus dem Münchner Winter, rein in die Sonne, die die Vitamin-D-Produktion in meinem Körper ankurbeln und bestimmt für eine Stimmungsverbesserung sorgen würde, das Meer, in dem ich mich einfach treiben lassen könnte, die günstigen Preise … Dort würden meine Wunden bestimmt heilen, so dachte ich zumindest. Um nicht ganz allein an einem so entfernten Ort zu sein, schlug ich Ercan vor, mich zu begleiten. Schon lange hatten wir vorgehabt, als Freunde eine Auszeit von dem Ganzen einzulegen und zu verreisen. Da traf es sich gut, dass auch Ercan eine Pause gut gebrauchen konnte und über den Jahreswechsel dem Winter in Deutschland entfliehen wollte. Schließlich hatten wir viele Messen und Shootings gemeinsam bestritten und die Aussicht auf Erholung schien ihm eine gute Option.

Dass Freunde oft so ticken wie man selbst, ist toll: Deshalb fühlt man sich einem Menschen ja so zugetan, weil er einen ohne viele Worte versteht, weil er sich in einen hineinversetzen kann. Und weil er über dieselben Witze lacht, man den Humor mit ihm teilt. Gemeinsam miteinander lachen zu können, auch wenn es einem dreckig geht, das ist so viel wert, einfach unbezahlbar!! Manchmal – und das kommt zum Glück selten vor – kann es aber ein Nachteil sein, wenn jemand ähnlich tickt. Wie sich herausstellte, konnten wir uns in Thailand nicht wie geplant gegenseitig motivieren, wir waren beide erschöpft. Wir trainierten zwar irgendwie halbwegs – aber lieber hingen wir ab. Ich hatte diese Lethargie in mir drin, eine große Taubheit, und die Temperaturen machten mich zusätzlich träge. Ich war so genervt von mir selbst, dass meine Stimmung in einen selbstzerstörerischen Selbsthass umschlug, der sich wiederum gegen meinen Körper richtete. »HALLO! AUFWACHEN!!! Du bist an einem der schönsten Orte, also genieße es endlich, Mann!«, dachte ich mir. Seit ich 16 war, hatte ich keinen Kontakt mehr zu Alkohol, ich mache mir eigentlich auch nichts daraus. Ich hatte einmal eine kurze, heftige Phase mit Erfahrungen, sagen wir es einmal so, doch hasste ich schon immer das Gefühl des Kontrollverlusts beim Betrunkensein. Also hatte ich seit sechs Jahren keinen Tropfen mehr getrunken. Aber auf einmal hatte ich am Strand des Hotels die Idee, mich zu betrinken: »Hey«, sagte ich zu Ercan, »wie wäre es, wenn wir jeden Cocktail von dieser verdammten Karte probieren würden?« (Ich hatte gar kein Bewusstsein mehr für die schönen Dinge um mich herum ... Ich denke, ich wollte mich einfach nur betäuben.) Das war natürlich eine bescheuerte »Schnaps«-Idee, schon beim dritten Cocktail wurde mir so was von schlecht! Ercan trank mit und nach kurzer Zeit ging es uns nur noch hundeelend. Es hat zwei Tage gebraucht, bis ich mich von diesem »Anfall« erholt habe. Gebracht hat es mir überhaupt nichts. Überflüssig, zu erwähnen, dass ich auch meine Ernährungspläne nicht eingehalten habe. Ich dachte: Wofür das Ganze eigentlich noch? Ich hatte mich fast aufgeben wollen. Asiatische Kost ist zwar überwiegend gesund – es gab die wohlschmeckendsten Früchte, frische Kokosnüsse, herrlichen Klebreis mit Gemüse und Hähnchen, Meeresfrüchte aller Art, sämige Erdnusssoßen und vieles Exotisches mehr –, aber die Menge macht's, nicht wahr?

Als unsere Abreise näher rückte, hatte ich plötzlich die fixe Idee, doch noch etwas erleben zu wollen. Bisher hatten wir kaum etwas von der Umgebung gesehen, das Hotelresort verführte mit seinem Komfort zum Abhängen am Pool und Faul-in-der-Sonne-Liegen. »Lass uns doch Roller mieten und herumcruisen«, schlug ich Ercan vor. Wieder eine Trotzreaktion – ich benahm mich wirklich wie ein kleines Kind. Meine Eltern hatten mir nämlich noch mit auf den Weg gegeben, AUF KEINEN FALL mit einem Roller über die holprigen Straßen zu fahren, der Verkehr sei unberechenbar und funktioniere nach eigenen Gesetzen. Mir war das egal, weil mir inzwischen alles egal war. Erst fühlte sich die Idee gut an: Ercan und ich entdeckten mit unseren Rollern sogar eine Stelle, von der aus ich den schönsten Wasserfall meines Lebens sah, und wir fuhren durch den üppigen Palmendschungel. Nur wenig später aber kam es so, wie es kommen musste. Wenn in einem Urlaub der Wurm drin ist, dann hat er sich festgefressen: Erst verlor Ercan die Kontrolle über seinen Roller und dann, weil ich hinter ihm fuhr und ihm zu Hilfe eilen wollte, auch ich. Nur dass es mich viel heftiger traf: Ercan stand mit ein paar Schrammen wieder auf und klopfte sich einfach den Staub von der Hose. Ich hingegen hatte mir die ganze rechte Seite aufgerissen, von meinem Arm, meinen Händen und meinem Bein rann das Blut in Bächen herunter, ich stand unter Schock am Straßenrand. Gott sei Dank kam kein Gegenverkehr, sonst wär's das vielleicht mit mir gewesen. Eine Anwohnerin schrie aufgebracht irgendetwas auf Thai und spritzte meine riesigen Wunden mit ihrem Gartenschlauch ab. Mit krassen Schmerzen stieg ich wieder auf den Roller und fuhr zur nächsten Apotheke, um meine Wunden schnell zu behandeln. Dort angekommen redeten die beiden Angestellten wild auf mich ein und trauten sich nicht, mich anzufassen, also kümmerte ich mich selbst darum. Da ich die Aufschriften auf Thai nicht lesen konnte, kaufte ich kurzerhand einfach alles, was sinnvoll aussah. Irgendeine blaue Flüssigkeit, eine Pinzette, Verbandszeug und eine Salbe, von der ich hoffte, dass sie eine Heilsalbe war. Zurück im Hotel pulte ich mir den Dreck und die Steine aus meinen Wunden, reinigte und verband alles. Ich sah aus wie eine stark bandagierte Thaiboxerin :-D (Von solchen Selbsthilfeaktionen sei übrigens abgeraten: Natürlich entzündeten sich die Stellen und ich verbrachte Weihnachten und Neujahr mit regelmäßigen Besuchen im Krankenhaus. Als kleines Andenken habe ich am rechten Knie eine schön sichtbare, dunkle Narbe behalten.)

Rückblickend kann ich über so viel Leichtsinn nur wenig schmunzeln. Wo war die starke »Pumping Sophia« geblieben, die eisern ihren Weg ging, auf dem ihr Hunderttausende folgten? Sophia hatte sich zum trotzigen Kind zurückentwickelt und ich war heilfroh, dass mir gerade keiner meiner Fans im Netz folgte und dieses Chaos mitbekam, da ich ja nichts postete. Ich stellte zwar ein paar alte Bilder auf Instagram online, doch sonst gab ich kein Lebenszeichen von mir. Den Kampf mit mir selbst trug ich lieber im Verborgenen aus.

Als Nächstes reiste ich einen Tag vor Weihnachten mit meinen Eltern zu unserem Familienidyll nach Spanien. Muss ich erwähnen, dass auch hier die Sterne nicht günstig standen? Meinen Eltern stand der Schreck ins Gesicht geschrieben, als sie mich wiedersahen. Meine Blessuren, meine Figur, meine Lethargie … aus ihrem Sorgenanfall hörte ich nur eines heraus (Stichwort: selektive Wahrnehmung): dass ich mich selbst ruinieren und damit meine berufliche Existenz aufs Spiel setzen würde. Das war mir auch alles bewusst und nachts fand diese existenzielle Angst irgendwann auch noch Zugang zu meinen Träumen. Zu dieser Zeit hatte ich zum ersten Mal in meinem Leben Panikattacken und wachte fast immer pünktlich um 3 Uhr morgens auf, plötzlich hellwach und unter Schock, es war furchtbar: »Ich verliere alles! Ich reiße alle mit mir in den Abgrund! Was wird aus meiner Zukunft?« Ich kann nicht genau sagen, woher das ganze kam, doch so viel weiß ich – diese Gefühle waren so echt und so intensiv, dass ich es nur schwer beschreiben kann. Als ob wirklich alles zu Ende gehen würde. Erst als der Tag anbrach, verflüchtigten sich die dunklen Gedanken und was blieb, war eine bleierne Müdigkeit, die mich den ganzen Tag nicht mehr verließ.

Noch war ich nicht so weit, mir Hilfe von außen zu suchen, sondern googelte nach Self-help-Ratgebern und -Sätzen, sagte mir: »Sophia, deine Probleme sind echt Erste-Welt-Probleme. In anderen Teilen der Welt geht es Menschen sehr viel schlechter als dir, sie haben reale Sorgen, leiden Hunger, haben einen Menschen verloren, den sie lieben, oder sind unheilbar krank!« Ich war im Selbstmitleidsmodus und beschimpfte mich sogar: »Du undankbares Stück Scheiße! Reiß dich gefälligst wieder zusammen! Das kannst du auch deiner Familie nicht antun!« Heute weiß ich: Allein kommt man aus solch einem unheilvollen Gedankenkarussell schwer wieder heraus, da solche Zustände auch viel mit Biochemie und sogenannten »neuronalen Verknüpfungen« im Gehirn zu tun haben. Ich bin keine Neurologin, aber eine hat mir erzählt, dass sich im Gehirn Verknüpfungen bilden, wie »Trampelpfade« in einer hoch gewachsenen Wiese. Das Gehirn ist träge und so wird es immer lieber die bereits vorhandenen Wege nutzen. Besonders in herausfordernden Situationen ist es zu schwach, um neue ins Dickicht zu schlagen, sprich: Umdenken ist fürs Gehirn immer eine Herausforderung.

Etwas in mir wollte es allein schaffen. Bald würde die »Women's Health« mit meinem Cover und dem Fitnessplan erscheinen. Ich dachte an meine Fans, die ich nicht enttäuschen wollte – ich war ihnen nach meiner Social-Media-Abstinenz ja auch eine Nachricht schuldig! Ich hatte zuvor noch nie eine längere Pause auf Social Media eingelegt und überlegte mir, wie ich zurückkommen könnte und auf welche Art ich die ganzen Geschehnisse so unverblümt wie möglich erzählen könnte. So viele Menschen glaubten an mich, auch mein Management. Das versuchte ich, mir intensiv vor Augen zu führen. »So war das nicht geplant« würde der Titel des You-Tube-Videos lauten, das ich als Erklärung für meine Follower, aber auch als Selbst-motivation vorbereitete. Darin wollte ich meine Posting-Pause und auch grob meine Trennung von Charly erklären. Ich machte mir daraufhin eine Liste, in die ich alles schrieb, was ich im neuen Jahr 2018 anpacken wollte, denn schlimmer als dieses konnte es eh nicht werden:

- *Ehrlicher und privater auf Social Media meine Pause erklären.*
- *Eine eigene Wohnung suchen, mein erstes eigenes Reich.*
- *In eine Großstadt ziehen (München), um dort frische Inspirationen zu bekommen.*
- *Raus aus Rosenheim und weg von den alten Erinnerungen.*
- *Mich abnabeln und mehr auf eigenen Beinen stehen.*
- *Mir Unterstützung holen, um meine Firma aufzuräumen und wieder auf Vordermann zu bringen.*
- *Mehr Verantwortung übernehmen und meine eigene Chefin werden.*
- *Training und Ernährung in den Griff bekommen und in die beste Form meines Lebens kommen.*

ICH GEBE
alles!

Die erste eigene Wohnung – ich freute mich so sehr über diesen Schritt in die Unabhängigkeit. Doch bedeutete dies für mich auch eine kleine Überwindung, da ich zuvor noch nie allein gelebt hatte. Aber jetzt: Landei goes Großstadt! Vorher hatte ich mir genau überlegt, was die ideale Wohnung haben sollte, um mich positiv aufzuladen: Am besten lichtdurchflutet sollte sie sein und nah dem Himmel, also gern in der obersten Etage. Eine offene, große Küche wäre toll, in der ich meine Kochvideos für YouTube drehen könnte. Und das Schönste wäre ein Schlafzimmer direkt unterm Dach, wo ich nachts die Sterne vom Bett aus sehen könnte. Lange habe ich gemeinsam mit meiner Mutter danach gesucht und wirklich viele Wohnungen im Raum München und Umgebung besichtigt. Wie ihr vielleicht wisst, ist es in München alles andere als einfach, eine schöne und gleichzeitig nicht völlig überteuerte Wohnung zu finden. Aber schließlich entdeckten wir tatsächlich meine Traumwohnung: zwar nicht im Herzen Münchens, das wäre wirklich unbezahlbar gewesen, aber im Randgebiet. Vorteil: Joggingstrecke vor der Tür und etwas Grün! Vielleicht habt ihr meine Errungenschaft ja bereits online gesehen. Im März 2018 habe ich zwei

NACH DEM TRENNUNGSTRAUMA DES JAHRES ZUVOR WAR DER SCHLÜSSEL ZU MEINER NEUEN WOHNUNG FÜR MICH DAS SYMBOL FÜR EINE NEUE UNABHÄNGIGKEIT.

YouTube-Videos zu meiner »Roomtour« durch meine Wohnung gedreht. Im leeren und später dann im komplett eingerichteten Zustand. Ich freue mich wirklich jedes Mal, wenn ich zu Hause zur Tür hereinkomme, und begrüße sie sogar jedes Mal mit einem: »Hallo schönste Wohnung der Welt!«.

Nach dem Trennungstrauma des Jahres zuvor war der Schlüssel zu meiner neuen Wohnung für mich das Symbol für eine neue Unabhängigkeit. Nie mehr wollte ich mich dermaßen abhängig machen! 2018 sollte wirklich MEIN JAHR werden – nein, ein solches wie 2017 wollte ich wirklich nie, nie, nie mehr erleben. Danach hätte es eh nur noch besser werden können.

Eine Woche vor meiner »Roomtour« hatte ich mein Comeback-Video »So war das nicht geplant« hochgeladen, das meine erste kleinere Social-Media-Pause erklärte. Vor dem Dreh dieses Videos hatte ich echt Muffensausen. Ich habe die Offenlegung meiner Trennung ganz und gar nicht aus dem Ärmel geschüttelt und es fiel mir schwer, darüber zu sprechen, ohne direkt loszuweinen (auch wenn ich manchmal vielleicht so bayerisch-bodenständig-locker wirke). Ich fühlte mich nicht in Form, noch voller Trennungsschmerz, allein und schuldig. Schuldig? Ja, ich war voller Scham, dass ich meine Fans so lange Zeit »zappeln« ließ. Hatten sie nicht schon längst ein Recht, zu erfahren, warum ich mich zurückgezogen hatte? Meine Community ist wirklich unschlagbar: Viele Fans schrieben mir auch während meiner Abwesenheit Fragen und Ermutigungen, schickten mir sogar kleine Geschenke! Und ich antwortete nicht, KONNTE nicht antworten: weil ich nicht wie ein – wörtlich gemeint – Trauerkloß vor die Kamera treten wollte. Hätte ich das gemacht, hätte mich das zerstört. Mich nervte es, dass mich so etwas »normales« wie eine Trennung so mitnahm. Ich wollte wieder die fröhliche, positive, energiegeladene, sportliche Sophia sein, ein starkes Vorbild! In dieser Pflicht sah ich mich. In dem Video konnte ich dann meine Tränen doch nicht ganz zurückhalten. Ich brauchte Zeit, um wenigstens wieder annähernd ein »Role Model« zu werden und um an der Front stehen zu können.

Wenig später trafen mich aber zwei weitere Schicksalsschläge. Innerhalb von nur kurzer Zeit gingen meine beiden Omas von uns. Ich war unendlich traurig und mich plagte auch ein schlechtes Gewissen. Vielleicht hätte ich sie trotz des ganzen Stresses der letzten Monate öfter besuchen sollen? Ich hätte mir etwas Zeit und Ruhe nehmen sollen, um alles zu verarbeiten. Aber ich hatte das Gefühl, dafür sei jetzt keine Zeit. Schließlich hatte ich so viele Pläne für 2018. Ich versuchte wieder einmal den Schmerz hinunterzuschlucken und weiterzumachen.

Während meiner »Off«-Phase arbeitete ich wieder hart an mir. Ich startete mit Ercan erneut meine alte Trainings- und Ernährungsroutine, um abzunehmen. Unsere Meinung war stets: Sobald ich wieder in Topform bin, kommt automatisch der Erfolg. So auch in meinem Privatleben. Ich hielt an meiner Überzeugung fest: Bin ich

SOPHIA THIEL · COME BACK STRONGER

in Topform und schlank, bekomme ich Anerkennung, Zuneigung und Liebe. Sobald ich »außer Form« bin, bricht gefühlsmäßig alles zusammen.

Anfang des Jahres fieberte ich meiner geliebten FIBO im April entgegen, für das Meet & Greet mit meinen Fans schonte ich mich keine Minute. Getreu unserem alten Motto »Jetzt ziehen wir wieder richtig durch« trainierten Ercan und ich wieder Hardcore. Schon um 7 Uhr in der Früh startete ich meinen Tag mit einer Stunde Cardio, nach dem Vorkochen stand das circa zweistündige Krafttraining mit Ercan an und später dann noch mal eine Stunde Cardio. Ich setzte mich unter Druck: Wenn ich nur halb trainiert oder nicht 100 Prozent gegeben habe, war es ein verlorener Tag für mich. »Also gib alles!«, dachte ich. »Und wenn du dich dabei schlecht fühlst, dann verändere dein Mindset – es ist alles nur eine Frage des Willens!« Dass sich die Wiederbelebung meiner alten Routinen als keine gute Idee erweisen würde, sollte ich noch feststellen. Ich war wieder in meinem Schwarz-Weiß-System, alles oder nichts. Auf die Frage, ob mein Trainings- und Ernährungsplan überhaupt zu mir passen, kam ich nicht. Aber dazu gleich.

Diesmal sorgte ich schon vorher dafür, dass die Grundbedingungen für die Erhaltung meiner Leistungskraft auf der FIBO stimmten: Ich hatte einen superschönen Stand mit einem Fitnessfood-Hersteller, mit dem ich bereits meine eigenen Produkte kreiert hatte, und wurde auf der Messe mit gesunden Mahlzeiten versorgt, damit ich die Tage nicht vorkochen musste. Ich plante mir zwischendrin Pausen ohne Publikum ein, in denen ich in Ruhe essen und etwas entspannen konnte. Ich hatte eine große Fitnessbrand an meiner Seite, die mich mit Klamotten ausstattete und Outfits für mich zusammenstellte. Zudem war ich in demselben wunderschönen Hotel untergebracht, in dem ich das Jahr zuvor Michelle Lewin getroffen und mit ihr das Video gedreht hatte. Alles war komplett durchgeplant und organisiert – diese FIBO sollte besser werden als die von 2017!

In diesem Jahr war ich sogar einigermaßen zufrieden mit meiner Form, doch trotzdem hatte ich stets meine persönlichen Schwachstellen im Auge. Ich weiß noch, wie ich mir aus den Outfits wieder mal die Langarmshirts und Jäckchen zum Drüberziehen herausgepickt habe, weil ich dachte, dass meine Arme noch nicht definiert genug seien. Erst als einige Fans riefen »Hey, Sophia, zieh doch mal deine Jacke aus!« und dann »Woah, krass, du hast so schöne Arme!«, wurde mir klar, dass meine Wahrnehmung meines Körpers recht speziell war. Dass meine Fans wieder so vorbehaltlos hinter mir standen, trotz meiner Auszeit, hat mich total beflügelt.

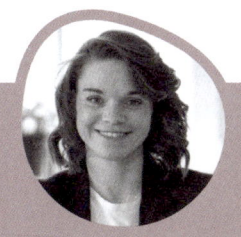

Dr. Vergin

ÜBER RÜCKFÄLLE NACH ERFOLGREICHEN DIÄTEN

Viele Versuche, uns zu einer dauerhaften gesunden Ernährung zu motivieren, die auch noch nachhaltig stabil funktionieren soll, verlaufen oft frustrierend. Der Grund dafür ist, dass es für den Erfolg nicht nur auf die Lehre der Ernährungsgrundlagen ankommt. Oft wird bei Diäten ganz einfach ein komplexes emotionales Regelwerk, welches das Essverhalten steuert, nicht ausreichend berücksichtigt. Unser Essverhalten wird keineswegs nur allein vom Hunger bestimmt. Es handelt sich vielmehr um ein komplexes Geschehen, das vor allem von psychischen und sozialen Faktoren gesteuert wird. Dabei sprechen wir von »emotionalem Essverhalten« oder »emotionalem Essen«.

Nur in den wenigsten Fällen dürften es tatsächlich unsere Gene sein, denen die »Schuld« am Übergewicht zuzuweisen ist. Viel bedeutsamer sind erworbene Regelmechanismen und diese bauen sich schon von den ersten Lebenstagen an auf. Denn Essen ist nicht nur die Befriedigung von Hunger, sondern zugleich auch Genuss, und das Essverhalten ist immer eingebettet in einen sozialen und in einen emotionalen Bezug.

Mit einer Diät gehen wir dabei nur auf die Symptome unseres Essverhaltens ein, also das, was wir nach außen hin sehen können: unsere Kilos. Doch das eigene Essverhalten und die eigenen Gefühle, die dazu führen, dass wir essen müssen, sind dahinter nicht ergründet. So verfallen wir nach einer neuen Diät schnell wieder in alte Muster. Danach wiegen wir oft genauso viel wie zuvor oder gar noch mehr, weil die letzte Diät viel zu restriktiv war und wir nach einem Entzug von Essen kein Ende mehr finden. Wir steigen wieder in die alten Muster von Entzug und Überessen ein.

Beim Essen entwickeln wir einen eigenen Geschmackssinn, Gewohnheiten, Vorlieben und Abneigungen. Wenn das Essen dann noch mit bestimmten Emotionen verknüpft wird, dann weiß unser Gehirn später, dass dieser posthypnotische Befehl immer ausgeführt werden muss, sobald diese Emotion eintritt und dieser Befehl wie ein Automat abgespielt wird, auch wenn man bereits satt ist.

Neben den Emotionen gehören aber noch wesentliche Stoffwechselprozesse dazu. Dazu gehören Phänomene, wie der Grad der Magendehnung über Hormone, die vom Gastrointestinaltrakt gebildet werden, wie Insulin und Glucagon bis hin zu Botenstoffen wie dem Leptin, einem Signal, das vom Fettgewebe sezerniert wird und die Nahrungsaufnahme drosselt. Leptin ist ein wichtiges Sättigungshormon, das vom Fettgewebe gebildet wird. Je mehr

Fettgewebe im Körper ist, umso mehr Leptin wird ins Blut abgegeben und gelangt durch die Blut-Hirn-Schranke in das Sättigungszentrum des Gehirns. Dort aktiviert das Hormon Rezeptoren in den Neuronen und signalisiert dem Hirn, das Essen einzustellen. Reagieren die Sättigungszentren nicht mehr auf das Hormon, spricht man von Leptinresistenz. Somit haben wir ständig Hunger, als wären unsere Fettspeicher nicht schon längst gefüllt. Leptinresistenz ist eine der Hauptursachen für das häufige Überessen und damit oft auch für Übergewicht und Adipositas.

Gerade das Feld der Hormone ist immer noch unterrepräsentiert. Besonders für Frauen, die vom emotionalen Essverhalten mit am häufigsten betroffen sind, ist das Thema Hormone von enormer Bedeutung.

Weshalb die Wiederbelebung meiner alten Trainingsroutinen nicht sinnvoll war, obwohl sie mich doch wieder einigermaßen in Form gebracht hatten? Heute weiß ich: Die Annahme, man könne wenigstens zeitweise zu einer Maschine mutieren, der man nur eine vorgegebene Menge Energie zuführen muss, dann würde sie laufen und laufen und laufen und laufen …, ist Nonsens. So eine harte, kompromisslose Ernährungs- und Trainingsweise kann zwar kurzfristig zum beabsichtigten Ergebnis führen, aber längerfristig eben nicht. Wenn man das Leben so krass zurückschraubt und nur noch für den Sport und die Diät lebt, sich alles nur noch um das Äußere dreht, bricht das System zwangsläufig irgendwann zusammen. Viel sinnvoller ist es, die Individualität seines Körpers und seiner Psyche zu berücksichtigen. Was braucht man wirklich? Was bereitet einem Freude? Wie geht es einem besser? Heute sehe ich Training und Ernährung *nicht* einfach als eine Gleichung, die sich aus Energieverbrauch, Energiezufuhr und Ziel zusammensetzt, sondern als etwas Ganzheitliches, bei dem alle Komponenten ineinandergreifen. Nahrung ist nicht einfach nur ein Brennstoff, sondern trägt zum Wohlergehen von Körper und Geist bei. Fitness soll einem Lebensqualität schenken und nicht nehmen!

Ich bin inzwischen nicht mehr ganz so hart zu mir selbst. Wenn sich mein Körper an einem Tag einfach nur steif und ausgelaugt anfühlt und ich beispielsweise beschließe, deshalb nur mit der Faszienrolle zu arbeiten und mich zu dehnen, ist das trotzdem ein gelungener und aktiver Tag, da es genau das war, was mein Körper gebraucht hat: sozusagen *aktive* Regeneration. Natürlich ist es ein schmaler Grat, zu beurteilen, wann man eine notwendige Pause einlegt und wann es angebrachter ist, sich selbst in den Hintern zu treten. Doch es bringt nichts, gegen seinen Körper zu arbeiten. Effektiver und nachhaltiger ist es definitiv, *mit* ihm zu arbeiten. Wenn ein Plan einen physisch kaputtmacht, sodass man sich auf Dauer krank fühlt, funktioniert er nicht. Deshalb höre ich inzwischen mehr auf meinen Körper und mein Befinden (auch wenn das manchmal gar nicht so einfach ist). Ich denke mehr in der Kategorie der »Selbstfürsorge«, das heißt, ich *sorge* bewusst dafür, dass es mir gut geht und ich Spaß an dem Ganzen empfinde – dies gelingt mir manchmal besser und manchmal schlechter. Erst dann kann ich in meinen Augen für andere ein angemessenes und vor allem authentisches Vorbild sein.

Auch meine Ernährung mache ich heute *für mich* passend und nicht umgekehrt. Essen muss für mich nicht nur funktionieren, sondern darf mir auch Genuss bereiten. Eine grobe Richtlinie ist sinnvoller als strenge Vorgaben, Hauptsache die Lebensmittel sind unverarbeitet und natürlich und – wegen meines Sports – proteinreich. Natürlich stimme ich auch heute phasenweise meine Energiezufuhr und meinen Energieverbrauch aufeinander ab. Mein Akzent liegt aber mehr auf dem, was mir Freude bereitet, damit diese »Cravings«, diese unbändige Lust auf »Verbotenes«, nicht mehr ihre selbstzerstörerische Wirkung entfalten können.

Am letzten Abend der FIBO 2018 im April jedoch spielten wir leider wieder das alte Lied. Kaum schlossen sich die Tore der Messe und all die Anspannung fiel ab, sammelten Ercan und ich ein paar Freunde ein und wir stürmten in das nächste Steakrestaurant, um die letzten Tage zu feiern. Ansage: »Wie viel schaffen wir nach der FIBO?« (Krass, nicht wahr? Andererseits: Das Ganze hatte ja auch eine soziale Komponente, die ich besonders nach der ganzen Anstrengung sehr genoss. Wir hatten einfach Spaß, ohne Regeln und Pläne.) An diesem Abend zog ich mir prompt 800 Gramm Fleisch rein. Aber das war natürlich noch nicht alles. Im Hotelzimmer ging es mit den Riegeln, die ich auf der Messe geschenkt bekommen hatte, weiter ... Es war immer das Gleiche: Aus extremer Kontrolle resultierte der absolute Kontrollverlust.

Wie krank man sich körperlich nach solch einem Fressgelage fühlt, habe ich bereits beschrieben: Man ist nicht nur vollkommen erledigt (man verarbeitet ja zusätzlich den ganzen physischen und psychischen Stress der Messetage), sondern hat die Diätgrenzen gelockert. Und da man in den ersten Tagen außerhalb des Ernährungsplans ja nicht rasant zunimmt (mal von den Wassereinlagerungen abgesehen), sprechen nur wenige Gründe im Kopf dagegen, mit dem grenzenlosen Essen aufzuhören (so war das bei mir leider der Fall). Dann geht man halt mit ordentlich Cardio und Training dagegen an. Zwar bläute ich mir wieder meinen bekannten Spruch ein: »Sophia, reiß dich gefälligst zusammen, jetzt kein Durchhänger! Du musst bald wieder vor der Kamera stehen, also gefälligst zurück in die Diät!« Aber es nutzte nur wenig. Heute weiß ich: Nach den anstrengenden Messetagen hätte ich mich besser damit belohnen sollen, die Ruhe zu genießen, statt mit Essen. Lieber eine Woche lang etwas weniger Cardio oder sogar ein paar Tage Pause einlegen und länger schlafen. So hätte ich meinem Körper etwas Gutes getan und ihm wirklich Erholung gegönnt. Im Nachhinein würde ich mir selbst dazu raten, nicht schuldbewusst auf Mahlzeiten zu verzichten, weil man das »unerlaubte« Essen kompensieren möchte, sondern man sollte trotzdem seine normalen Hauptmahlzeiten zu sich nehmen. Wenn man nämlich vor lauter schlechtem Gewissen daraufhin gar nichts mehr oder ultrawenig isst, kommt man früher oder später wieder in eine Heißhungerattacke hinein und der Teufelskreis beginnt von vorn. Man sollte »Entgleisungen« nicht als Fehler sehen, die man kompensieren muss, sondern sie einfach entspannt abhaken. In meinem Fall habe ich derartige Vorfälle immer viel zu stark überbewertet und es als immensen Fehler angesehen. Dadurch wird jedoch das »Problem« automatisch größer und mächtiger und man macht es sich selbst immer schwerer, den riesigen »Problemhaufen« zu überwinden.

> **JE BRUTALER UND DEFINIERTER ICH AUSSAH, DESTO POSITIVER WAR DIE RESONANZ UND DESTO MEHR LIKES HATTE ICH.**

Einen Monat später, Anfang Mai, stand wieder ein Red-Carpet-Event an, die »About You Awards«, eine Preisverleihung für die wichtigsten Social-Media-Persönlichkeiten. Ich erschien in einem knallroten, langen Kleid, Asia-Style, bei dem nur ein – wie ich fand: sexy – Beinschlitz etwas von meinem Körper zeigte. Das war wieder ein gefundenes Fressen für die Onlinedienste. Ironisch wurde bemängelt, ich sähe ja wohl nicht so durchtrainiert aus. Auch mein asiatischer Look wurde negativ bewertet. Nur knapp fünf Monate später sollte ich auf dem Red Carpet der »Goldene Kamera Digital Awards 2018« mit weit mehr Beifall bedacht werden: Davor hatte ich so abgenommen, dass ich in einem hautengen schwarzen Kleid mit vielen Schlitzen und krassen High Heels erschien. Prompt wurde geschlagzeilt: »SOPHIA Thiel ist als Muskel-Beauty zurück!« Tja, das war leider die Regel: Je brutaler und definierter ich aussah, desto positiver war die Resonanz und desto mehr Likes hatte ich. Dies prägte sich fest bei mir ein.

2018 war eigentlich ein Jahr des beruflichen »Ackerns«. Ich stürzte mich ins Training und in die Arbeit. Auch weil ich allen beweisen wollte, dass ich allein alles schaffe. In mir meldete sich nämlich die altbekannte Stimme des Selbstzweifels wieder: »Du allein funktionierst nicht«, wisperte sie. »Deine Zahlen werden einbrechen, mit deiner Firma wird es bergab gehen!« Tatsächlich hatten meine Auszeit und die finanzielle Trennung von Charly zu großen Einbußen geführt. Und die Zahl meiner Follower stagnierte. Andererseits stiegen meine Likes. Meine Eltern haben mich mal gefragt: »Bist du eigentlich auf nichts stolz, was du bereits geschafft hast?« Meine Antwort lautete: »Hmmm, also so ein Gefühl von Stolz kenne ich eigentlich nicht.« Meine Awards, meine Bücher, mein Online-Fitnessprogramm, die Schlangen der Fans auf den Messen – immer wenn ich etwas »vollbracht« hatte, dachte ich nur: »Cool, noch die Kurve gekriegt. Gut gelaufen.« Ich hatte nicht gelernt, das Hier und Jetzt zu feiern. Mit den Gedanken war ich immer schon in der Zukunft und bei der Frage, wie und ob ich diesen Erfolg würde halten können – oder in der Vergangenheit, um darüber nachzugrübeln, was ich alles nicht gut gemacht hatte.

Ende Mai kam meine zweite Fitnesskollektion in die Läden, diesmal in Kooperation mit einer großen deutschen Einzelhandelskette. Für mich war das wieder eine tolle Sache. Wer mich kennt, weiß, ich *liebe* Fitnessklamotten und habe zu Hause über 150 Sport-BHs und Leggins – es ist echt ein Tick. Bei meiner Community kam die Kollektion super an. Allerdings war die Nachfrage viel größer als erwartet, sodass die Ware in manchen Läden schnell ausverkauft war und in Onlineauktionen zu höheren Preisen wieder auftauchte. Außerdem wurde kritisiert, dass sie nur bis Größe 44/46 ging. Auf diese Entscheidung hatte ich allerdings keinen Einfluss gehabt. Ich war für das Design und die Produktauswahl zuständig. All das hat mir aber gezeigt, dass ich in meine Projekte noch stärker von A bis Z involviert sein wollte, egal, wie viel Arbeit dazukommt, denn meine Community verlangt von mir – zu Recht – hundertprozentig Sophia.

Die Sommermonate waren gute Monate für mich: Keine Ausfälle, keine Blockaden, alles war im Flow. Beim World Fitness Day im Juli war meine Form besser als im Vorjahr (was sich wegen des Shitstorms 2017 sehr gut anfühlte), ich empfand mich nicht als zu dick, sondern energiegeladen mit sportlicher Figur, ich war auch nicht zu dünn, also genau richtig. Die schwedische Fitness-Influencerin Anna Nyström und ich motivierten die Menge von der Main Stage aus zu einem von mir entworfenen Partnerworkout. Ich stellte auch die Musik-Playlist zusammen und – obwohl es für Anna und mich echt ein Experiment war, wir hatten nämlich noch nie gemeinsam trainiert – es lief super! Anschließend konnte ich Anna noch für meinen YouTube-Kanal interviewen. Ich war voll in meinem Element. Ich fühlte: Ich war auf dem aufsteigenden Ast, mein Leben gefiel mir wieder!

Mein Training lag derzeit bei vier Stunden täglich, zwei Stunden Cardio, zwei Stunden Krafttraining, nur in absoluten Notfällen gab es einen Pausentag dazwischen. So kam ich auf knapp 28 Stunden Sport die Woche. Zwischendurch habe ich meine Jobs erledigt, also Fotoshootings, Termine, Videoaufnahmen, Social Media. Jede Minute war verplant. Und wenn ich doch mal eine freie Minute hatte, saß ich mit Ercan im Gym und wir schauten Dokumentationen im TV oder gingen an der Isar spazieren – aber auch das hatte seine Funktion: Bloß keine Langeweile aufkommen lassen und mich beschäftigt halten. Wenn es zwischen Aufträgen und Trainingseinheiten eine Lücke gab, wollte ich diese sofort mit irgendetwas füllen. Ich hatte keine anderen Hobbys oder etwas, das ich neben dem Sport noch gern gemacht hätte. Mein Beruf war mein Hobby und für anderes war wenig Platz. Für mich fühlte sich das aber nicht komisch oder wie ein Verzicht an, sondern einfach nur logisch. Wenn ich mich und die Firma stabilisieren wollte, musste ich 100 Prozent geben und alles danach ausrichten, anders ging es meiner Ansicht nach nicht. Dass meine Figur immer definierter wurde, sprach für meinen Plan.

Auch beim Führen meiner eigenen Firma wurde ich kompromissloser, entwickelte noch mehr ein Gefühl für die »Brand« Sophia. Manchmal musste ich über mich selbst lächeln: Jetzt, wo ich so krass in Form war, kam mein Selbstbewusstsein zurück und damit verschwanden auch die Krisenszenarien und negativen Gedanken, die ich mir ausgemalt hatte. Irgendwo las ich, Sophia sei eine »Business-Powerfrau«. Das fand ich plötzlich gar nicht so abwegig, ich mochte den Gedanken. Nun war ich nicht mehr das kleine Fitnessmädel aus Rosenheim, deren Freund dafür sorgte, dass sie auch in die richtige Richtung lief, sondern hatte das Heft selbst in der Hand. Außen und innen, Körperform und innere Stärke schienen wieder deckungsgleich zu sein. Ich fühlte mich unbesiegbar: Ich packe den Stier bei den Hörnern und ringe ihn nieder!

Im August, während des alljährlichen Spanienurlaubs mit meinen Eltern, gelang es mir diesmal sogar, »am Ball« zu bleiben. Es war ganz anders als in den Jahren zuvor. Wie von einem unsichtbaren Band gezogen, ging ich jeden Morgen laufen und später mit Bella ins Fitnessstudio, kochte mir meine Mahlzeiten nach Plan vor und genoss die heilsame Wirkung von Sonne, Meer und Strand. Das alles gab mir einen richtigen Energy-Boost, sodass es mir gar nichts ausmachte, diszipliniert zu bleiben und sogar im Urlaub zu arbeiten. In Spanien bot sich die ideale Kulisse für guten Sommer-Content für Social Media, also arbeitete ich auch von hier aus meine Kooperationsaufträge ab und postete Trainings sowie Kochvideos, welche ich die Wochen zuvor bereits vorproduziert hatte – ich war also eng getaktet. Ich merkte schon irgendwie, dass ich unter Spannung war, viel für Social Media zu produzieren, und ich nicht wie sonst so schnell abschalten konnte, doch das war es mir wert. An die Trennung verschwendete ich kaum mehr einen Gedanken, keine Zeit! Offenbar hatte ich die mittlerweile komplett überwunden?!

Nichts konnte mich von meinen Zielen und meinem Tatendrang ablenken. Warum es mir diesmal gelang, meine eiserne Disziplin beizubehalten? Vielleicht genoss ich meine neue Eigenständigkeit, meine Freiheit. Außerdem war ich permanent beschäftigt, sodass gar keine Zeit blieb, auch nur irgendwie an Essen zu denken. Es gab keine emotionalen Verflechtungen, keine Bewertungen vom Partner, keine Schuldgefühle, ich war nur mir selbst und meiner Firma verpflichtet. Das tat gut!

Dass nach meinem Urlaub ein voller Terminkalender auf mich wartete, wird hier keinen überraschen. Am ersten Tag in Deutschland drehten wir für »Die Höhle der Löwen«, danach waren weitere Fototermine und Videodrehs geplant. Ich fühlte mich für alles gewappnet, denn ich war in der Form meines Lebens: Mein Körper war braun gebrannt vom Urlaub und superdefiniert, die Schultern muskulös und rund, die Beine fest und auch mein Sixpack war wieder deutlich zu sehen. Die besten Voraussetzungen für das Gelingen der Fotostrecken für ein Magazin, bei dem nicht nur SOPHIA draufstand, sondern auch drin war! Schon vor meinem Spanienurlaub hatte ich das Angebot bekommen, ein komplett eigenes Magazin auf die Beine stellen zu dürfen. Auf solch einen Gedanken wäre ich selbst nie gekommen. Ich habe mich einfach nur unbändig gefreut, als die Redaktion mit dieser Idee kam. Und gleichzeitig stieg auch Angst in mir hoch: die Angst, zu versagen. Was, wenn ich den optischen Anforderungen nicht genügen würde? 148 Seiten Sophia, das ist noch mal eine ganz andere Nummer als »nur« für ein Cover fotografiert zu werden. Ich diskutierte das mit meinem Management, zu dem ich ein sehr offenes und vertrauensvolles Verhältnis entwickelt hatte: Natürlich könnte ich dieses Angebot ablehnen, wenn ich mich nicht danach fühlte! Hmmm … das weckte meinen Ehrgeiz. Ich würde es wieder allen beweisen, die mich wegen meines Aussehens kritisiert hatten, und meinen ganzen Mut zusammennehmen. Diese einmalige Chance wollte ich nicht vermasseln. Gefühlsmäßig ging es für mich wie bei meinen ersten Wettkämpfen damals um Leben und Tod. Alles oder nichts.

Es war wie bei der Geschichte vom Esel, dem man an einer langen Angel eine Möhre in Aussicht stellt: Für das Projekt SOPHIA konnte ich meinen stärksten Willen mobilisieren. Dass ich meine monatelange Disziplin im Grunde auch diesem Magazin zu verdanken hatte, wurde mir am Tag des Shootings richtig bewusst: Ich konnte vor der Kamera selbstbewusst agieren und sogar einigermaßen entspannt sein, weil ich wusste, dass ich so aussah, wie ich mich haben wollte. Eigentlich hatte ich diesen »Druck«, der daraus resultiert, dass man ein ehrgeiziges Ziel hat, ja immer gemocht. Aus diesem Grund war ich damals auch so begeistert von der Teilnahme an den Bikini-Wettkämpfen. Für SOPHIA war ich zur Maschine mutiert. Einer Maschine, die auf Hochtouren lief. War das ein guter Weg? Es fühlte sich so an, als ob alle um mich herum einfach nur begeistert wären, was diesen Weg für mich richtig erscheinen ließ. Hätte ich in mich hineingehört, hätte ich vielleicht realisiert, dass die Maschine Sophia dabei war, durchzuschmoren. Doch das Gefühl dafür, wie es mir tief innen *wirklich* ging, hatte ich verloren – oder besser: Es war verschüttet unter einem vollen Terminkalender, Trainingsplänen, negativen Erlebnissen und Selbstzweifeln.

Die Fotoarbeiten für SOPHIA waren mit kurzen Pausen für September/Oktober angesetzt und ich hätte nicht gedacht, wie viel Arbeit in so einem Magazin steckt. Wir fotografierten den Trainingsteil und das Cover in Rosenheim, die Homestory in meiner Wohnung. Für Stand-up-Paddling in einem waschechten Gletscher reisten wir zum Natureispalast nach Hintertux in Tirol und flogen außerdem mit dem Fotografen extra nach Amsterdam zu meinem Lieblings-»Iceman« Wim Hof, mit dem ich mich wieder bibbernd ins Eiswasser wagte.

Wenn man sehr lange auf Diät ist und sehr wenig Körperfett hat, fühlt man sich irgendwann wie auf Drogen, man ist euphorisch und voller Tatendrang, was von der erhöhten Endorphin-Ausschüttung kommt (und wahrscheinlich dem vielen Koffein, dass ich zu dieser Zeit getrunken habe, um wach zu bleiben). Diese Energie hat aber nach ein paar Stunden einen jähen Tiefpunkt. Diesmal hatte ich die Bedingungen um mich herum an meine Routinen und mein Energielevel angepasst, um effizient arbeiten zu können. Zum Beispiel hatte ich mit dem Produktionsteam vorab besprochen, dass ich um Punkt 12 Uhr mittags eine kurze Pause und etwas zu essen bräuchte, um den Nachmittag zu überstehen (ich bin tatsächlich um Punkt 12 Uhr immer einfach fast eingeschlafen, wie ein Laptop, der bei leerem Akku einfach herunterfährt und ausgeht).

So weit, so gut. Mein Eindruck war: Ich habe alles im Griff und unter Kontrolle. Nie wieder wollte ich von diesem lang ersehnten High loslassen. Als Ercan eines

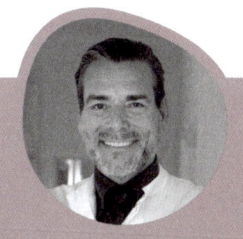

Dr. König

ÜBER KÖRPERLICHE GRENZEN UND REGENERATION

Wo die körperlichen Grenzen beim Training liegen, lässt sich nicht so pauschal sagen. Man muss da für sich selbst ein Bewusstsein entwickeln und in sich hineinhören. Körperliche Grenzen sind individuell. Andere Menschen sind kein Maßstab! Nicht jeder kann Leistungssport machen und nicht jeder erholt sich gleich schnell von einem Muskelkater.

Muskelkater bedeutet, der Muskel wurde so angestrengt, dass es zu Mikroverletzungen kommt, die wiederum einen Wachstumsanreiz geben. Muskelkater heißt, dass man an die Trainingsgrenzen gegangen ist, und daraus ergibt sich ein positiver Effekt, wenn man nicht überzogen hat. Deswegen mögen ihn die Sportler auch. Bodybuilder*innen trainieren einen Tag Oberkörper, den nächsten Beine, dann Rumpf usw., denn der Körper braucht Zeit, um zu regenerieren. Er braucht mindestens 36, 48 Stunden, bis er wieder trainingsbereit ist.

Ein wenig Stimulus ist immer gut, aber man sollte immer daran denken, dass der Sport ja etwas Gesundes sein sollte. Und er muss mir Spaß machen. Nicht jeder Sport passt für jeden Menschen, man benötigt sozusagen ein »genetisches Talent« dafür. Auch zum professionellen Bodybuilding braucht ihr genetisches Talent, wenn der Körper die Voraussetzungen dafür nicht hat, könnt ihr noch so viel trainieren. Deswegen kann auch nicht aus jedem Fußballspieler ein Topspieler werden. Und zusätzlich kommt es auch noch auf die Strategie an, wenn man in die Topliga will.

Nachmittags im Oktober so ganz nebenbei erwähnte: »Hey Sophia, am Freitag nach deinem letzten Shooting diesen Monat lassen wir etwas locker und essen, worauf wir Lust haben«, traf mich der Schlag. Dieser Moment hat sich bei mir fest in mein Gedächtnis eingebrannt. Meine Antwort darauf kam wie aus der Pistole geschossen: »NEIN!« Und alles zog sich in mir zusammen. Ich wusste, was das für mich bedeuten würde, und ich hatte Panik davor. Auf der anderen Seite war mein Körper so mager und definiert geworden, dass er nur so nach Essen schrie. Was sollte ich tun? Es fühlte sich für mich wieder so an, als hätte ich nur die Wahl zwischen vollfressen

(Abgrund) oder in der Diät bleiben (Erfolg). Ich liebte meine Figur so, wie sie war, doch fühlte ich mich leer, schwach, energielos und wollte unbedingt etwas essen. Ich gab schließlich doch nach und noch am selben Abend nach dem erfolgreichen Shooting ging es wieder los: Pizza, Nudeln, Burger, Schokolade und Co. mussten dran glauben und schon kurz danach fühlte ich mich wie gebrochen. Nicht dass es mir nur körperlich schlecht ging, ich fühlte mich wie die größte Versagerin, die nun wieder einmal mit Vollkaracho Richtung Abgrund raste. Ich wollte mich nach diesem einen Abend schnell beruhigen und achtete an den folgenden Tagen extrem darauf, dass daraus kein endloser Rattenschwanz wurde. Ich dachte: »Bleib ruhig, Sophia, das war nur einmal, es ist nichts Schlimmes passiert. Du hast noch die volle Kontrolle darüber, wie du jetzt weitermachst.« Am Montag darauf, auf der Reise nach Amsterdam für die SOPHIA-Fotoproduktion mit Wim Hof, fühlte ich mich wahninnig unwohl und schuldig, ließ mir jedoch nichts anmerken. Meine Form war immer noch super. Ich zwang mich zum Cardio in der Früh und zum Vorkochen meiner Mahlzeiten im Hotel. Nach dem Motto: Einfach weitermachen wie zuvor, es ist nichts passiert. Schnell wieder zurück in die alten Routinen. Ich hielt an meinem Rhythmus fest, mit zusammengebissenen Zähnen.

Am Ende waren alle mit dem Ergebnis megahappy, doch lange konnte ich mich auf meinen Lorbeeren nicht ausruhen – schon wartete das nächste Projekt: eine Kooperation mit einer großen Fitnessstudio-Kette, für die ich ein Sophia-Thiel-Kursprogramm entwickelt hatte. Eine Riesenehre. Das bedeutete für mich aber auch: viele Tagestouren, quer durch Deutschland zu den verschiedenen Standorten, um den Kursleitern die Übungen zu erklären. Ich hielt Seminare zu dem Programm und gab Live-Workouts, denn einfach nur Aushängeschild für etwas zu sein kommt für mich nicht infrage. Weil ich aber so stark an meinen Routinen festhielt und meine Pläne unbedingt zu 100 Prozent durchziehen wollte, bedeutete dieses »City-Hopping« viel Aufwand für mich. Während andere die neuen Eindrücke und die Abwechslung sicher genossen hätten, machte ich mir viele Sorgen. Mein Trainingsregime wurde unterbrochen, ich musste meine Mahlzeiten organisieren und alles genau im Voraus planen. Für wie viele Tage muss ich noch vorkochen? Was muss ich alles einkaufen? Was könnte verderben? Wie transportiere ich das Ganze? … Dies erzeugte Stress, und da ich mich nach den ersten unkontrollierten Essattacken ohnehin wieder völlig außer Form fühlte, stiegen erneut die altbekannte Unzufriedenheit, der Selbsthass und die Scham in mir hoch.

Am Ende des Jahres kam ich auf insgesamt elf Projekte, inklusive Drehs fürs Fernsehen. Ich musste dafür nicht nur top in Shape, sondern auch immer gut drauf sein und mir nicht anmerken lassen, dass ich Schwierigkeiten mit meiner Ernährung hatte. Was keiner wusste: Längst kämpfte ich wieder mit *regelmäßigen* Essattacken. Auftakt war das »Cheat«-Intermezzo gewesen, bei dem ich nicht an mich halten konnte und mich wieder fühlte wie der besagte Hai im Blutrausch.

Ich hatte mich mal wieder so in mir selbst getäuscht: Meine Disziplin hatte das Jahr nicht überdauert und mein Vertrauen in mich selbst war zunichtegemacht. Dabei hatte ich mich doch so sicher gefühlt. Umso verzweifelter war ich nun, genauer gesagt: so verzweifelt wie nie zuvor. Die vergangenen Wochen hatte ich immer wieder versucht, mir die Kontrolle zurückzuerobern, aber inzwischen war ich nicht mehr Herrin meiner selbst. Etwas in mir wollte sich für den Verzicht der vergangenen Monate, für diese extreme Körperform rächen und hatte die Regie übernommen. Immer noch hoffte ich, andere würden meine Gewichtszunahme nicht bemerken. Ich arbeitete wieder mehr zu Hause am Laptop (körperlich ging es mir eh be*******) und redete mir die Sache schön. Ich beruhigte mich damit, dass ich ja nicht JEDEN Tag Essanfälle hätte, sondern sehr wohl in der Lage wäre, meine Diät wieder unter Kontrolle zu bekommen. Wie ein Alkoholiker, der bestreitet, ein Suchtproblem zu haben – mit dem Argument, er habe erst vorgestern mal einen ganzen Tag lang keinen Alkohol getrunken, das sei ja wohl der Beweis dafür, dass er jederzeit aufhören könne, wenn er nur wolle! Ich konnte die Ursache des Problems nicht nennen, denn ich wusste nicht, warum ich das tat und damit alles aufs Spiel setzte.

Ich befand mich wieder einmal da, wo ich mich schon viel zu oft befunden hatte. Als würde mein Körper einem einprogrammierten Mechanismus folgen, ungefähr so: drei Monate Aufstieg, drei Monate Abstieg. Ich flog also nach der gleichen Zeitspanne aus meinem Plan, den ich durchgezogen hatte wie eine Rechnung, die ich im Nachhinein bezahlen musste. Ich war in der besten Form, die ich jemals hatte, und sollte im Jahr darauf meine schlimmste physische und psychische Niederlage erleben.

DIE FLUCHT

Teil 2

Das Jahr 2018 zog sich und ich wünschte mir gegen Jahresende nichts sehnlicher als eine kleine Terminpause, in der ich ein wenig verschnaufen und regenerieren könnte. Meine Kalenderübersicht im Handy, in der meine Termine durch Punkte markiert wurden, war rappelvoll – kein einziger Tag war ohne Punkt. Heute denke ich: Schade, dass ich mir damals nicht mehr Zeit genommen habe, auch zu *genießen* und kurz innezuhalten, was ich bisher alles geschafft hatte: meine vielen Projekte, meine Ziele ... Denn wenn ich mir heute noch mal die Liste meiner Ziele für 2018 ansehe (ich habe sie in Kapitel 8 notiert), gab es eigentlich gar keinen Grund, down zu sein. Die Bilanz konnte sich sehen lassen:

- *Ehrlicher und privater auf Social Media meine Pause erklären.* CHECK!
- *Eine eigene Wohnung suchen, mein erstes eigenes Reich.* CHECK!
- *In eine Großstadt ziehen (München), um dort frische Inspirationen zu bekommen.* CHECK!
- *Raus aus Rosenheim und weg von den alten Erinnerungen.* CHECK!
- *Mich abnabeln und mehr auf eigenen Beinen stehen.* CHECK!
- *Mir Unterstützung holen, um meine Firma aufzuräumen und wieder auf Vordermann zu bringen.* CHECK!
- *Mehr Verantwortung übernehmen und meine eigene Chefin werden.* CHECK!
- *Training und Ernährung in den Griff bekommen und in die beste Form meines Lebens kommen.* HMMM ...

Tja, nur der letzte Punkt war eben der Knackpunkt, der alles andere in den Schatten stellte (wie immer), meine Platte mit dem Sprung.

Für Anfang November war ein großes Fotoshooting für meine nächste Fitnesskollektion angesetzt. Ein neues Design, eine Riesenauswahl an Produkten – wir hatten in den vergangenen Monaten durch viel Arbeit und Planung alles perfekt vorbereitet. Ich freute mich so sehr auf den Launch, denn so konnte ich den Fans, die vielleicht bei der ersten Kollektion zu kurz gekommen waren, etwas Neues bieten und auch meinen ewigen Kritikern im Netz etwas entgegenhalten. Das Shooting hätte eigentlich ein toller Tag für mich werden sollen. Doch leider hatte ich schon in den Wochen zuvor immer wieder Termine verschieben müssen, da ich mich nach der »großen Esserei« nach dem letzten Shooting nicht mehr richtig gefangen hatte. Ich fühlte mich wie fremdgesteuert, als ob all meine Disziplin und Willensstärke, welche ich mir über Monate wieder zurückerkämpft hatte, mit nur diesem einen Tag restlos ausradiert wurden. Ich schämte mich in Grund und Boden und fühlte mich nur noch schuldig. Also hatte ich statt Vorfreude das Gefühl: »Wie konntest du das nur wieder schaffen und vor so einem wichtigen Termin so eine Sch*** bauen?!!« Ich stellte mich vor den Spiegel: Sollte ich mich so zeigen? Ich empfand nur noch Wut und Hass mir selbst gegenüber. Plötzlich bekam ich wieder diese altbekannte Panik, dass der Kunde entsetzt sein würde, wie ich mich verändert hatte. Vielleicht hatte er ja die Erwartung, dass eine ganz dünne, sehnige Sophia zur Tür hereinspaziert käme, wie auf meinen letzten Posts eben ... Für mich war es nie, wirklich NIE der Grund, Termine zu verschieben, dass ich keine Lust darauf hatte, sondern weil ich meine Ernährung nicht mehr in den Griff bekam. Gefühlt hatte ich einen Fressdämon in mir, den ich mit viel Disziplin und Fleiß für eine gewisse Zeit lang wegsperren konnte, doch wenn er sich befreite, war ich machtlos. (Der Grund lag tiefer, als ich ahnen konnte: Ich befand mich auf dem Weg in eine handfeste Depression. Aber das sollte ich erst viel später erkennen.)

Also spielte ich mit dem Gedanken, auch diesen Termin zu verschieben. Ich, der angebliche Profi, verhielt mich damit in meinen eigenen Augen komplett unprofessionell. Eigentlich bin ich ein sehr pflichtbewusster Mensch. Pünktlich zu sein, den anderen dadurch wertzuschätzen, Vereinbarungen einzuhalten, niemanden zu enttäuschen – das gehört für mich zum guten Ton. Was ich nun machte, war so ziemlich das Gegenteil, warum ich mich folglich so sehr über mich selbst ärgerte. Aber wie hätte ich mich stattdessen in so einer Situation verhalten sollen? Ich versuchte, die Lage einfach mit etwas Humor und Tatendrang zu überspielen. Die Kunden und meine Fans (so dachte ich) wollten eine schlanke, fitte, positive Sophia – und ich versuchte jeden Morgen aufs Neue, schnell wieder diese Sophia zu werden. Wieder verfolgte mich das Bild, ich sei ein riesiges »Sophia-Schiff«, das, wenn ich so weitermachte, auf einen Felsen zusteuerte und eine ganze Mannschaft mit in die Tiefe reißen würde. Also hielt ich meine Klappe, erzählte niemandem von meinen Ängsten und davon, was in mir vorging, und bewahrte wenigstens den *Anschein* von Professionalität. So kam es, wie es kommen musste: Den Fototermin mit meiner neuen Fitnesskollektion habe ich zwar wahrgenommen, aber in meinen Augen vergeigt. Der Kunde war zufrieden und fand mich auf den Fotos auch nicht zu dick, ich mich selbst aber sehr wohl. Ich segnete jedes einzelne Foto, das ausgewählt wurde, persönlich ab, bevor es veröffentlicht werden durfte. Meine Fassade funktionierte, keiner merkte etwas von meinem Frust.

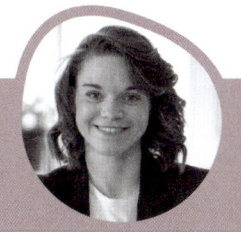

Dr. Vergin

ÜBER DIE GRÜNDE FÜR ESSATTACKEN

Es sind meist die negativen Gefühle wie Ärger, Frust, die die Auslöser von Essattacken sind, d. h. die Essattacken treten häufig in Zeiten psychischer Belastungen auf. Durch das Essen, das allgemein mit positiven Gefühlen assoziiert wird, sollen die negativen Gefühle kompensiert werden. In der täglichen Arbeit zeigt sich auch immer wieder, dass viele Menschen mit emotionalen Schwierigkeiten unfähig sind, Hunger von anderen unbehaglichen Gefühlen zu unterscheiden.

Wie auch bei den anderen Essstörungen kommt es aber dann immer häufiger zu Essanfällen, wenn eine lang andauernde Unzufriedenheit mit der eigenen Situation oder gar der Figur vorliegt.

Hier findet auch wieder das Bild des eigenen emotionalen Kontos seine Anwendung. Negative Gefühle fordern von unserem Körper Energie. Körperlich, aber vor allem seelisch. Vielen Menschen ist nicht klar, dass allein unser Gehirn bis zu 18–20 Prozent der täglichen Energie aus dem Grundumsatz braucht, um uns und den Geist, aber auch den Körper am Laufen zu halten. Ziehen wir durch negative Gefühle zusätzlich weitere Energie ab, fühlen wir uns noch schwächer und verstärken damit das Gefühl, weitere Energie durch Essen und gerade Zucker zu-

zuführen. Unser Gehirn interpretiert dann diesen Energieverlust als Verlangen und eine Heißhungerattacke entsteht. Je öfter wir dieses Verhalten wiederholen, desto geringer werden die Hemmungen, schon beim kleinsten Anflug von Stress etc. zu Essen zu greifen. Quasi als Prävention.

Werden also bestimmte emotionale Knöpfe in unserem Gehirn gedrückt, greifen wir automatisiert zu Essen. Dies geschieht dann, ohne darüber nachzudenken. Spannend ist zudem, dass das schlechte Gewissen meist nie beim Essen kommt, denn in diesem Moment erfahren wir innere Befriedigung. Zuvor haben wir uns nämlich auch schon die Freigabe oder mehr die Erlaubnis gegeben zu essen und freuen uns regelrecht auf das, was gleich kommt, denn nur so können wir dem inneren Druck nachgeben. Das schlechte Gewissen kommt erst nach dem Essanfall. Und dies ist das Fatale, denn häufig gehen Essstörungen auch mit Depressionen oder depressiven Phasen einher, das schlechte Gewissen fördert diese dann zusätzlich, weil wir uns wieder als Diätversager fühlen.

Der Rest des Jahres verging wie im Nebel. Wie ein Roboter arbeitete ich meine Termine ab, traf meine Fans zum Meet & Greet in den Filialen, in denen meine neue Kosmetiklinie promotet wurde, oder zu Signierstunden für meine neuen Bücher. Ich freute mich natürlich über all die strahlenden Gesichter, welche mich dort besuchten, doch tief in mir drin zerfraßen mich diese ganze Schuld und Scham. Manches, was ich im Spätsommer produziert hatte, also vor meiner »Fresskalation«, würde erst Anfang 2019 erscheinen (das Magazin SOPHIA zum Beispiel). Das beruhigte mich, da ich dann immer noch tollen und spannenden Content posten könnte, auch wenn ich wegen meiner Form zeitweise nichts Neues produzieren könnte … wollte?!

Die Menschen, die sehr nah an mir dran waren – Ercan, meine Familie –, merkten allerdings, was los war. Meine Eltern sprachen mich auf meine Gewichtszunahme an, manchmal etwas ungeschickt vielleicht (oder ich empfand es zumindest so). Es ist ja auch schwer, die richtigen Worte zu finden, wenn es sich um einen wunden Punkt handelt. Meine Eltern fühlten sich auf eine Art ohnmächtig. Ich gehe Konfrontationen zu diesem Thema gern mal aus dem Weg, schmeiße mich in mein Auto, brause davon und will allein sein, noch bevor man es mit mir ausdiskutieren kann. Es wurde meiner Ansicht nach einfach schon zu viel »zerredet« und man kam eh nie auf einen grünen Zweig. Warum also die stundenlangen Gespräche? Selbst wenn man längst erwachsen ist, bleibt man irgendwie das Kind, das sich von seinen Eltern nicht gern etwas sagen lässt, weil man zeigen will, dass man es allein schafft. Auch hier klang es wie eine Platte, die hängt, ich hörte dieselben Fragen immer wieder: Wie konnte das nur wieder passieren? Wieso kannst du nicht einfach mit dem Essen aufhören? Wenn dich dieser Beruf nicht glücklich macht, dann hör doch mit dem Ganzen auf! Unser aller Nerven waren am Ende. Dabei war es mir als Tochter immer sehr wichtig, den Eltern keinen Kummer zu bereiten. Doch wie es aussah, hatte ich dies nun geschafft. Obwohl ich das nie wollte, da sie mich doch immer unterstützten, mein sicherer Hafen waren und immer sein werden!

In diesem etwas angespannten Familienklima schleppten sich dann Vorweihnachtszeit, Weihnachten und Neujahr vorbei, meist zog ich mich in meine Wohnung in München zurück. Hier konnte ich mich allen Ansprüchen von außen entziehen und neben dem Training für mich sein. Wenigstens gelang es mir, in meiner Wohnung zur Ruhe zu kommen. Ich schlief jedoch die meiste Zeit, da mich immer noch diese bleierne Schwere und Müdigkeit begleiteten.

Da bei mir eine Diät am besten in Verbindung mit einem beruflichen Ziel funktioniert, entwarfen mein Management, Ercan und ich einen sehr ambitionierten Plan für das neue Jahr 2019. Ich sollte wieder an einem Bodybuilding-Wettkampf teilnehmen und das auch noch in den USA! Bei den Vorbereitungen dafür sollte ich wieder eine Transformation durchziehen, welche wir mit einem professionellen Filmteam begleiten würden – dies könnten wir am Ende Fernsehsendern oder Streamingdiensten anbieten. Ohnehin standen für 2019 schon einige Fotoshootings und Videoproduktionen in meinem Kalender: Die Kooperation mit einer Fitnesskette, neue Aufnahmen für mein Onlineprogramm und im Februar/März sollte sogar die zweite Ausgabe des SOPHIA Magazins in Angriff genommen werden. Davon abgesehen stand natürlich die alljährliche FIBO an. Alle diese Termine bedeuteten für mich vor allem eins: Diät und so schnell wie möglich wieder in Form kommen. Meine Termine waren mengenmäßig noch so überschaubar, dass es sich gut anfühlte. Sehr gut, dachte ich, für die nächsten Monate habe ich genau die Balance von anspruchsvollen Zielen und Zeitdruck, die bei mir bisher immer gut funktioniert haben. Ich werde so viel Energie, Ausdauer und Disziplin aufbauen, bis ich ein gutes Gewicht erreiche und es auch halten kann. Egal, wie oft ich diese Sch*** noch machen muss, egal, wie oft ich von dick zu dünn pendle und immer wieder von Neuem anfangen muss – irgendwann werde ich schon den Dreh raushaben und die Form endlich beibehalten. Also stürzte ich mich wieder mit Ercan ins Training. Sollte 2019 doch kommen!

Woche um Woche blieben wir hart an unserem Programm. Doch leider sah ich dieses Mal trotz intensiven Trainings und akkurater Ernährung keine oder kaum nennenswerte Erfolge. Ich verstand meinen Körper einfach nicht mehr: Was war da bloß los? Hatte ich womöglich durch mein Essverhalten und die starken Gewichtsschwankungen meinen Stoffwechsel nachhaltig geschädigt? Was da an meinem Kopf dranhing, schien nicht mehr zu mir zu gehören, sondern ein Eigenleben zu führen. Ja, es schien so, als ob sich mein Körper gegen mich stellte, als ob er schon wüsste, was die nächsten Monate auf ihn zukommen würde. Trotzdem ging ich deshalb nicht gleich zum Arzt. Weil es mir wie ein Mysterium erschien, hätte ich gar nicht sagen können, welcher Mediziner da der richtige gewesen wäre: Gynäkolog*in? Internist*in? Allgemeinmediziner*in? Psycholog*in gar? Außerdem: Was, wenn eine (medizinische) Therapie länger dauern würde – wie sollte ich da meine Termine schaffen? Was, wenn man mir sagen würde, dass es ungesund sei, was ich da machte, und ich damit pausieren oder gar aufhören müsste? Das käme für mich nicht infrage, unmöglich …

Anfang Februar dann, bei den »About You Awards«, sollte ich meine erste Laudatio halten, auf eine Gewinnerin mit dem Namen Hanna Hansen. Komisch, dachte ich, als man mir ihre Infos zukommen ließ, die hat ja fast denselben Lebenslauf wie ich, wieso habe ich noch nie etwas von ihr gehört? Aber egal, ich lernte fleißig meinen Text. Ercan begleitete mich zu dem Event. Als ich mit wackeligen Knien auf der Bühne stand und meine Rede hielt, sah ich die vielen Leute im Publikum plötzlich irgendwann grinsen, manche hielten sich ihre Hand vor den Mund oder drehten den Kopf weg. Ich wurde zunehmend unsicher und verhaspelte mich immer und immer mehr in meinem Text. Saß meine Klamotte schief? Redete ich Blödsinn? Lachten sie, weil ich dick geworden war?

Es gibt diesen bekannten Albtraum, den jeder Mensch bestimmt schon einmal in seinem Leben hatte: Man steht vor einer Menschenmenge und merkt plötzlich, dass man unwillentlich ganz nackt oder nur in Unterwäsche dasteht, und alle starren einen an. Man versucht, wegzurennen oder sich zu bedecken, aber es gibt keine Möglichkeit, man ist den Blicken wehrlos ausgeliefert und es gibt kein Schlupfloch, durch das man flüchten kann. Genauso fühlte ich mich. In manchen Phasen träume ich wirklich sehr viel, vor allem wenn ich viel Stress habe. Dann verarbeite ich meine schlimmsten Ängste und wache wie gerädert auf. Mir wurde sogar gesagt, dass ich in solchen Nächten im Schlaf zu sprechen anfangen würde. Als Kind träumt man ja noch manchmal von schönen Sachen: wie es ist, zu fliegen oder unter Wasser zu atmen, oder von Dinosauriern, was mir heute leider nicht mehr passiert. Nein, jetzt träume ich nur noch von unangenehmen Situationen, wie oben beschrieben, oder dass ich gejagt werde, ich jemanden verliere oder – dreimal dürft ihr raten – von Essattacken.

Aber zurück zu besagtem Event. Was ich natürlich nicht sah: Auf der Leinwand hinter mir stand in großen Lettern geschrieben: »Sophia Thiel weiß noch nicht, dass sie selbst die Preisträgerin ist.« Deswegen auch das Grinsen und Gelächter des Publikums. Als der Moderator auf mich zukam, um mir den Umschlag mit dem Namen der Prämierten zu überreichen, hatte ich es noch immer nicht geschnallt. Mit zitternden Fingern, vollkommen durch den Wind, öffnete ich den Brief, zog das Papier heraus – da stand ja mein Name drauf! Mir schossen sofort die Tränen in die Augen und ich habe meinen Mund nicht mehr zubekommen. Unten im Publikum sah ich Ercan lachen. Er hatte also die ganze Zeit Bescheid gewusst! Noch nie hatte ich einen Preis bekommen (ich wurde zwar häufiger nominiert, hatte dann aber immer knapp verloren), ich freute mich so sehr! Die schwarze Trophäe, meine Auszeichnung in der Kategorie »Motivator«, halte ich noch heute auf meinem Sideboard im Wohnzimmer in Ehren. Dieser Moment da auf der Bühne, der Beifall, die Zuneigung der Leute haben mich gepusht. Es war etwas fies, aber superschön und eine lustige Idee.

Mit dem Gefühl, auf dem aufsteigenden Ast zu sein, flog ich dann Anfang März nach Fuerteventura, um eine Fotoreihe für die zweite Ausgabe von meinem Magazin SOPHIA zu shooten. Es war sauanstrengend, da wir eine knappe Woche lang fast nonstop von früh bis spät fotografierten, aber es war zugleich megacool. Kein Grund zu jammern, im Gegenteil: Unsere Location war ein Urlaubssportclub direkt am Meer mit allem Drum und Dran: mit Tenniscourt, verschiedenen Swimmingpools, Fitnesscenter, Surfschule usw. Wir waren eine super Truppe und motivierten uns gegenseitig, dauernd war Action angesagt. Dass meine Form dieses Mal anders sein würde als bei der ersten Ausgabe, war mir bewusst, klar, und die anderen sahen es ja auch. Ich wollte jedoch keinen Rückzieher machen, etwa die Produktion für das Magazin verschieben, sondern meine selbst eingebrockte Suppe auslöffeln,

> ICH WOLLTE MICH ENDLICH SO AKZEPTIEREN, WIE ICH WAR, UND NICHT NUR IN ABSOLUTER TOPFORM.

Mut beweisen und die Sache so gut wie nur möglich durchziehen. Es war für mich persönlich auch ein Schritt zur Selbstakzeptanz: Ich wollte mich endlich so akzeptieren, wie ich war, und nicht nur in absoluter Topform. Ich wollte mir selbst damit den Druck nehmen – in der Hoffnung, dass vielleicht auch meine Essanfälle weniger werden würden.

Während des Shootings konnte ich mir immer schon die Fotos auf dem Computer ansehen. Ich war von mir natürlich nicht hellauf begeistert. Es war ungewohnt, mich so zu sehen, doch als ich mich an meine »weichere« Form gewöhnt hatte, war ich fein damit und fand mich, obwohl ich nicht in Bestform war, zum ersten Mal, nun ja … schön! Als wir zurück nach München flogen, waren wir allesamt zufrieden – jedenfalls war das mein Eindruck. Ich postete voller Euphorie auf Instagram: »Ich bin jetzt schon gespannt, wie euch das nächste Heft gefallen wird!«

Und dann kam es zu einem Wendepunkt in meinem Leben, einem Lebewohl, einem Loslassen, welches in diesem Jahr noch so einiges verändern würde: die Abschlussfeier in »Ercan's Body Gym« am 24. März. Ercan musste sein Gym für immer schließen! Seit ich mit Social Media begonnen hatte, sah man mich fast ausschließlich in diesem kleinen charmanten Oldschool-Gym trainieren. Seit Ende 2014 war es mein zweites Zuhause, mit dem ich viele wertvolle Erlebnisse und Erinnerungen verbinde und in dem sehr viele Pläne geschmiedet wurden. Doch leider blieb ihm das Münchner Schicksal der Gentrifizierung nicht erspart: Das Gebäude im Dreimühlenviertel sollte für neue Luxuswohnungen abgerissen werden. Ercan wusste schon ein Jahr vor Abriss, was auf ihn/uns zukommen würde. Nicht nur Ercan und mich hat das Ganze sehr getroffen – es war auch ein Schock für alle Mitglieder, mit denen wir im Lauf der Zeit zu einer richtigen »Gym-Family« zusammengewachsen waren. Wir hatten uns auch überlegt, ob wir nicht zusammen etwas Neues aufziehen sollten. Aber da jeder so busy war und wir keine gute Location zu einem guten Preis in München finden konnten, war nie etwas Konkretes daraus geworden.

Fast fünf Jahre war ich dort ein und aus gegangen. Ich liebte das Gym heiß und innig: die wenigen Cardiogeräte unten im Erdgeschoss, die abgenutzte Couch, auf der wir in den Trainingspausen oft abhingen, gemeinsam aßen und quatschten. Die vielen motivierenden Bilder von Sportlern und Bodybuilding-Legenden an den Wänden, die sogenannte »Küche« (eine einfache Küchenzeile hinter der Bar, an der ich meine Meal Preps kochen und Shakes zubereiten konnte) und die gute alte Mikrowelle, die so vielen Trainierenden, vor allem Wettkampfathleten, ihre kostbaren Tupperdosen fast in Dauerschleife erwärmte. Und überall dieser leicht verbrauchte, aber vertraute Geruch. Die Treppe rauf, wo die Hanteln und Gewichte waren, hatten wir für den Abschiedsabend einen Beamer aufgestellt, der den Film »Pumping Ercan« an die Wand projizierte. Zuvor hatten wir auf all unseren Social-Media-Kanälen eine öffentliche Einladung für wirklich jeden, der vorbeikommen wollte, gepostet. Und alle, alle kamen sie, sogar die, die schon im Gym trainiert hatten, bevor Ercan es übernahm – einige waren mittlerweile um die siebzig! Sogar meine Eltern waren da, mein Vater überreichte Ercan eine Flasche alten Cognac als Geschenk. Ercan war die ganze Zeit super gerührt und bei seiner Rede nach dem Film fing er sogar an zu weinen – ich hatte ihn noch nie zuvor weinen gesehen und musste bei seinem Anblick ebenfalls Tränen verdrücken.

Für das große Grillen auf dem Fitnessstudio-Parkplatz hatten wir jede Menge Fleisch, Würstchen, Gemüse und Co. besorgt, sogar reichlich Alkohol. Ercan köpfte eine Flasche Bier, trank ein paar ordentliche Schlucke und seufzte: »Hmmm, das ist aber gut!« (Dabei machen weder er noch ich uns etwas aus Alkohol, wie ihr bereits erfahren habt.) Und ich dachte: »Okay, heute mach ich mit.« Ich hatte solche Lust, mich fallen zu lassen! Meine Eltern bestärkten mich: »Komm, Sophia, werd mal etwas locker. Das tut dir bestimmt gut, wenn du mal die Kontrolle abgibst und ein wenig trinkst!« Die Stimmung war himmelhoch jauchzend und zu Tode betrübt, meine

Eltern und Ercan hatten irgendwann einen im Tee, meine Schwester auch, fast die gesamte Gym-Crew und ich sowieso, wir führten alle einen Haufen absurder Gespräche, lachten und Ercan schlug torkelnd auf eine mit Proteinriegeln befüllte Einhorn-Piñata ein – es war zum Brüllen. Neben dem ganzen Spaß fühlte es sich doch irgendwie etwas surreal für mich an. Bis zum heutigen Moment, wo ich hier gerade sitze und diese Zeilen schreibe, habe ich das Gefühl, immer noch nicht alles realisiert zu haben ... Mich hat dieser Abend nachhaltig erschüttert. Ercan und ich sind danach nicht mehr richtig in die Gänge gekommen – traurig, aber wahr. Wir fanden nicht mehr in die Spur, es fehlten unser Zuhause und die gewohnte Trainingsumgebung – wir waren wie blockiert. Unser Tageskorsett hatte sich aufgelöst, es gelang uns nicht, schnell einen neuen Rhythmus aufzubauen. Wir fanden zwar bei einer Fitnesskette, für die ich Fitnessprogramme entwarf, eine neue Trainingsmöglichkeit, doch es war eben nicht dasselbe, wir fühlten uns entwurzelt. Eine der bitteren Konsequenzen: Unser Training für die FIBO lief somit semigut ...

Am 4. April fuhren Ercan und ich mit meinem Auto nach Köln. Ich hatte schon im Netz gepostet, dass ich die ganzen vier Tage dort sein würde: Auf der FIBO hatte ich wieder den schönen Stand mit meinem Fitnessfood-Hersteller. Dort hingen schon riesige Plakate mit der fröhlichen und energiegeladenen Sophia Thiel drauf. Ich fühlte mich zwar wie das krasse Gegenteil, aber ich dachte, ich würde in Köln früh ins Bett gehen, mich ausruhen und am nächsten Tag sähe alles anders aus.

Noch eine Stunde Fahrzeit bis Köln, wir waren fast angekommen – da klingelte mein Handy. Jemand von meinem Management war dran. Ich hörte die Hiobsbotschaften, die mich zerschmettern sollten: Die zweite Ausgabe des Magazins solle nicht erscheinen und das Projekt auf Eis gelegt werden, denn die Fotos seien so nicht zu gebrauchen. Sie seien ganz anders als in der ersten Ausgabe. Das ginge gar nicht. Zudem müssten wir überlegen, ob ich mich in dieser körperlichen Form, die die Fotos widerspiegeln, auf der FIBO zeigen möchte. Man kenne mich anders. Das könnte wiederum einen Shitstorm zur Folge haben, wie wir ihn aus der Vergangenheit kennen. Ercan saß neben mir und hörte alles über Lautsprecher mit. Mein Herz rutschte mir bis zu den Füßen, mein Hals schnürte sich zu und mir wurde abwechselnd heiß und kalt. Ich verstand nicht: Die Aufnahmen waren doch vom Team abgesegnet? Aber das passe überhaupt nicht zu einem Fitnessmagazin. Die Aufnahmen seien nicht das, was alle sich ursprünglich vorgestellt hätten. (Was ich verstand: *Ich* war ganz und gar nicht mehr so, wie man es sich vorgestellt hatte.) Damit wurde auch mein ganz persönliches Vorhaben, mich selbst akzeptieren zu lernen, dem Erdboden gleichgemacht.

Meine Scham stieg ins Unermessliche, ich wollte mich einfach nur noch in Luft auflösen. In meinem Kopf dröhnte es: »Tja, Sophia, so wie du jetzt bist, kannst du einfach nicht arbeiten, da keiner dich so für Aufträge gebrauchen kann.« Ich fühlte mich, als ob ich über jeden Schande gebracht hätte. Schande über mein Management, die Kooperationspartner, meine Marke, meinen Trainer Ercan, meine Familie und natürlich über mich selbst. Nun war das Sophia-Schiff wohl mit allen gesunken …

Der Verkehr erlaubte es mir nicht, rechts ranzufahren, also blickte ich stur geradeaus auf die Fahrbahn und versuchte mit aller Anstrengung, mich nicht aus dem Gleichgewicht bringen zu lassen. Ich traute mich aus Scham nicht, mit Ercan auch nur ein Wort zu wechseln. Im Hotel in Köln angekommen wusste ich erst einmal nicht, was ich tun sollte, und setzte mich in die Lobby. Ich sah echt fertig aus: ungeschminkt, die Haare zu einem lockeren Dutt zusammengebunden, Jogginghose und Hoodie. Ich wollte erst einmal wieder klar werden und mich beruhigen, doch hatten mich diese Nachrichten persönlich dermaßen getroffen, dass ich in Tränen ausbrach. Ein anderer hätte diese Absage wahrscheinlich einfach als »berufliche Panne« abgehakt und weitergemacht, doch bei mir hatten sich über die Jahre hinweg einfach zu viele Dinge angesammelt, die mich belasteten. Kritik an meiner Figur nahm ich mir immer sehr zu Herzen und ich empfand es auch immer als persönliche Zurückweisung. Diese Hiobsbotschaft, mein persönliches Worst-case-Szenario, war für mich also nur noch der letzte Tropfen, welcher das Fass endgültig zum Überlaufen brachte.

Da saß ich nun wie ein Häufchen Elend. Diesen Moment würde ich als meinen »Rock Bottom«-Moment beschreiben, also meinen absoluten Tiefpunkt. Und genau in dieser Sekunde rief mich obendrein Charly an, wie aus dem Nichts, nach fast zwei Jahren kompletter Funkstille. Damit war ich in diesem Moment total überfordert und die Emotionen überrollten mich. Andere hätten den Ex nach einer derartigen Trennung, wie wir sie hatten, womöglich einfach weggedrückt und vorher schon zigfach blockiert, doch ich nahm aus irgendeinem Grund den Anruf heulend entgegen. Als Ercan dies mitbekam, wurde er wütend. Aber war das nicht irgendwie meine persönliche Angelegenheit? Um das Gespräch mit Charly zusammenzufassen: Er hatte schon seit langer Zeit beabsichtigt, wieder Kontakt aufzunehmen, wusste nur nicht, wann der richtige Zeitpunkt dafür sein würde. Nun wollte er mir in meiner Situation helfen. Er spürte angeblich, dass es mir schlecht ging.

Ercan und ich schleppten uns nach dem eher kurzen Telefonat in mein Hotelzimmer, um in Ruhe miteinander sprechen zu können. Die Stimmung war auf Hochspannung und ich versuchte, mich, meine Gefühle und meine Lage irgendwie zu erklären.

Da platzte Ercan heraus: »SOPHIA! WAS WILLST DU EIGENTLICH?« Normalerweise fühlte ich mich bei meiner Problematik immer wie im Nebel und ich wusste nicht, warum ich manche Dinge tat – doch in diesem Moment wusste ich genau, was ich mir jetzt wünschte: »Ich will einfach nur noch ganz allein so weit weg wie nur möglich!« Ercan sah mich mit großen Augen an und meinte dann nach einer gefühlten Ewigkeit des Schweigens trocken: »Ja, das musst *du* wissen ...«

Ich fühlte mich komplett haltlos, im freien Fall ... gebrochen. Für mich undenkbar, in diesem Zustand mit irgendjemandem noch ein Wort wechseln zu können oder gar ein optimistisches Gesicht zu machen. Es hätte sich für mich wie Lügen angefühlt, wenn ich den ganzen Menschen auf der FIBO, die einfach eine schöne Zeit haben wollten, die happy Sophia vorgespielt hätte, obwohl mir zum Heulen zumute gewesen wäre. Klar ist man nicht immer gut drauf, ich habe mich zuvor schon öfter in schwierigen Situationen zusammengerissen und gute Miene gemacht, schon der Professionalität wegen, doch dieses Mal ging es einfach nicht mehr. Der Ofen war aus. Ich möchte, dass mich meine Follower von meiner echten, authentischen und fröhlichen Seite kennenlernen. Diesmal aber fühlte ich mich nicht mehr wie ich selbst.

Ich wollte niemand sein, der ich im Moment nicht war, nicht sein konnte. Es hatte sich inzwischen einfach zu viel angehäuft: die Trennung und menschliche Enttäuschung, die Auseinandersetzungen um die finanzielle und juristische Teilung meiner Firma, meine Essattacken, die ich nicht in den Griff bekam, mein Körper, der gegen mich rebellierte, die Shitstorms und Kommentare im Netz, mein Terminoverload und das Desaster mit den von mir verursachten Terminverschiebungen, die frustrierende Fotoproduktion mit meiner Kollektion, der Zwist mit meiner Familie, die Schließung meiner geliebten Trainingslocation. Und nun das gecancelte Magazin beziehungsweise die abgelehnte Fotoproduktion, die wiederum bedeutete: jede Menge Geld, jede Menge Arbeit und Engagement umsonst, enttäuschtes Team, enttäuschte Redaktion, enttäuschtes Management, enttäuschte Fans.

»Ercan, ich kann nicht zur FIBO«, brach es aus mir heraus. Der guckte mich nur hilflos an. Dann rief ich die Leute vom Stand auf der Messe an und sagte alles ab. Dort war man natürlich total vor den Kopf gestoßen. »Um Gottes willen, Sophia, was ist denn passiert? Komm doch erst mal her, wir können über alles reden!« Aber ich konnte und wollte nicht mehr reden. Was hätte das auch gebracht? Der Karren steckte zu tief im Dreck. Mit Tausenden Anrufen versuchte mich das Team und schließlich auch mein Management, einfühlsam und herzlich noch umzustimmen, doch meine Entscheidung stand fest – ich packte meinen Koffer nicht einmal aus und ließ alles stehen, um am nächsten Morgen schnellstens abreisen zu können.

Vielleicht hätte es einen anderen Ausweg gegeben, als alles abzusagen, ich weiß es nicht. Ich wollte einfach nach all den Jahren nicht mehr nachgeben und zu allem Ja sagen. Dieses Nein sollte ein Nein bleiben. Ich konnte und wollte in diesem Stil nicht mehr weiterarbeiten. War diese Auszeit nach fast fünf Jahren Durcharbeiten nicht eh schon lange überfällig? Meine Marotten hatten sich im Lauf der Zeit nicht gebessert, sondern verschlimmert.

> **ICH WOLLTE EINFACH NACH ALL DEN JAHREN NICHT MEHR NACHGEBEN UND ZU ALLEM JA SAGEN. DIESES NEIN SOLLTE EIN NEIN BLEIBEN.**

Am nächsten Morgen schmiss ich meine Sachen ins Auto und fuhr mit Ercan wieder zurück. Zwischen uns herrschte die ganze Fahrt lang eine total angespannte Stimmung, es war furchtbar. Ich denke, dass er bis heute meine Entscheidung für eine Auszeit nie richtig verstanden hat. Doch mit jedem Kilometer, mit dem ich mich München näherte, lösten sich in mir der Druck und die Anspannung. Meine Eltern wussten inzwischen Bescheid. Sie fanden es sogar gut, dass ich mir endlich eine Auszeit nahm. Für andere kam meine Entscheidung offenbar aus dem Nichts. Woran das lag? Nun ja, ich hatte zuvor immer den Anschein erweckt, dass alles gut sei und ich alles wieder in den Griff bekommen würde. Und ich glaubte ja auch selbst daran! Doch jetzt wusste ich, dass ich es eben nicht mehr konnte.

Und nun: Wohin? Für eine Reise um die Welt würde meine Energie nicht reichen und es würde für mich nur Stress bedeuten. Lieber wollte ich mich an einem Ort niederlassen, den ich kannte – der aber weit weg genug von allem und allen war. Einem Ort, der mir wieder meine Lebensfreude zurückgeben würde (das war ihm schon mal gelungen). Einem sonnigen Ort, mit gut gelaunten Menschen, die den Sport genauso liebten wie ich (denn vom Sport, das wusste ich, wollte ich mich auf keinen Fall verabschieden). Tja, dreimal dürft ihr raten, welcher Ort mir da in den Sinn kam!

Ich dachte: Wenn ich irgendwo meine Fitnessmotivation zurückgewinnen konnte, dann doch in Los Angeles! Sonne, Strand, Meer, das Gold's Gym ... Dort wollte ich hin – und so lange bleiben, wie es nur ging (maximal 90 Tage erlaubt das Touristenvisum). Im Netz fand ich einen bezahlbaren Flug am 11. Mai 2019 und eine tolle Airbnb-Wohnung genau in der Parallelstraße, wo ich 2016 schon einmal gewohnt hatte, direkt in Venice Beach. Ich empfand diesmal allerdings weder Vorfreude noch Neugier oder gar Angst, obwohl ich zum allerersten Mal ganz allein reiste. Das Vergangene hatte mich lethargisch, abgestumpft und taub gemacht. Den Flug und das Drumherum zu buchen fühlte sich für mich so aufregend an, wie Zähne putzen. Meine Eltern machten sich große Sorgen, doch ich war bereit, allem den Rücken zu kehren.

Tausende Kilometer weit weg:

AUF DER SUCHE NACH MIR SELBST

Flughafen MUC – Flughafen LAX, eine Strecke von fast 10 000 Kilometern und knapp 14 Stunden Flugzeit mit Zwischenstopp in Irland. Ich würde drei Monate auf einem anderen Kontinent verbringen – komplett allein. Ob ich für Los Angeles konkrete Pläne hatte? Null. Am 11. Mai 2019 wollte ich nur eines: weg.

Kaum hatte ich meinen Sitz im Flieger gefunden, verkroch ich mich in meinem Hoodie, setzte meine Kopfhörer auf und zog mir meine Kapuze tief übers Gesicht. Ich wollte nur noch schlafen, nix mitkriegen. In eine kleine imaginäre Zeitkapsel steigen und an einem anderen Ort, weit weg von meinen Problemen, wieder aufwachen. Und vor allem wollte ich nicht mehr nachdenken, nicht mehr über die vergangenen vier Wochen und besonders nicht mehr über den Abend zwei Tage zuvor bei den »Duftstars« in Düsseldorf. Warum hatte ich das nur zugesagt? Nachdem ich bei der FIBO meine felsenfeste Entscheidung getroffen hatte, mich komplett aus Social Media zurückzuziehen, hatte noch ein Termin offen gestanden: die Duftstars 2019, zu denen ich eingeladen war, da meine Düfte nominiert wurden. Ich überlegte lange und diskutierte mit meinem Management, ob dies wirklich so eine gute Idee wäre, dorthin zu gehen, denn

> AM 11. MAI 2019 WOLLTE ICH NUR EINES: WEG.

eigentlich hatte ich ja schon die Entscheidung getroffen, unterzutauchen. Sollte ich mich in meinem verwundbarsten und schwächsten Moment noch einmal aufraffen? Schließlich hing ich sehr an meinen Kreationen. Ich hatte das Duftset mit so viel Hingabe vom Anfang bis zum Ende seiner Entwicklung begleitet, die Duftnote, die Gestaltung der Flakons und der Packung mitüberlegt, es waren sozusagen kleine »Sophias«, die ich da gestaltet hatte – die konnte ich doch jetzt nicht im Stich lassen! Also ging ich hin zu den »Duftstars«. Meine Schwester Bella begleitete mich.

Es kam dann, wie es kommen musste: Bei der Berichterstattung ging es wieder einmal nur um mein Aussehen. Die Fotografen vor Ort haben es wirklich geschafft, das unvorteilhafteste Foto von mir zu machen, welches die Presse prompt veröffentlichte.

Dass ich mich in der Öffentlichkeit so unwohl wie noch nie gefühlt habe, sieht man mir total an: Die Fotos zeigen eine todunglückliche und gestresste Sophia in einem dunklen, langen Wickelkleid, die stoisch vor sich hinblickt und sich zu keinem Lächeln durchringen kann, nicht mal zu einem Anflug davon. Ich erkannte mich kaum wieder. Diese in sich versunkene Person sollte ich sein? Als ich die Artikel später in Los Angeles entdeckte, traf mich fast der Schlag in Form eines Flashbacks: Ich fühlte mich wie in dem Moment, als mich kurz vor der FIBO der Anruf meines Managements erreichte. Mein immer wiederkehrender Gedanke: Wenn du außer Form und dick bist, kannst du alles vergessen …

Schon kurz nach meinem Verschwinden während der FIBO fühlte ich mich nicht nur meinen Followern gegenüber unglaublich schuldig, sondern auch meinem Management. Würden sie sich jetzt endgültig von mir abwenden? Hatte ich nun das Fass zum Überlaufen gebracht? Tausend Fragen schossen mir durch den Kopf. Wie soll es in Zukunft für mich weitergehen? Ist das jetzt das Ende? Da war sie wieder, meine Angst, andere menschlich zu enttäuschen. Und auch die Angst, andere mit mir in den Abgrund zu reißen, ja, ich machte mir weniger um meine eigene Zukunft, sondern um die der anderen Gedanken. Ich allein würde schon irgendwie durchkommen, das heißt, ehrlich gesagt, war ich mir selbst gerade ziemlich egal. Aber die anderen: Sie hatten alle unter meinen Problemen mitzuleiden! Ich fühlte mich verantwortlich für all den Stress und Unmut, den ich meinem Team und auch meinen Fans bereitete, ebenso für die finanziellen Einbußen, die mein Management vermutlich würde hinnehmen müssen …

Angekommen in Los Angeles wollte ich direkt ein Erklärungsvideo für meine Community erstellen, welches am 23. Mai online ging. Den Text für »Ich muss euch etwas sagen« zu formulieren war für mich ein wichtiger Schritt, um an das Kernproblem meines – ich nenne es hier mal so – Zusammenbruchs zu kommen. Es sollte aber noch Monate, ja sogar weit mehr als ein Jahr dauern, bis ich alle Gründe *wirklich* identifiziert hatte. Und das war auch wichtig: Nur wenn die Gründe offen vor einem liegen und man sie wirklich versteht, kann man die richtigen »Mittel« für die Heilung entwickeln.

Dieses Buch hier ist übrigens auch ein sehr wichtiger Teil meines Heilungsprozesses: Beim Schreiben des Kapitels über den *Beginn* meiner Leidenschaft fürs Fitness und meine ersten Erfolge wurde mir noch mal klar, *weshalb* ich eigentlich Athletin geworden bin (denn so sehe ich mich in erster Linie): Ich *liebe* es einfach, meinen Körper zu spüren, ihn zu fordern und zu stärken. Ich *liebe* es, *mich* zu spüren, denn mein Körper, das bin ja ich! Ein Gedanke hierzu, vielleicht ist das ja auch Teil meines Problems: dass wir, wenn wir von »mein Körper« sprechen, ihn gedanklich von uns

Meine Therapeutin

ÜBER VERANTWORTUNGSDRUCK

Ich finde es wichtig, zu unterscheiden: Was ist verantwortungsvolles *Handeln* und was ist ein Verantwortungs*gefühl* *alles und jedem gegenüber*, das schnell in Verantwortungsdruck münden kann.

Ein Verantwortungsgefühl zu haben, ist total wichtig. Es kommt nur wieder auf die Balance an: Das heißt, Verantwortung nicht nur für andere zu übernehmen, z. B. als Kapitänin eines Schiffes, wie Sophia es oft beschreibt, sondern auch *für mich selbst*. Die wichtigste Beziehung, die wir im Leben haben, ist nämlich die zu uns selbst. Verantwortung zu übernehmen bedeutet deshalb paradoxerweise auch, »Nein« sagen zu können, Verabredungen, Termine oder Projekte abzusagen, wenn mein Terminkalender aus allen Nähten platzt oder es mir mit dem Druck nicht gut geht. Etwas, das als positives Verantwortungsgefühl für andere – z. B. die Familie, eine/n Partner*in oder ein Team – beginnt, kann – v. a. wenn der Druck immer größer wird – in ein »Funktionieren« münden. Hier trifft dann der Begriff »Verantwortungsgefühl« nicht mehr richtig. Dann ist es eben eher nur noch ein Funktionieren – ohne zu hinterfragen. Viele nennen das auch »im Hamsterrad« oder »in einer Mühle feststecken«. Und wir übernehmen in diesem Moment eben *keine* Verantwortung mehr – für uns selbst nicht und damit auch nicht für die anderen. Denn wenn es uns nicht gut geht, kann es den anderen um uns herum auch nicht gut gehen. Wenn man denkt, dass man sich an den anderen »schuldig« macht, weil man eine Verabredung, einen Termin, ein Projekt etc. ablehnt und es deshalb lieber weiter durchzieht oder durchhält, macht man sich damit ja irgendwie an sich selbst »schuldig«.

Im Grunde sind wir in erster Linie verantwortlich für uns selbst. Es ist wichtig, zu verstehen, dass in dem Moment, in dem wir *für uns selbst* und unser Wohl Verantwortung übernehmen, das noch lange nicht *gegen* die anderen ist. Im Gegenteil.

Außerdem ist es manchmal auch wichtig, dass wir unseren eigenen Verantwortungsbereich nicht zu groß sehen. Das bedeutet, dass wir Verantwortung auch mal abgeben können. Menschen mit einem bestimmten Verantwortungs- und Schuldmuster geraten z. B. schneller in depressive Phasen. Das heißt, dass sie Misserfolge eher »internalisieren«. Also dass sie sich alles *selbst* zuschreiben, was nicht geklappt hat bzw. was in ihren Augen ein Versagen darstellt. Das löst bei ihnen Gedanken aus wie: »Ich bin eben zu dumm«, »Ich bin viel zu undiszipliniert«, »Ich kriege gar nichts auf die Reihe«. Gleichzeitig »externalisieren« sie alles, was mit positiven Erlebnissen und mit Erfolg zusammenhängt, schreiben Gutes also dem Außen zu. Es kommen ihnen automatisch Gedanken wie: »Da hatte ich nur Glück«, »Das liegt nicht an mir« oder »Jemand anderes könnte das auch«. Auch hier ist wieder die *Balance* wichtig. Das, was nicht *gut gelaufen* ist, kann man ruhig auch mal einem äußeren Faktor zuschreiben. Es hilft nämlich nicht, sich immer für alles und jeden verantwortlich zu fühlen. Das klingt jetzt vielleicht etwas sehr therapeutisch: Aber wenn etwas eh schon schlecht gelaufen ist, kann man sich – anstatt sich schuldig zu fühlen und sich selbst quasi zu bestrafen – ruhig auch mal »selbst in den Arm nehmen«. Wie ein Kind, das mit einer schlechten Note nach Hause kommt. Das fühlt sich ja sowieso schon schlecht. Da hilft es nicht, es noch zu schimpfen. Was hilft, ist, das Kind zu trösten und dann vielleicht gemeinsam zu überlegen, was es beim nächsten Mal besser machen kann. Man darf sich ruhig also selbst auch manchmal leidtun bzw. Verständnis und Mitgefühl mit sich haben. Die meisten Sachen, die schieflaufen, sucht man sich nämlich nicht bewusst selbst aus.

abspalten, wie eine Sache, die wir kontrollieren und manipulieren können, oder? Was mir beim Schreiben außerdem wieder klar wurde: Ich *liebe* den Gemeinschaftssinn unter Fitnessbegeisterten, die Pumping/Sweating-Beauties-Fitness-Community. Ich *liebe* meine treue Community und dass ich an sie mein Wissen weitergeben kann, in der Hoffnung, andere auf ihrem Weg damit zu unterstützen. Ich *liebe* es auch, für andere da zu sein (sehr viel mehr, als ich mir bisher klargemacht habe) – und dass ich das gerade nicht konnte, sondern im Gegenteil, vollkommen ausgeknockt war, traf mich wirklich tief. Während ich stets versuchte, es anderen recht zu machen und auch Hatern keine Angriffsfläche zu bieten, hatte ich mich selbst komplett vergessen. Jetzt war es an der Zeit, auf mich selbst zu schauen – doch das war gerade nicht so einfach.

In den vorherigen Kapiteln habt ihr erfahren, wie sich im Lauf der Jahre meine Aufgaben angehäuft haben, meine private Zeit immer knapper wurde, das Terminkorsett enger. Ich habe euch ganz offen geschildert, welche Bedeutung für mich Essen schon als Kind hatte und wie Essen immer mehr mein Leben bestimmte. Habe ich auf meinem Weg irgendwo eine falsche Abzweigung genommen? Wann kam mir meine Leichtigkeit abhanden und ein Stück weit sogar die »echte Sophia«? Welche emotionalen Bindungen, die zu Bruch gegangen waren, musste ich noch verarbeiten, welche überdenken oder sogar reaktivieren? Wie wollte ich nach meinem Tiefpunkt überhaupt meine Zukunft gestalten? Darüber wollte ich in Los Angeles gründlich nachdenken – in der Stadt, in der viele meine Begeisterung teilten, das stellte ich mir inspirierend vor.

Kaum schoben die Stewardessen nach der Landung die Türen zur Seite, sodass die warme, schwüle Luft Kaliforniens nach innen strömen konnte, wollte ich als Erstes so schnell wie möglich in mein Apartment. Als ich dann gut eine Stunde später (nach der langen Prozedur der »Immigration«, der US-Einwanderungsbehörde, die nicht nur das Visum prüft, sondern auch den Grund und die Dauer des Aufenthalts) mit meinem Koffer aus dem Flughafen in die Wärme trat, fühlte es sich total vertraut an. Als wäre ich in München in den Bus gestiegen und einfach nur um die Ecke ins nächste »Kaff« gefahren! Der Taxifahrer in seinem Yellow Cab, der mich zu meiner kleinen Mietwohnung in Venice Beach an der Westminster Avenue brachte, war superfreundlich, wir quatschten und machten Witze, da fühlte ich mich gleich etwas besser. Auf der Fahrt erkannte ich von 2016 die Straßen und Gebäude wieder und ich dachte: »Ist das alles grad wirklich real?«

Von meiner neuen Bleibe aus konnte ich zu Fuß oder mit dem E-Scooter meine persönlichen Hotspots erreichen (normalerweise kommt man im riesigen L.A. ohne Auto schwer aus). Mir war Sightseeing am Walk of Fame, Shopping in Beverly Hills oder das Nachtleben downtown nicht wichtig. Hauptsache Gold's Gym, Wholefoods und Strand, mehr brauchte ich gar nicht. Später sollte ich herausfinden, dass Dr. Elizabeth, die ich 2016 mit Charly im Gold's kennengelernt hatte, zufällig nicht weit weg wohnte. Mit Dr. Elizabeth hatten Charly und ich auch von Deutschland aus bis zu unserer Trennung noch telefonischen Kontakt. Ich hatte aber noch nicht die Kraft gefunden, ihr zu schreiben, dass ich wieder in L.A. sein würde. Ich wollte erst einmal niemanden sehen.

Meine Wohnung war mini, aber so süß, dass ich sie sofort für meine Familie abfilmen musste und in unsere WhatsApp-Gruppe stellte. Sie lag in einer Gated Community, das heißt, dort gab es mehrere Apartments in einem abgesperrten Bereich, in den man nur mit einem Code hineinkam. Als Frau so ganz allein schien mir das eine vernünftige Maßnahme zu sein. Durch einen wunderschön bepflanzten Eingangsbereich mit Springbrunnen und Sonnenliegen gelangte man ganz am Ende auch zu meinem kleinen Häuschen. Gleich wenn man eintrat, stand man im Wohn-, Ess- und Schlafzimmer, abgetrennt nur durch eine kleine Wand, denn alles befand sich in einem Raum. Links gab es einen Nebenraum mit einer kleinen Küchenzeile, daneben das Badezimmer. Ganz hinten noch ein kleiner Ankleideraum mit Schreibtisch – ich war schockverliebt und fühlte mich direkt wohl. Ich räumte sofort meine Klamotten in die Schränke ein, verstaute meinen Koffer, zog mir bei der Hitze etwas Luftigeres an – draußen war es zwar bedeckt, aber total schwül, also nicht das ideale Strandwetter. Aber ich hatte ja sowieso nicht vor, mich hier im Bikini am Wasser zu zeigen (auch wenn mich hier wahrscheinlich eh keiner kennen würde). Stattdessen war mein Plan … äh … ich hatte ja gar keinen! Da wurde mir so richtig bewusst, dass ich komplett ohne irgendwelche Aufgaben war. Das war in meinem Leben bisher so noch nie der Fall gewesen – ich war ja von der Schulzeit an eingebunden! Nach dem Abi ging es nahtlos weiter mit Social Media und anderen Aufträgen. Bisher hatten also alle möglichen Pläne mein Leben bestimmt. Was nun? Da stand ich mitten in meinem Apartment wie bestellt und nicht abgeholt.

Was sollte ich tun, um mein Leben wieder in den Griff zu bekommen? Mich hinsetzen und mal alles aufschreiben? Einfach wieder in meine alten Trainings- und Diätpläne einsteigen, um abzunehmen? Klar, trainieren wollte ich auf jeden Fall. Wozu sonst befand ich mich nur einen Steinwurf von »dem« Gym entfernt? Aber wo fängt man an, wenn man sozusagen vor dem Nichts steht? Bei meinem letzten Mal in L.A. war ich in Gemeinschaft und mit einer riesigen To-do-Liste ausgestattet, wir produzierten viel Content, trafen wichtige Personen auf Events … Nun lautete mein »To-do« wieder zu mir kommen und Kraft schöpfen, doch welche Schritte das konkret bedeuten würde, war mir noch nicht ganz klar. Meine Familie und mein Management rieten mir, loszulassen, zu entspannen und einfach mal das zu tun, worauf ich gerade Lust hatte. Aber das war gar nicht so einfach.

Ich stand also da in meinem stillen Apartment und dachte, dass ich als Erstes den leeren Kühlschrank für die nächsten Tage auffüllen könnte. Diese erste Entscheidung war schon mal ziemlich unklug. Noch gebeutelt von den letzten Tagen und nicht gerade in der besten Verfassung kaufte ich einfach alles, was mir in die Hände fiel, ohne groß nachzudenken. Was ich da in meinen Kühlschrank füllte, war zwar alles organic und in Maßen gesund, aber viel zu viel. In einem großen Rundumschlag hatte ich mir alles ausgesucht, was ich in Deutschland so lang vermisst hatte: frische Acaí- und Poke-Bowls, Kuchen in Rohkostqualität und jede Menge verschiedenes Nussmus natürlich. Ich aß noch am selben Abend fast alles auf einmal leer. Es fühlte sich wieder einmal an wie eine Anti-Diät-Trotzreaktion, wobei ich das Essen nicht einmal genießen konnte. Als ob ich mich damit einfach nur lähmen wollte. Wie »abschießen« in einem Rausch! Am Morgen darauf fühlte ich mich mehr als nur elend. Egal, ob gesund oder ungesund – der Körper hat mit solchen Mengen an Essen extrem zu kämpfen. Ein Gefühl wie der allergrößte Kater plus vom Lastwagen überrollt zu werden. Ich fühlte mich schwer und alles tat mir irgendwie weh, obwohl ich noch nicht einmal beim Training gewesen war …

Ich wollte mich in L.A. wohl auf die Probe stellen, nach dem Motto: »Das Training, die Diät und die vielen Termine in Deutschland fühlen sich wie eine Last an??? Dann lass es doch alles und sieh, ob es dir dann besser geht!« Also fing ich an, mich treiben zu lassen – zum allerersten Mal, seit ich mit dem ganzen Fitness begonnen hatte, legte ich meine erste richtige, längere Trainingspause ein. Seit ich 18 war, hatte ich straight fast sechs Jahre durchtrainiert. Meine längste Sportpause waren maximal zwei Wochen, wenn ich verreist oder krank war. Jetzt, ohne Training, ohne mein regelmäßiges Meal Prep und ohne Aufträge, Termine und dergleichen, wurde der Tag auf einmal ganz schön lang und ich hatte viieeel Zeit mit mir und meinen Gedanken. ZU viel Zeit. Bei meiner »Flucht« wollte ich auch irgendwie vor mir selbst und meinen Problemen fliehen. Blöd nur, dass man sich selbst leider immer mit dem ganzen emotionalen Gepäck mitnimmt und die Dinge nicht einfach an einem Ort zurücklassen kann.

Da war ich nun: ganz allein in meinem Apartment, an einem der schönsten Orte der Welt und wusste nicht, wohin mit mir. Ich vegetierte nur so dahin und es ging mir ohne regelmäßiges Training immer schlechter. Jeder Tag glich dem anderen, ohne Aufgabe und Struktur. Ich dachte mir: »Jetzt hast du doch, was du willst: Ohne jegliche Pläne und Vorschriften kannst du tun und lassen, was du willst, und bist trotzdem unglücklicher und unzufriedener als je zuvor. Das kann doch nicht dein schei* Ernst sein?!??!!?« Da wurde mir wieder der eigentliche Mehrwert von Fitness klar. Es schenkt einem so viel Lebensqualität und ist schlichtweg mehr als einfach nur »einen flachen Bauch, Kleidergröße 36 oder einen knackigen Po haben«. Ich staute noch mehr Wut auf und zweifelte immer mehr an mir selbst. Trauerte alten Zeiten nach. Ich strudelte mich gedanklich immer mehr in meine Down-Spirale und konnte so die ganze Schönheit um mich herum gar nicht wahrnehmen.

Was ich in einer der coolsten Großstädte so alles Aufregendes erlebt habe? Nichts! In kompletter Selbstisolation habe ich mich einfach in meiner Wohnung verkrochen. Fast schon wie zwei Monate freiwillige Quarantäne wie zum Ausbruch des Corona-Virus, der uns ja leider das Jahr darauf ereilen sollte. So war ich quasi immerhin schon gut auf den Lockdown vorbereitet und er war mir gar nicht so fremd. Wenn man das Ganze überhaupt von einer positiven Seite betrachten kann …

Ich nutzte die Zeit, um zu essen, als ob ich all die Jahre nachholen müsste. Nun ja, was dieses Fressen mit meinem *Körper* anrichtete, sei mal dahingestellt, noch viel schlimmer sind bei so etwas die *psychischen* Auswirkungen. Ich konnte und wollte mit niemandem sprechen, geschweige denn jemanden treffen. Bei dem Gedanken, etwas zu unternehmen oder einen Ausflug zu machen, spürte ich keinerlei Emotionen. Es fühlte sich alles zu viel für mich an. Ich war allein mit meinen destruktiven Gedanken und geriet immer weiter in ein schwarzes Loch. Ich konnte die Gedanken schwer trennen – eine Mischung aus starken Selbstzweifeln, Existenzängsten, Einsamkeit, Selbsthass, Hilflosigkeit, Enttäuschung und natürlich großer Scham. An welcher Baustelle sollte ich zuerst arbeiten? Am liebsten hätte ich wieder Pläne gehabt, die mir Heilung versprachen.

Die ganze Zeit über hielt ich über die WhatsApp-Gruppe Kontakt mit meiner Familie und updatete sie täglich, wie es mir ging und was ich so machte. Doch ich sah mich außerstande, in der Familiengruppe zu beschreiben, wie es mir *wirklich* ging. Weil ich sie auf der einen Seite nicht sorgen und belasten wollte und weil ich auf der anderen Seite trotzdem immer versucht habe, positiv zu bleiben. Ich lag nicht den ganzen Tag im Apartment herum und heulte, es war eher wie eine große Leere in mir. Offen gestanden, lag ich die meiste Zeit lethargisch vor dem Fernseher, schlief oder aß. Interessanterweise sah ich mir zu dieser Zeit vorwiegend besonders beunruhigende Serien an (zum Beispiel die Dokumentation über Amanda Knox, die verdächtigt wurde, eine Mitstudentin brutalst ermordet zu haben, oder die über den Serienmörder Ted Bundy), nur, damit ich in meiner Lethargie, die einfach nicht verschwinden wollte, wenigstens überhaupt wieder etwas spürte. Möglich, dass ich auch deshalb auf solch makabere Horrorserien und Dokumentationen verfiel, weil sie mit meiner unterdrückten Furcht korrespondierten. Meine Stimmung brachte das jedenfalls nicht gerade auf Vordermann – traurig, aber wahr. Ich hörte auch irgendwann nur noch traurige Lieder, das kam mir damals aber erst gar nicht so vor. Erst als meine Familie meine L.A.-Playlist hörte, die ich dort erstellt hatte, meinten sie: »Warum sind denn alle Lieder so unglaublich traurig?« Da erkannte ich erst, dass sich mein Musik- und Filmgeschmack an mein psychisches Befinden anpassten. Was mir damals in Los Angeles gefiel und zusprach, sehe ich heute ganz anders. Meine ganze Lebensfreude und Energie waren wie verschüttet und ich wollte die Zeit einfach nur irgendwie vergehen lassen. Ich denke, das kann man nur wirklich nachvollziehen und verstehen, wenn man einmal in so einer Situation gesteckt hat, was ich natürlich wiederum niemandem wünsche! Also schrieb ich meiner Family, dass es mir gut ging, was es nicht alles Tolles in L.A. gäbe, und schickte Fotos von der Umgebung, wenn ich mich mal aufgerafft hatte, eine Runde um den Block zu spazieren oder zum Supermarkt zu fahren.

Irgendwann fing ich dann tatsächlich an, Tagebuch zu schreiben, in der Hoffnung, dass es mir helfen könnte und guttun würde, meine Gedanken und Gefühle niederzuschreiben. In der Wohnung lag als Geschenk ein kleines Notizbüchlein herum. Ich hielt das Ganze vier Tage durch, dann gab ich auf. Meine Aufzeichnungen wirkten wie die eines Kleinkindes. Kritzeleien ohne Struktur. Hatte ich ein paar Sätze geschrieben,

Meine Therapeutin

ÜBER »ZU VIEL« FREIHEIT

Ersetzt jemand von einem Tag auf den anderen ein sehr kontrollierendes, aber eben auch Halt gebendes, starkes System durch vollkommene Freiheit, wird derjenige sich erst einmal total verloren fühlen. Wenn man von einem Extrem ins andere fällt, kann eine Abwärtsspirale losgetreten werden. Beispielsweise beim Thema Essen: Verbiete ich mir erst alles bzw. zu viel und kontrolliere mein Essverhalten stark, ist die Gefahr groß, dass ich irgendwann eine selbst auferlegte Grenze überschreite, und wenn ich dann »loslasse«, gar keinen Halt mehr finde.

Die Idee von Sophia war dennoch ursprünglich eine kluge: von der erlebten Enge in ihrem beruflichen und privaten Leben in die Weite zu gehen! Aber sie hatte in Los Angeles keine richtigen Freund*innen, sie hatte keine Beziehung mehr, hatte sich aus ihrem Beruf ausgeklinkt und sich durch die geografische Entfernung der Nähe zur Familie entzogen. Sie hatte in dieser Zeit keinen richtigen Halt. Die Freiheit war deshalb eher ein »Loch«.

Freiheit fühlt sich dann gut an, wenn man noch irgendwo gehalten wird bzw. irgendwo »hingreifen« und Halt finden kann. Es ist wichtig, sich bei so einem Schritt – der ja durchaus sinnvoll für grundsätzliche Veränderung sein kann – im Vorfeld über seinen Halt klar zu sein bzw. zu wissen, wo man ihn findet. Oder sich Halt zu schaffen: also zum Beispiel eine vertraute Person auf die Reise mitzunehmen oder an einen Ort zu fahren, wo enge ehrliche Freund*innen wohnen. Dann kann man auch die Zeit allein genießen. Dann haben wir genug Halt *und* gleichzeitig die Freiheit, um uns selbst wieder zu sehen oder überhaupt erst einmal zu finden und um dann sogar Dinge los- und hinter uns lassen zu können.

Ein wichtiger Punkt dabei ist, sich jemandem auch in seiner Verlorenheit anvertrauen zu können. Weil einem da der eigene Stolz oder die Scham oft im Weg stehen, kann dies auch bedeuten, eine Therapie zu beginnen, um sich in der Haltlosigkeit wieder sortieren zu können und damit letztlich sogar Halt in sich selbst zu finden.

Ob die Entscheidung von Sophia, nach L.A. zu gehen, ein Fehler war? Nein. Sie musste es versuchen und diesen Schritt gehen, der ja auch Mut erforderte und sie bestimmt stärker und unabhängiger gemacht hat. Oft ist es so, wenn wir lange in einem bestimmten Extrem gelebt haben, müssen wir erst mal genau das andere Extrem spüren und erleben, um dann irgendwann die Mitte finden zu können. Außerdem brauchte Sophia wahrscheinlich – wie so viele – diese totale Krise und den Tiefpunkt, um zu begreifen, dass sich etwas Grundlegendes in ihrem Leben und in ihr selbst ändern muss. Sonst wäre sie wahrscheinlich nicht da, wo sie heute ist, und hätte nicht diese besondere Entwicklung gemacht. Es gibt ja diese Weisheit: »Jede Krise bedeutet gleichzeitig auch eine große Chance.« Dem stimme ich voll zu. Wenn wir die Chance erkennen und nutzen können.

lasen sie sich lächerlich und viel zu negativ. Ich gefiel mir ganz und gar nicht in dieser Opferrolle. Es wollte mir in dieser Zeit einfach nicht gelingen, an nur irgendetwas dranzubleiben oder etwas durchzuziehen! Ich nahm das Notizbuch und warf es weg.

Doch egal, wie schlecht es mir ging: Irgendwie wusste ich immer ganz tief in mir drin, dass ich es wieder herausschaffen würde. Zwar war mir noch nicht klar, wann und wo das passieren würde, doch in mir drin war so ein kleines Flämmchen. Dieses Miniflämmchen, es war einmal meine lodernde Flamme für Bodybuilding, Ernährung, den Fitness-Lifestyle und Social Media gewesen. Als hätte ich, metaphorisch gesprochen, vergessen, »Selfcare«-Holz nachzulegen, war das Feuer über die Zeit immer kleiner geworden. Doch wie sollte ich es wieder entfachen? Das war meine große Frage, auf die ich noch keine Antworten hatte. Angekommen an meinem absoluten körperlichen sowie mentalen Tiefpunkt – nun, da konnte es bekanntlich ja nur aufwärts gehen: An einem besonders dunklen Tag dachte ich mir: »SOPHIA, STOOOPP!« Ich sah mich im Spiegel an und blickte mir in die Augen. Aus Wut schossen mir die Tränen in die Augen. »Wie soll dein Leben in Zukunft aussehen, wenn du so weitermachst? Egal, ob du jetzt Social Media wieder aufnimmst oder etwas anderes anfängst – so wirst du in jedem Bereich deines Lebens leiden. Musst du erst eine Diagnose für eine schlimme Krankheit bekommen, damit du mit dem Schei* aufhörst?!?!«

Wenn mein Leben in Zukunft SO weitergehen würde, na, dann Feierabend. Also fing ich an, mich selbst jetzt, an meinem absoluten Tiefpunkt, zu reflektieren. Wann war ich bisher mit mir und meinem Leben am glücklichsten? Immer kam ich auf die gleichen Faktoren, die diese Momente in der Vergangenheit ausmachten:

1. Ich habe Sport gemacht.
2. Ich habe mich gesund und in Maßen ernährt.
3. Ich war als Resultat von 1. und 2. physisch sowie mental fit, ausgeglichen und gesund.
4. Ich hatte harmonische zwischenmenschliche Beziehungen.
5. Ich wurde gebraucht und fühlte mich produktiv.
6. Am wichtigsten – ich hatte das Gefühl, stolz auf mich sein zu können.

Mit dieser Erkenntnis nach zwei Monaten des »Versumpfens« und der Isolation, sagte ich mir: Was ich da gerade mache, jegliche Trägheit, jeglicher Schrott, den ich mir gerade reinstopfe, ist es echt nicht wert! Es geht um dein langfristiges Glücklichsein und nicht um die schnellen, kurzfristigen Befriedigungen, auch wenn dies bedeutet, außerhalb der Komfortzone zu leben. Jedoch fühlte ich mich allein zu geschwächt, um mich da selbst an den Haaren wieder herauszuziehen. Also suchte ich mir Hilfe bei einer alten Freundin: der besagten Dr. Elizabeth Lambaer. Die wahnsinnig lebenslustige, quirlige, immer strahlende, einundsechzigjährige Rohveganerin ist spiritueller Coach und bekannt als der lebende Jungbrunnen. Ich wollte mich endlich mitteilen und einfach bei jemand Außenstehendem mein Herz ausschütten. So schrieb ich Dr. Elizabeth an, bat sie um Rat und Hilfe. Und wie sie sich freute, als ich sie anrief! *Unbedingt* sollten wir uns treffen, am liebsten gleich morgen! Damit hatte ich nicht gerechnet – dass mich die spontane Freude und Zuneigung eines anderen Menschen so anstecken und aufbauen würde!

Ich erzählte ihr alles: was geschehen war, wie ich mich fühlte und was meine derzeitige Problematik war. Ich fing an, mich richtig zu öffnen und ohne jegliche Scham über meine Essattacken zu sprechen. Gemeinsam mit ihr verarbeitete ich vor allem viel von meiner Trennung. Sie half mir, Dinge aus einem anderen Blickwinkel zu sehen und Geschehenes besser loslassen zu können. Zudem verabredeten wir uns regelmäßig zum gemeinsamen Sport und fingen an, im Gold's Gym zu trainieren. In mehreren Sessions half mir Dr. Elizabeth, langsam den Anschluss wiederzufinden, und nahm mich dabei an die Hand. Im Nachhinein gesehen war es die beste Entscheidung, mir bei dem Prozess, wieder funktionieren zu können, Unterstützung zu holen und darüber zu sprechen. Klar, zu dem Zeitpunkt wahrscheinlich eher aus der Verzweiflung und Hilflosigkeit heraus, doch jetzt betrachte ich das nicht mehr als ein Zeichen von Schwäche, sondern als einen Schritt der Stärke! Daraus entwickelte sich sogar wieder langsam ein Gefühl von Motivation, denn ich dachte nicht mehr nur darüber nach, was ich alles verbockt hatte und was ich alles nicht konnte, nein, sondern: Was kann ich eigentlich alles gut? Was macht Sophia aus? Was sind meine Qualitäten? Ich sagte zu mir: »Hey, so hart trainieren zu können ist ein Geschenk! Genauso wie deine Disziplin bei der Einhaltung von Plänen, das kannst du, das hast du oft genug bewiesen! Du bist eigentlich nicht so schlecht in dem, was du tust.«

Ehrlich gesagt fürchtete ich mich auch etwas vor dem Ergebnis meiner Auszeit, oder was diese für mich bedeuten würde: Müsste ich mich um 180 Grad drehen, so sehr verändern, um glücklich zurückzukehren? Müsste ich mein geliebtes Bodybuilding an den Nagel hängen, ins Kloster gehen oder vegane Zumbatänzerin werden, um mich »verändert« oder fast schon »erleuchtet« zu fühlen? Nein, das käme für mich nicht in die Tüte – ich liebe Bodybuilding! Der Weg passt zu mir und dafür habe ich diesen Sport zu gern, um ihn aufzugeben. Doch hatte ich noch nicht die für mich passende Vorgehensweise gefunden. Ich wollte einfach nur noch aus diesem

Dr. Elizabeth Lambaer

Welchen Eindruck hatten Sie von Sophia, als Sie sie 2016 zum ersten Mal in Los Angeles trafen?

Als ich Sophia das erste Mal traf, war sie noch sehr jung, gerade einmal 20 Jahre, soweit ich weiß. Was mit zuallererst auffiel, war, wie bodenständig, nett und authentisch sie war. Sie hatte eine tolle Persönlichkeit – freundlich, offen und warmherzig. Sie mochte von außen als schön gelten – im Innern war sie noch schöner. Wir hatten sofort eine Verbindung zueinander und über die Jahre erwuchs daraus eine wundervolle Freundschaft.

Was war anders, als Sophia 2019 nach L.A. zurückkehrte? War es offensichtlich, dass es ihr nicht gut ging?

Da es zu meinem Job gehört, meine Intuition zu nutzen, wusste ich intuitiv bereits, dass Sophia und ich in diesem Sommer zusammen an etwas arbeiten würden. Ich war also kein bisschen überrascht, als sie mich anrief, mir erzählte, dass sie in der Stadt sei, und mich um ein Treffen bat.

Ich ahnte sofort, dass Sophia gerade Schlimmes durchmachte, aber ich wusste auch, dass ich ihr helfen konnte. Sie war sehr verletzt und ich war froh, ihr in dieser schweren Zeit beistehen zu können.

Sophia und ich waren zwar schon länger befreundet, aber in diesem Sommer haben wir unsere Freundschaft vertieft. Ich fühlte mich geehrt, dass sie meine Hilfe annahm, und war überglücklich, ihr mit meiner

Ausbildung und meinen Erfahrungen helfen zu können. Sophias Mut und ihr Wille, ihre Probleme hinter sich zu lassen, waren außergewöhnlich. Viele Menschen wünschen sich Heilung, doch nur wenige haben tatsächlich die Stärke, sich vollkommen zu öffnen und die notwendigen Schritte zu gehen.

Eine Arbeit an sich selbst kann viel bewirken, aber es braucht den Willen dazu, ein besseres und erfüllteres Leben für sich gestalten zu wollen. Ich konnte sehen, dass Sophia genau diesen Willen hatte.

Warum halten uns unsere emotionalen Lasten so oft davon ab, uns selbst im Leben weiterzuentwickeln?

Das ist eine sehr gute Frage! Im Kindesalter befinden wir uns dauerhaft in einem Theta-Gehirnwellen-Zustand, den man oft mit einer Art »Trance« vergleicht. Alles, was ein Kind hört und sieht, wird in seinem Unterbewusstsein abgespeichert. Wenn einem Kind also destruktive Botschaften vermittelt werden, entwickelt es in seinem Unterbewusstsein – wie ich es nenne – »falsche Glaubenssätze« oder eine »negative Programmierung«. Aus diesen falschen Glaubenssätzen entstehen später emotionale Lasten, die uns davon abhalten, unser volles Potenzial auszuschöpfen. Eine negative Programmierung wird zu einem Hindernis auf dem Weg zu bestimmten Zielen. Dies wiederum macht Menschen unglücklich. Wir verstehen nicht, was es ist, das uns daran hindert, unsere Ziele zu erreichen. Wir werden unglücklich. Und entwickeln gleichzeitig verschiedene Vermeidungsmechanismen, um die Traurigkeit gar nicht erst zu empfinden. Wir entscheiden uns, mit einer bestimmten Situation nicht mehr umgehen zu wollen, und ziehen uns unterbewusst aus dieser zurück. Beispiele für Bewältigungsmechanismen sind übermäßiges Essen, Alkoholkonsum, Drogenkonsum, exzessive Mediennutzung, dysfunktionale Beziehungen etc.

Da diese falschen Glaubenssätze im Unterbewusstsein liegen, kann man sie selbst nicht erkennen. Deshalb kommt es auch immer wieder zu diesen schmerzhaften Situationen. Der Schmerz macht es uns unmöglich, weiterzumachen. Das wiederum führt zu Scham, Angst und Selbstaufgabe. Man versucht immer wieder und wieder, sich selbst von den Bewältigungsmechanismen zu befreien, doch ohne die Fähigkeit, die negative Programmierung zu »löschen«, ist es nahezu unmöglich, zu heilen.

Was ist Ihre Strategie, um positiv mit persönlichen Herausforderungen und schweren Situationen umzugehen? Wie können wir solche Situationen überwinden, ohne emotionalen Ballast mitzunehmen?

Eine Möglichkeit, mit persönlichen Herausforderungen umzugehen, ist, ein Bewusstsein dafür zu schaffen. Nur wenn wir wissen, wer wir sind und was um uns herum geschieht, können wir wirklich Veränderung herbeiführen. Das Schöne an meiner Arbeit ist, dass diese den Menschen die Fähigkeit gibt, sich ihrer selbst bewusst zu werden. Ich helfe Menschen dabei, ihnen Zugang zu ihrer eigenen inneren Führung, ihrer Intuition zu verschaffen. So können sie ihr Leben wieder gestalten. Menschen beizubringen, Zugang zu ihrer eigenen inneren Weisheit und ihrer Intuition zu finden, ist eines der größten Geheimnisse des Erfolgs.

Also, wie werden wir uns unseres Selbst bewusster? Der erste Schritt ist, falsche Glaubenssätze und negative Programmierungen zu entdecken und damit zu beginnen, diese zu löschen. Wenn wir die negative Programmierung löschen, schaffen wir emotional, mental, energetisch und auch physisch Raum für unsere eigene Energie und Wahrheit. Und wenn wir mehr von unserer eigenen Energie in uns tragen, haben wir die Möglichkeit, das Leben zu kreieren, das wir uns wünschen.

Wie können schwierige Situationen uns stärker machen?

Schwierige Situationen formen unseren Charakter und geben uns mehr Tiefe, wenn wir sie zulassen. Während wir die Herausforderungen des Lebens meistern, lernen wir aus diesen Erfahrungen. Sagen wir zum Beispiel, jemand hat den falschen Glaubenssatz, er oder sie würde niemals erreichen können, was er oder sie sich wünscht. Je länger er oder sie daran glaubt, umso mehr verstärkt sich dieser, man kommt nicht voran und wird immer frustrierter.

Ist man aber bereit, daran zu arbeiten, kann ich zeigen, dass diese Glaubenssätze nicht stimmen. Ich helfe, die falschen Vorstellungen, die ihn oder sie einschränken, loszuwerden, und bringe ihm oder ihr bei, stärkende und positive Glaubenssätze zu etablieren. Wenn die Menschen beginnen, diese neue Wahrheit anzunehmen, glauben sie wieder an sich selbst und daran, etwas erreichen zu können, und handeln auch danach. Das ist der Zeitpunkt, wo plötzlich »Wunder« im Leben geschehen.

Sie haben vielen Menschen geholfen, sich in ihrer eigenen Haut wieder wohlzufühlen. Was ist ihr #1-Rat, um sich selbst mehr anzunehmen?

Ich glaube, der Schlüssel dazu, sich selbst wohler zu fühlen, ist das Bewusstsein, dass es unsere Ausstrahlung, unser Licht und unsere Energie sind, die uns ausmachen. Man muss sich vor Augen halten, dass jeder von uns einzigartig ist mit seiner großartigen und ganz eigenen Kombination von Talenten und Eigenschaften, die er mit der Welt teilen kann. Das macht jeden Einzelnen so besonders und schön.

Man könnte eineiige Zwillinge nehmen, von denen einer Licht und Glück ausstrahlt, der andere nicht. Sie werden nicht gleich aussehen. Derjenige Zwilling mit der leuchtenden Ausstrahlung wird bezaubernder und schöner wirken. Denn das innere Licht scheint nach außen.

Das wahre Geheimnis, um diese Ausstrahlung zu erreichen, ist, falsche Glaubenssätze und eine negative Programmierung loszuwerden und von Scham, Ängsten und Sorgen, die einen manchmal erdrücken und zumachen, zu lassen. Wenn Menschen das erreichen, wird ihr Wesenskern wieder sichtbar. So können Freiheit, Ausstrahlung, Schönheit und Erfüllung gefunden werden.

Was ist Ihr Geheimnis, um immer positiv und optimistisch zu bleiben?

Jeden Tag fragen mich Leute: »Dr. Elizabeth, Sie haben so eine großartige Energie. Wie können Sie so optimistisch durchs Leben gehen?« Und ich antworte ihnen: Es ist eine Entscheidung. Jeden Morgen, wenn ich aufwache, fühle auch ich mich mit Sorgen konfrontiert. Auch ich muss Herausforderungen und schwierige Situationen meistern, wie jeder andere auch. Dennoch entscheide ich mich, meine Aufmerksamkeit dem zu widmen, wofür ich dankbar bin und wonach ich im Leben strebe. Meine persönliche Verpflichtung ist es, mich immer weiterzuentwickeln und zur außergewöhnlichsten Version meiner selbst zu werden und das außergewöhnlichste Leben zu führen. Das ist es, worauf ich meine Zeit, meine Energie und meine Aufmerksamkeit konzentriere. Worauf wir unsere Aufmerksamkeit lenken, wird größer. Lenken wir unsere Aufmerksamkeit auf unsere Sorgen, werden diese größer. Lenken wir unsere Aufmerksamkeit

aber auf das, was wir erreichen möchten, wird das größer und besser. Mit einer positiven Energie und Ausstrahlung ziehen wir auch positive Menschen, Erfahrungen und Chancen an.

Die beste Art und Weise für mich, dieses Geheimnis in die Tat umzusetzen, ist, täglich daran zu arbeiten, falsche Glaubenssätze zu löschen, und so die Freiheit zu haben, sich selbst weiterzuentwickeln. Es ist – mit der richtigen Unterstützung – ja eigentlich einfach, aber es benötigt auch Zeit, Energie und Arbeit. Und meiner Meinung nach ist es das so was von wert!

Was meinen Sie, was ist wichtiger – ein gesunder Körper oder ein gesunder Geist?

Es beginnt alles mit einem gesunden Geist. Ist man mental stark und gesund, fällt es leicht, sich für eine gesunde Ernährung und Training zu entscheiden. Und meiner Meinung nach beginnt das bei der Energie. Ist unsere Energie stark und gesund, können wir die Entscheidung treffen, ein gesundes Leben zu führen – mit Körper, Verstand und Geist.

Vegetierzustand heraus und versuchte, mich auf die positiven Dinge zu fokussieren. Um mehr positiven Input zu bekommen, zu lernen und einen besseren Draht zu mir zu entwickeln, besuchte ich neben den Gesprächen mit Dr. Elizabeth Yogaklassen und Meditationsgruppen.

Leider machten sich die zwei Monate Trainingspause und meine schlechte Ernährung heftig bemerkbar. Ich musste quasi bei null anfangen, was mich unglaublich frustrierte und es mir schwer machte, positiv dabei zu bleiben. Leider wurde ich dann auch etwas übermütig. Beim Versuch, auf der vertikalen Beinpresse mit meinem gewohnten Gewicht von 140 Kilo zu arbeiten, machte es plötzlich an meiner linken Rippenseite »knacks«. Es war nichts gebrochen, aber tüchtig gezerrt und so musste ich von da an mit vielen Übungen aufpassen. Noch eine Pause kam nicht infrage, also habe ich einfach in den Schmerz »hineintrainiert«. Mit dem Wissen, auf welchem Level ich schon einmal war, hätte ich nie gedacht, wie viel man in nur zwei Monaten Pause »verlieren« kann. Als Beispiel: Zuvor schaffte ich auf dem Treppen-Stepper auf Stufe 12 easy 30 Minuten. Jetzt war ich bei Stufe 6 und »krepierte« nach nur 10 Minuten. Auch bei den Gewichten musste ich überall wesentlich leichter gehen und spürte meine Muskeln während des Trainings kaum. Richtiger Abfu**! Sogar die Yogaklassen, die ich für etwas neuen Input und Abwechslung besuchte, waren wegen meiner Unbeweglichkeit einfach nur demotivierend. Aber: Auf diesem Weg lernte ich, das Ego beim Sport zu Hause zu lassen und Geduld zu beweisen – auf die harte Tour eben. Ich dachte mir, egal, wie hart es jetzt die nächste Zeit wird – einfach weitermachen!!! Für dein Glück!!!

Zudem fing ich an, für mein Ausdauertraining mehr spazieren zu gehen. Ich ging häufiger zum Strand und lief dort an der Küste entlang. Natürlich super, um die tolle Umgebung zu genießen, manchmal jedoch auch schwierig, nicht in negativen Gedankenmustern zu versinken. Doch langsam, aber sicher kam ich aus meinem Schneckenhäuschen heraus. Zu dieser Zeit traf ich sogar Freunde aus Deutschland: ein Pärchen aus Hamburg, das ich schon seit langer Zeit nicht mehr gesehen hatte. Die beiden waren so unglaublich herzlich. Wir verstanden uns so gut, dass wir vieles gemeinsam unternahmen: Wir trafen uns in süßen Cafés, fuhren gemeinsam an meinen Lieblingsstrand nach Malibu und zu ihrem gemieteten Ferienhaus in den Hollywood Hills. Jetzt hatte ich plötzlich wieder Lust, zu den Orten zurückzukehren, die mich damals so begeisterten, und endlich etwas von Los Angeles zu sehen!

Zwar durchlitt ich immer wieder Phasen, in denen mich eine bleierne Schwere überfiel, aber mein Alltag hatte nun langsam wieder einen Rhythmus, eine Struktur.

Es waren immer noch wenige Leute, mit denen ich mich traf, diese aber regelmäßig. Nachts schlief ich besser, ich guckte auch weniger verstörende Serien. Stattdessen machte sich in mir eine Art seltsame, aber positive Gelassenheit breit. War das ein Lichtblick? Alles schien sich wieder zu fügen. Dass ich noch immer nicht ganz bei mir selbst angekommen war, zeigte mir besonders ein Ereignis am 4. Juli. Es war früher Abend, ich döste gerade auf meiner Couch, da spürte ich ein Schaukeln. Kaum fragte ich mich, was das sein könnte (es dauerte nur ganz kurz), kam mir schon in den Sinn, dass es in Kalifornien ja Erdbeben gibt! Es liegt über zwei tektonischen Platten, die sich gegeneinander bewegen, deshalb gilt es als erdbebengefährdetes Gebiet. Als ich noch überlegte, ab welchem Zeitpunkt man sich wohl in Sicherheit bringen sollte, war es vorbei.

> JEDER SCHRITT, DEN ICH HIER GEMACHT HATTE, WAR EIN SCHRITT WIEDER HIN ZU MIR SELBST.

Mir fiel ein, dass wir in der Schule gelernt hatten, dass man sich in solchen Situationen unter einem stabilen Tisch oder im Türrahmen schützen sollte. Angst währenddessen oder danach machte sich bei mir jedoch nicht breit. Es gab sogar noch ein zweites, wesentlich stärkeres Nachbeben. Und wieder nichts: null Emotion. Zur Sicherheit rief ich Dr. Elizabeth an und fragte, ob sie es auch gespürt hätte oder ob ich jetzt schon Wahnvorstellungen hätte ... Ja, bestätigte sie mir, dies seien Erdbeben gewesen und Gott sei Dank habe sich das Erdbebenzentrum weit genug weg vom Kern von L.A. befunden. Die Stärke lag beim ersten bei 6,4 und beim zweiten bei 7,1 und war ähnlich denjenigen, die 1994 im Großraum Los Angeles 60 Tote und Tausende Verletzte gefordert hatten! Diesmal hatte das Beben die Menschen verschont, aber außerhalb der City stürzten Felsen zu Boden, platzten Gasleitungen und es wurden Brände ausgelöst. Ich fand es sehr interessant, so etwas einmal hautnah mitzuerleben. Ich hatte es mir komplett anders vorgestellt. Eher wie ein Vibrieren. Stattdessen ist es mehr wie ein Schaukeln, als ob mein Apartment nur ein Pappkarton wäre, den jemand von außen anschubst. Ich war froh, dass niemandem etwas passiert war.

Meine Familie war natürlich total beunruhigt und meine Mutter wollte am liebsten, dass ich sofort wieder abreisen und nach Hause kommen würde. Ich wollte aber die vollen drei Monate bis zum letzten Tag ausnutzen. Mir war in L.A. klar geworden, dass ich in Zukunft meine sozialen Bindungen besser prüfen musste: Welche Bindungen öffneten mein Herz, bei wem musste ich mich nicht verstellen, konnte ich die »echte Sophia« sein und nicht die »Marke«? Im Lauf meines beruflichen Erfolgs hatten sich doch einige Bindungen als oberflächlich und auch trügerisch erwiesen, als Nachwirkung hatte ich das Vertrauen in meinen Instinkt etwas verloren und es fiel mir schon immer schwer, mit solchen emotionalen Situationen umzugehen.

Als ich Anfang August am Flughafen für meinen Rückflug nach Deutschland eincheckte, nahm ich zum zweiten Mal Abschied von einer Stadt, die mir zwar nicht wie beim ersten Besuch zu der Energie verholfen hatte, die ich mir gewünscht hätte, die aber trotzdem gut zu mir war: L.A. war mir nicht »auf die Pelle« gerückt, hatte mich nicht dauernd herausgefordert mit den Neonlichtern einer Großstadt wie New York oder irgendwelchen »Must«-Kultur-Spektakeln. L.A. hatte mich einfach ich sein lassen. Meine Entscheidung, hierherzukommen, bereute ich keine Sekunde. Und auch wenn sich das in den ersten Wochen nicht so angefühlt hatte: Jeder Schritt, den ich hier gemacht hatte, war ein Schritt wieder hin zu mir selbst. Es war alles Teil des Prozesses. Ein bisschen freute ich mich wieder auf meine Zukunft und war zuversichtlich.

Mein Plan war, nun schnellstmöglich zu meiner Familie zu reisen – meinem sicheren Hafen, egal, was auch passiert. Sie war meine Wurzel, mein ursprünglichstes Zuhause, ich liebte meine Familie und vertraute ihr, und auf meinem Weg der Rückbesinnung auf die »wahre Sophia« erschien mir das Zusammensein als der beste nächste Schritt. Als Erstes stand der alljährliche Spanienurlaub mit der Familie an. Doch sollte sich dieser anders gestalten als geplant …

DER WEG IST das Ziel

Von Los Angeles nach München brauchte ich sage und schreibe 20 Stunden statt der üblichen knapp zwölf. Okay, ich hatte vielleicht einen etwas blöden Flug gebucht, aber da ich keinen utopischen Preis zahlen wollte, flog ich über Istanbul, wo ich einen etwas längeren Aufenthalt hatte. Na, ist ja auch egal. Ich erzähle es nur deshalb, um meine Gemütslage bei meiner Ankunft in Deutschland zu erklären, denn ich wollte dort nur eines: schnell wieder weg. Ich fühlte mich immer noch nicht stark genug, mein altes Leben wieder aufzunehmen. Falsch: Mein altes Leben – das wollte ich ja gar nicht wieder zurück! Wieder falsch: Teile meines alten Lebens fehlten mir sogar sehr. Das Bodybuilding, das Training, meine Community, die FIBO, meine alte Form ... Was ich *nicht* mehr zurückhaben wollte: mein altes Leben mit dem brutalen Zeitdruck, der Traurigkeit, der Wettkampfdiät und manchen Menschen, die in mir nur die Hardcore-Sophia von 2016 sehen wollten oder – fast schlimmer noch – nur die »Marke Sophia«. Aber wer war die echte Sophia? Wie bekam ich sozusagen innen und außen in Einklang??? Wenigstens freute ich mich sehr auf meine Familie, denn keiner kannte und kennt die Grundzüge meines Wesens so gut wie sie.

Als ich nach den 20 Stunden endlich mein Gepäck vom Band holen konnte und durch die Glastüren am Münchner Flughafen in die Flughalle trat, stürmte meine Schwester auf mich zu, um mich zu umarmen. Meine Eltern waren auch gekommen, doch deren Wiedersehensfreude wirkte nicht ganz so überschwänglich, das Gesicht meiner Mom erschien für einen kurzen Augenblick wie eingefroren. Auf einen Schlag war ich wieder verunsichert. (Wie gesagt, ich war gestresst vom Flug und ohnehin gerade sehr instabil. Ich hatte mir mit der Zeit, bildlich gesprochen, extralange Antennen zugelegt, die jede noch so feine Regung, die mich schon rein theoretisch kränken könnte, aufspürten. Richtig hypersensibel.) Ich wollte jeder Konfrontation schon im Ansatz aus dem Weg gehen, machte auf gute Miene und quatschte einfach drauflos. In L.A. hatte ich mich nicht ein einziges Mal auf die Waage gestellt, Spiegel hatte ich wohlweislich ignoriert und auch gemieden. Meine Eltern erzählten mir später, dass sie sich erschrocken haben, als sie mich nach so langer Zeit das erste Mal wiedersahen: In den drei Monaten hatte ich sichtbar zugelegt, ehrlich gesagt mehr als in meinen schlimmsten Phasen bisher. Aber das war ja der Fluch, der über mir hing: Je besser ich in Form war (Sommer 2018 war ich ja so krass definiert wie nie), desto heftiger schlug das Pendel in die andere Richtung. Nur dass sich diesmal der Rückschlag zum Tsunami entwickelt hatte!

Nur ein paar Tage nach meiner Ankunft machte ich mich mit der ganzen Familie wieder auf nach Spanien in den jährlichen Sommerurlaub. Spanien erschien mir als eine logische Verlängerung meines Los-Angeles-Aufenthalts: Ich würde unter Menschen sein, müsste niemandem etwas vorspielen und ich könnte mein Fitnessprogramm, das ich in L.A. wenigstens im letzten Monat wieder aufgenommen hatte, fortsetzen. Mit Ercan hatte ich nur noch sporadisch Kontakt. Er war inzwischen viel auf Reisen und zwischen uns war seit der letzten FIBO eine komische Spannung, die ich nicht auflösen konnte. Ich schrieb ihm aus Los Angeles und Spanien über WhatsApp, doch es kam immer weniger von ihm zurück.

In Spanien traute ich mich zum ersten Mal wieder auf die Waage. Da traf mich fast der Schlag: 96 Kilo auf meine 1,72 Meter! Dabei hatte ich in L.A. doch in meinem geliebten Gold's Gym trainiert und mittlerweile auch schon wieder weniger gegessen. (Das hatte fast schon was Lustiges, dachte ich mit einem Anflug von Selbstironie, als ich in Dénia wieder in mein Fitnessstudio ging. Die spanischen Betreiber und die Leute dort dachten sich wohl auch: »Interessant, jedes Jahr kommt Señora Sophia mit einer anderen Körperform zu uns! Mit welcher sie uns wohl nächstes Jahr beehrt?« Dafür schämte ich mich in Grund und Boden ...)

Ich hatte also mein absolutes Höchstgewicht erreicht und konnte es nicht fassen. Es lag noch sehr viel Arbeit vor mir.

Die Stimmung in der Familie war wegen meines Gewichts nicht gerade unbeschwert, doch totzdem hatte ich wie immer ihren vollen Beistand. Meine Eltern wollten einfach nur, dass es mir gut ging, und sie nahmen an, dass es mir in diesem Zustand nicht so gut gehen könnte. In Wirklichkeit ging es mir besser als in meiner schlimmsten Zeit in L.A., doch mit meiner Figur klarzukommen war echt schwierig für mich. Ich war baff, wie sich mein Körper in diesem einen Jahr entwickelt hatte. 2018 noch sah ich Adern überm Sixpack, wenn ich an mir herunterschaute, und Muskelunterteilungen, ja sogar Streifen. Und nun erblickte ich dort in meinen Augen einen weichen Puddinghaufen! Der Kontrast war so hart. Ich nahm mich total krass wahr: Meine Beine waren fast das Doppelte geworden, mein Bauch stand hervor, ich hatte auf einmal wieder einen richtigen Busen und sogar meine Hände, Füße und mein Hals hatten sichtlich mehr Volumen. In diesem Moment realisierte ich, wie wichtig die

Meine Therapeutin

ÜBER DIE HERAUSFORDERUNGEN
IN MUTTER-TOCHTER-BEZIEHUNGEN

Die psychologischen Besonderheiten beim Mutter-Tochter-Verhältnis gibt es entsprechend auch bei Vater und Sohn. Von einem gewissen Alter an orientiert man sich an Rollenvorbildern. Die ersten Vorbilder, die wir haben, sind meistens unsere Eltern. Und in der Familie orientiert man sich – v. a. in einer bestimmten Entwicklungsphase – an dem Vorbild, das einem qua Geschlecht am nächsten ist. Das heißt, wir lernen an diesem Modell, wie man als Mann oder eben als Frau zu sein hat. Wenn man nun davon ausgeht, dass laut Studien etwa 60 Prozent der Frauen unzufrieden mit ihrem Körper sind – ich schätze die Zahl sogar noch höher ein –, dann ist es sehr wahrscheinlich, dass eine Mutter zu Hause auch mal sagt: »Oh nein! Ich hab' ganz schön zugelegt« oder »Oh Mann! Ich muss wieder abnehmen und auf mein Gewicht achten« oder »Weil ich gestern gar nichts gegessen habe, darf ich mir heute einen Kuchen gönnen« usw. Kinder – und in diesem Fall v. a. Töchter – nehmen das wahr. Es gibt zu Hause vielleicht auch sogenannte »verbotene Lebensmittel« oder die berühmte »Süßigkeitenschublade« – solche vorgelebten Bewertungen und Kommentare können implizite und explizite Regeln und Verbote darstellen, die das Entwickeln eines natürlichen Gefühls für unseren Körper und unsere Ernährung blockieren oder verhindern.

Und damit schlimmerweise auch auslösende oder aufrechterhaltende Faktoren für eine Esserkrankung sein können.

Eltern können helfen, indem das Essen und die Figur eines Einzelnen einfach *kein Thema* mehr sind. Das heißt, dass keine Bewertung und am besten gar keine Kommentare zur Figur oder zum Essen von Familienmitgliedern oder dem Umfeld abgegeben werden. Weil selbst ein vermeintlich positiver Kommentar wie »Die hat aber abgenommen« leider negativen Druck machen kann.

Man kann als Eltern aber signalisieren, dass man helfen möchte, wenn man merkt, es geht dem Kind nicht gut oder es wird wegen seines Essverhaltens oder seines Gewichts gehänselt. Etwa in der Art: »Ich liebe dich, so wie du bist. Aber wenn du unglücklich bist, helfe ich dir natürlich – vorausgesetzt, du möchtest das.« Oder als Elternteil einfach mal fragen: »Wie geht es dir? Wenn du dich nicht wohl fühlst, würde ich dir sehr gerne helfen«.

Diäten sind in meinen Augen – v. a. im jungen Alter – übrigens fast ein Garant, in eine Essstörung zu geraten. Wenn ich Essen nicht mehr genießen kann, wenn ich nicht mehr frei bin im Essen, wenn es nur noch ums Zählen, Tracken und Abwiegen geht, wie soll ich da Lust, geschweige denn ein Gefühl fürs Essen und das, was mein Körper braucht und was ihm guttut, entwickeln? Wenn ich meinen Körper ablehne, quasi gegen ihn kämpfe und mir bestimmte Sachen verbiete, ist die logische Konsequenz, dass ich, wenn es mir mal nicht gut geht, ins andere Extrem kippe. Innere Sätze wie »Nur dieser eine Cheatday«, »Jetzt habe ich es mir verdient« oder »Jetzt ist es eh schon egal« können mich dazu bringen, über das Maß, das mir guttut, hinaus zu essen. Je weniger wir von diesen eisernen grundsätzlichen Regeln – oder wie Sophia sie nennt: »Regimen« – haben, desto geringer ist die Gefahr, eine Störung zu entwickeln.

Ein Aha-Moment für mich persönlich kann übrigens sein, wenn ich mich – als jemand, der seine Figur und sein eigenes Essverhalten superkritisch sieht – selbst einmal frage: Was möchte ich meiner Tochter/meinem Sohn gern im Leben vorleben bzw. mitgeben? Was möchte ich, dass sie/er von mir lernt? Dann kommt meistens raus, dass es eben *nicht* das Kalorienzählen und schon gar nicht eine Unzufriedenheit mit dem eigenen Körper ist.

Ernährungskomponente beim Sport war, denn egal, wie viel und wie hart ich trainierte, meine Essanfälle konnte ich dadurch nicht ausgleichen. Für meinen Körper empfand ich nur eines: komplette Abneigung. Heute sehe ich das alles glücklicherweise anders. Ich bin so froh, dass das Thema Body Positivity in Social Media so präsent ist, und ich sehe Schönheit in wirklich JEDEM Körper. Nur damals eben nicht in meinem.

Ich war der festen Überzeugung: So, wie ich aussah, würde ich mein Comeback und Social Media vergessen können. Meine Mom erklärte sich mit mir solidarisch und wollte nun mit mir gemeinsam Diät halten. Wir wogen uns gemeinsam und machten einen unterhaltsamen kleinen »Wettkampf« daraus, wer von uns es eher schaffen würde, das Essen zu reduzieren. Morgens stiegen wir unter den Augen des anderen auf die Waage und das fast täglich. Mütter und Töchter sind manchmal ein kompliziertes, einzigartiges Duo, es sind ja schon meterlange Bücherregale darüber geschrieben worden. Es ist ein Geflecht von Mutterliebe, Sorge, Nicht-loslassen-Können und Identifikation, also dem »Spiegeln« der eigenen Person, die Mutter möchte sagen: »Ich will dir allen Kummer ersparen, damit du das erst gar nicht durchmachen musst.« Was die Tochter jedoch auch als Druck empfinden kann. Es hilft sehr, wenn beide offen über solche Gedanken und Empfindungen reden können (*ohne* dass es gleich zum Krach kommt). Denn oft haben Mütter und Töchter Erwartungen an ihre besondere Verbundenheit, die die jeweils andere nicht erfüllen kann beziehungsweise von denen die andere gar nichts weiß. Zum Beispiel möchte die Tochter vielleicht bedingungslos geliebt werden, hat aber das Gefühl, dass an die Mutterliebe sehr wohl Bedingungen geknüpft sind. Die Mutter hingegen liebt ihre Tochter selbstverständlich, fühlt sich aber in ihrer (Für-)Sorge nicht anerkannt. Was können also beide tun? Der Trick klingt einfacher, als er ist: viel reden und zuhören. Ohne Vorwürfe. Versuchen, die andere und ihre Lage zu verstehen.

Noch waren wir (nicht ganz) so weit.

Es ist ja nicht so, dass meiner Mutter »Figurprobleme« fremd wären, irgendwie kennt die ja jede Frau. Die Strategie meiner Mom ist simpel: Weniger Essen und zu kalorisch leichteren Lebensmitteln greifen – nach dem Motto: Man kann sich etwas gönnen, jedoch in Maßen. Was für sie funktionierte, war für mich allerdings mit meinem Hintergrund schwer umzusetzen. Der Unterschied: Bei mir ging es nicht nur ums »Abnehmen« und darum, einfach nur leichter und dünner zu werden. Wer es geschafft hat, mein Buch bis hierhin zu lesen, der hat einen guten Einblick ins Bodybuilding bekommen und eine Ahnung, wie wichtig das Verhältnis von Training und Nahrungsaufnahme ist. Ich wollte Körperfett radikal reduzieren, um definierter zu werden, doch gleichzeitig meine Muskelmasse weitestgehend erhalten. Und das alles so schnell wie nur möglich. (Wie »crashig« sich das wieder anhört …)

Die Zeit mit meiner Familie tat mir gut. Ich ging mit meiner Schwester wieder täglich zum Fitness, bei der Hitze in Spanien fiel es mir auch leichter, aufs Essen zu verzichten. Man hat eh nicht so viel Hunger und es gibt viel nette Abwechslung, man geht schwimmen und zum Strand, trifft sich mit alten Bekannten oder liegt einfach eingehüllt von dieser angenehmen Sommersonnen-Gleichgültigkeit herum. Und tatsächlich gelang es mir, am Ende dieser drei Wochen sechs Kilo leichter zu sein!

Zurück in München, versuchte ich, mir erstmals ohne Ercan oder andere Hilfe eine neue Routine aufzubauen. Na ja, genau genommen, war es die alte Routine. Ich wollte für mein hoffentlich baldiges Comeback schnell wieder in Shape kommen und dachte: Die alten Pläne haben schon einmal funktioniert, also mache ich es wieder so. Sobald ich mein Topform-Gewicht von 70 Kilo habe, bin ich wieder glücklich und kann durchstarten (bemerkt ihr den Denkfehler?!). Ich nahm meine Wettkampf-Diätpläne auf, machte in der Früh auf nüchternen Magen Cardio und verbrachte mindestens drei Stunden im Fitnessstudio … Aber danach lag noch fast der ganze Tag vor mir. Was sollte ich bloß mit dieser vielen Zeit anfangen??? Hauptsache beschäftigt bleiben und nicht

Meine Therapeutin

ÜBER SCHAM

Scham ist ein mächtiges Gefühl – fast eines der unangenehmsten Gefühle, die wir haben können. Es ist wichtig, dass wir alle Gefühle in einem bestimmten Rahmen »ausleben« können. Aber bei der Scham ist das schwierig. Weil Scham genau dafür sorgt, dass wir etwas *nicht* zeigen oder ausleben *wollen*. Schon gar nicht die Scham selbst.

Scham gehört zu den menschlichen »Basisgefühlen« wie Wut, Trauer und Angst – im Gegensatz beispielsweise zu »Schuld«, welches eher ein gelerntes Gefühl ist. Die Basisgefühle sind allen Menschen eigen, schon kleine Kinder und Tiere empfinden Scham. Basisgefühle sind durch die jeweils dazugehörigen Körperreaktionen auch für andere sichtbar. Und genau diese Sichtbarkeit ist wichtig. Denn alle Basisgefühle haben eine bestimmte Funktion – sie sind evolutionär und damit überlebenswichtig.

Wie kann Scham überlebenswichtig sein? Menschen sind »Herdentiere«. Wir wollen zu einer Gemeinschaft gehören. Scham schützt uns davor, aus der Herde ausgestoßen zu werden. Es gibt eine gesunde Scham – die z. B. einen Schutz vor Demütigungen darstellt – und es gibt die ungesunde dysfunktionale Scham. Gesund ist Scham dann, wenn sie uns davor schützt, etwas zu tun, das uns, bildlich gesprochen, »aus der Herde entfernen« würde. Als Extrembeispiel – aber im

evolutionären Kontext durchaus erklärbar – z. B. außerhalb meines »Hauses« irgendwo hinzupinkeln. Letztlich also grenzüberschreitendes und für andere verletzendes oder unangenehmes Verhalten. Ungesunde Scham ist z. B. sich zu dick zu finden und sich deshalb nicht zeigen zu wollen. Oder Scham auf andere vermeintliche »Makel« bezogen. Diese ungesunde Scham bezieht sich auf Dinge oder Verhaltensweisen, die die Grenzen der anderen überhaupt nicht betreffen und ihnen auch keinen Schaden zufügen. Wir denken nur, dass wir dadurch abgelehnt bzw. ausgestoßen werden.

Dysfunktionale Scham kann man – z. B. durch eine Therapie – auflösen. Denn das Tückische ist ja: Je mehr wir versuchen, für uns schamvolle Situationen zu vermeiden, desto weniger wird die Scham weggehen. Sie bleibt, wenn wir nicht lernen, dass das, was wir nicht zeigen wollen, etwas ganz Menschliches ist. Etwas, das andere auch kennen und für das sich niemand schämen muss.

Social Media ist leider prädestiniert dafür, Scham zu nähren: durch ständiges »Vorspielen« einer perfekten Welt, das Verstecken der eigenen vermeintlichen Makel, durch die unausweichlichen Vergleiche mit anderen und ihrem Leben und den Optimierungsdrang. Aber natürlich auch durch negative, demütigende Kommentare im Netz. Uns fehlt das direkte und analoge Feedback. Ich kann also nicht an echten nonverbalen und auch verbalen Reaktionen ablesen, wie ich bzw. mein Verhalten gerade wirken. Das kann wiederum zu Verunsicherung führen, weil ich nicht erspüren und damit auch nicht kontrollieren kann, was wirklich hinter den Bildschirmen in den Köpfen der anderen abläuft. Auch deshalb, weil ich erst mal keine Chance habe, darauf selbst wieder direkt reagieren zu können. Die Kommunikation, wie wir sie kennen, ist durch die digitalen Möglichkeiten total verändert.

Wie überwinde ich dann meine Scham? Menschen funktionieren über Feedback. Schon Babys suchen Feedback, zum Beispiel ein Lächeln der Mutter. Wir brauchen Feedback von außen, das uns sagt, du bist gut so, wie du bist. Wir kommen nicht mit einer riesigen Selbstliebe auf die Welt. Aber je mehr wir von uns verstecken wollen, desto weniger bekommen wir das, was wirklich hilfreich ist. Wenn ich mich immer nur perfekt zeige, ist jede positive Bestätigung nur eine Verstärkung eines perfekten Bildes von mir. Aber wenn ich mich mit meinen Fehlern zeige – und vielleicht sogar mit meinem Schamgefühl –, dann kann ich etwas lernen. Ich merke, ich kann mich zeigen, wie ich bin, werde trotzdem – oder sogar gerade deswegen – ernst genommen und wertgeschätzt und v. a. muss ich mich und mein Selbst nicht mehr verstecken. Das ist wahnsinnig erleichternd und befreiend. Dann kann genau dieser Druck, den die Scham erzeugt hat, verschwinden.

an Essen denken. Ich war ja immer noch in meiner selbst verordneten Auszeit, da meine Form noch nicht gut genug war. Hätte ich nicht doch mein Comeback anstreben können? Langsam wieder mit Social Media beginnen und mich mit ersten Posts zurückmelden sollen? Meiner Community erzählen, wie es mir ergangen war? Gründe für mein plötzliches Verschwinden liefern? Ich verbrachte viel Zeit mit Grübeln: Welcher nächste Schritt in meine Zukunft wäre denn bloß vernünftig??? Ich suchte nach Antworten. Meine Fans meldeten sich trotz meiner mittlerweile schon sechsmonatigen Abwesenheit in den sozialen Netzwerken immer noch, das berührte mich sehr. Eine schrieb: »Ich denke, viele von uns fänden es lobenswert, wenn du dich in einem ›nicht perfekten Zustand‹ zeigen würdest. Wer ist denn schon perfekt? (...) Es wäre echt schön, wenn du den Mut hättest, auch diese Seite zu zeigen, und wir diesen Weg in deinem Leben begleiten dürften.« Ich konnte das total nachvollziehen! Wie gern hätte ich meine Fans an meinem Prozess teilhaben lassen! Ich hätte mich sogar unperfekt gezeigt, meine Fans hätten mir sicher gut zugeredet, wahrscheinlich hätte es unserer »Beziehung« auch keinen Abbruch getan. Doch die Scham war immer noch zu groß.

Es war ja so, dass ich mir und meinen Fans eine *Perspektive* bieten wollte. Ich wollte einen gangbaren Weg mit Happy End. Was, wenn ich wieder merken würde, dass ich dem Druck nicht standhalten könnte? Mich womöglich *wieder* in die Abwesenheit verabschieden müsste? Einen Rückfall habe? Glaubt mir, ich hatte das jeden einzelnen Tag, seit ich mich ausgeklinkt hatte, intensiv mit mir selbst diskutiert. Manchmal kam es mir vor, als säßen zwei Sophias auf meinen Schultern, etwa so: links die »Maschinen«-Sophia mit Hardcore-Figur, bauchfrei im hautengen Sportoutfit. Rechts die »Depri«-Sophia, zweifelnd, zwar auch den Sport liebend, aber im Selbstmitleid versunken, im weiten Hoodie, einen Riegel futternd. Zwischen beiden entstand manchmal ein Dialog, dass es in meinem Kopf nur so brummte:

»Reiß dich mal zusammen du Weichei«, sagt die »Maschinen«-Sophia in Richtung »Depri«-Sophia, »du lässt dich ja total gehen, geht's noch?! SO wirst du nicht wieder aussehen wie ich! Geh gefälligst täglich ins Training, zähle Kalorien, wiege dein Essen ab und trage alles in deine App ein – du hast schon so oft bewiesen, dass du dazu in der Lage bist! Steht dieser Riegel da überhaupt auf deinem Ernährungsplan? Wenn du nicht 100 Prozent Gas gibst, musst du mich halt aufgeben. Such dir einen anderen Job, wenn du nicht bereit bist, mehr zu leisten! Von nix kommt auch nix!«

Rechts ruft es: »Ich kann nicht mehr. Leider fühle ich mich gerade nicht besonders. Ich will mich am liebsten verkriechen. Können diese ganzen Belehrungen und Regeln nicht mal aufhören? Meine Ernährungspläne haben längerfristig doch nicht funktioniert! Was, wenn meine ganze Disziplin und Willensstärke verloren gegangen sind? Starr nicht so auf meinen Müsliriegel, da fühle ich mich wie eine Kriminelle, wenn du mich so anglotzt!«

Von links: »Papperlapapp, leg den Schrott da weg. Essen muss nicht schmecken, sondern funktionieren! DU musst wieder funktionieren! Denken und Gefühle musst du ausschalten! Oder liebst du deinen Sport und deine Fans nicht mehr? Wenn du es wirklich wollen würdest, hättest du nicht solche Probleme!«

Von rechts: »Ich bin irgendwo ja noch ein Mensch und keine Maschine! Du weißt doch selbst am besten, wohin dein Hardcore-Motto dich geführt hat – in die totale Erschöpfung! Und bitte unterstelle mir nicht, ich würde meinen Sport und meine Fans nicht mehr lieben, das bricht mir das Herz. Ich weiß nur nicht, wie ich meinen Fans begegnen soll …«

Von links: »Ich weiß, wie du ihnen begegnen sollst: In Topform natürlich, das erwarten sie von dir! Erst dann wirst du deinem Job als Sportlerin gerecht. Du bist ihr

Fitness-Role-Model! Oder willst du dich und deinen guten Ruf und alles, was du bisher aufgebaut hast, zerstören???«

Von rechts: »Aber ich will meine Fans nicht belügen und ihnen etwas vormachen. Sie müssen mir vertrauen können! Womöglich enttäusche ich sie, wenn ich ihnen erzähle, wie es mir gerade geht und dass ich auch Probleme habe: Noch fühle ich keinen festen Boden unter meinen Füßen. Eher ist mir so, als ob ich mich auflösen würde. Ich kann meinen Fans nicht versprechen, dass ich meine gute Laune und diese körperliche Topform mit Sixpack halten kann – noch habe ich mein Leben nicht geordnet ...«

Von links: »Nun mal halblang, du faules Stück. No pain, no gain. Schlafen, hin und wieder Mahlzeiten vorbereiten und ein bisschen Fitness am Tag ... Das ist doch kein Zukunftsplan! Wo willst du in Zukunft denn mal stehen?«

Doch die »Depri«-Sophia antwortet nicht mehr, sie hat sich schon längst mit ihrem Riegel im Bett verkrochen und die Rollläden heruntergelassen ...

Ich befand mich wirklich in einem totalen Dilemma, denn die beiden Seelen in meiner Brust hörten einfach nicht auf zu diskutieren. Was ich aber bei all dem inneren Hin und Her wusste: Gesundheitlich war ich noch immer nicht im Lot. Mein Stoffwechsel war im Eimer, ich hatte Schlafstörungen und meine Hormonproduktion war total aus der Balance. Ich beschloss, mich einmal ärztlich gründlich durchchecken zu lassen. Jetzt hatte ich ja die Zeit, mich darum zu kümmern!

Ein guter Bekannter, mit dem ich mal zusammengearbeitet habe und noch ein sehr vertrautes Verhältnis pflege, empfahl mir eine Klinik (eigentlich ist es mehr ein Kurhotel) in Baden-Baden. Der dortige Chefarzt war mal Leistungssportler, auch deshalb fühlte ich mich von ihm verstanden. Seine Erkenntnisse würden sich als ein weiterer Baustein auf meinem Weg zum Glück und in die Genesung erweisen.

Ich gönnte mir in Baden-Baden ein Kur-Spa-Wochenende und ließ mich gleichzeitig komplett durchchecken. Ich bat um jeden Test, den man sich nur vorstellen kann: Hormontest, Bluttest, Atemtest, Belastungs-EKG, Stresstest, Organ-Ultraschall, ja sogar für den Lüscher-Farbtest habe ich mich interessiert, einen Persönlichkeitstest, bei dem Farben und Symbole Aufschluss über die psychische Struktur und das Unterbewusstsein geben sollen. Ich wollte diesen Test vor allem machen, um herauszubekommen, wann genau ich im Innersten dazu bereit wäre, endlich wieder mit Fitness und meinem Comeback durchzustarten. Die Ergebnisse des Tests zu meinen persönlichen Absichten und meiner inneren Verfassung überraschten mich teilweise, ein spezielles Ergebnis ganz besonders: Mein tiefster innerer Wunsch sei eine innige und liebevolle Beziehung.

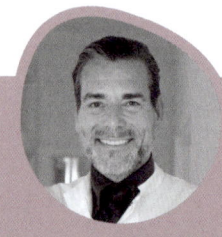

Dr. König

ÜBER DRUCK UND GEWICHTSSCHWANKUNGEN

Nach der jahrelangen Diät hatte Sophias Körper sich darauf eingestellt, dass er wenig Kalorien bekommt, quasi wie in einem »Kriegszustand«: Die Not, in die ich meinen Körper manövriert habe, sagt: Jetzt mal Sparflamme. Keine Periode mehr, keine Schwangerschaft möglich, der Körper könnte das nicht leisten. Dann senkt der Körper auch seinen Grundumsatz und die Schere wird immer kleiner: Wenn man dann ein bisschen mehr isst, nimmt man gleich wieder zu. Hinzu kommt die reaktive komplette psychische Erschöpfung. Das hält man nicht durch: Der Anspruch von außen, der Druck, der sich aufbaut. Dann folgen immer mehr Cheatdays, um das zu kompensieren, und dann nimmt man tatsächlich immer schneller und mehr zu ...

Im Profisport braucht man auf jeden Fall eine intensive medizinische Betreuung. Dass die Athlet*innen heute deutlich länger im Beruf bleiben können als früher, hat genau damit zu tun: Es findet ständig eine medizinische Kontrolle statt. Das sind ja Formel-1-Wagen – wenn da irgendwo eine Kleinigkeit nicht stimmt, läuft der nicht richtig. Deshalb haben alle großen Vereine der Welt heute eine medizinische Abteilung vor Ort.

Was ich allen Leser*innen raten würde: Ihr solltet darauf achten, dass ihr euch in eurem Körper wohlfühlt und eine positive Eigenakzeptanz habt. Sich freimachen von der Begehrlichkeit, nicht Dingen nacheifern, die es so gar nicht gibt. Es gibt nicht den perfekten Menschen und es gibt auch nicht den perfekten Körper! Ihr solltet Selbstrespekt und Selbstliebe entwickeln. In den Spiegel schauen und euch sagen: »Ich mag dich. Ich mag dich, wie du bist.« Und auf dieser Grundselbstliebe baut ihr auf, was ihr gern erreichen wollt, mit Augenmaß und Vernunft.

Wie bitte?!? Na, das ist ja super, dachte ich. In L.A. hatte ich doch gerade gemerkt, dass ich über die letzte Trennung noch nicht ganz hinweg war, und dann so was! Ich hatte mich nämlich darauf eingestellt, meine Zukunft ganz allein durchzuziehen. Außerdem: Eine neue Beziehung war ja wohl am unwahrscheinlichsten. Wer sollte denn mein neuer Partner sein? Da war ja nun überhaupt niemand in Sicht! Und wo sollte ich ihn denn kennenlernen? Ich ging ja überhaupt nicht aus. Entweder war ich in meinem altbekannten Rosenheimer Fitnessstudio, im Supermarkt oder zu Hause. Hinzu kam, dass ich mich in Bezug auf einen passenden Partner eh keinen Illusionen hingeben wollte, denn: 1.) Wenn er nicht trainieren sollte, wäre es wahrscheinlich schwieriger für uns, eine Zweisamkeit herzustellen. 2.) Wenn ihm Ernährung nicht wichtig wäre und er sich neben mir nur Tiefkühlpizza reinhaute, wäre dies für mich auch pro-blematisch. 3.) Ich müsste mit ihm lachen können. 4.) Er müsste mit meinem Beruf in der Öffentlichkeit umgehen können. 5.) Er müsste auch zeitlich flexibel sein, um mich auf Reisen vielleicht sogar begleiten zu können. 6.) Und am wichtigsten beziehungsweise schwierigsten: Er müsste die Real-Sophia mögen und nicht nur die Marke. Mit anderen Worten: Der Mann, mit dem ich Lust hätte, eine Beziehung einzugehen, war die besagte Stecknadel im Heuhaufen. Wie ich mich täuschen sollte :-)))) Aber dazu später ...

Bei meinem Bluttest wurden ein paar Mängel festgestellt, die meinen Energie-haushalt negativ beeinflusst hatten. Als »Hauptknackpunkt« stellten sich meine Hor-mone heraus: Seit den Wettkämpfen hatten sie sich nicht mehr richtig normalisiert und durch mein extremes Programm damals wurde mein Zyklus komplett lahmge-legt (ich muss gestehen, dass ich das während meiner Wettkampfzeit und danach sogar als Erleichterung empfunden hatte). Wenn ich zum Beispiel in meine Diät ge-startet war, blieb meine Regel plötzlich aus, als würde der Körper schon vorab wissen, was da auf ihn zukommen wird – verrückt, nicht wahr? Oder ich hatte sie total heftig, zwar ohne Menstruationsschmerzen, doch mit ordentlichen Stimmungsschwankun-gen und – kurz davor – solchem Hunger, dass ich einem schwarzem Loch für Nahrung glich. Dass meine Essattacken auch mit meinen Hormonen zusammenhingen, fand ich beruhigend. Endlich ein paar Antworten auf meinen körperlichen Kontrollverlust. Mir ist auch noch mal bewusst geworden, wie wichtig eine körpergerechte, ausgewo-gene und abwechslungsreiche Ernährung ist und dass man nur diesen einen Körper hat, der nicht von dem »Ich« abgetrennt ist. Man ist sein Körper.

Mein Arzt empfahl mir jedoch eine etwas andere Ernährungsweise: Deutlich mehr Kalorien, weniger tierische Proteinquellen und reichlich gute Fette, das sei scho-nender für meinen Körper und besser für mein Hormonchaos, laut Dr. König. Eine zu einseitige und restriktive Diät »frustriert« den Körper und sorgt dafür, dass man sogar noch weniger Fett verbrennt! Auch wenn ich bereits viel Neues erfahren und gelernt hatte, fiel es mir ziemlich schwer, die neuen Ratschläge von Harry König wirklich anzunehmen. Ich hatte so lang auf meinen festen Plan gebaut, mit akkuraten Makro-verteilungen und strikten Kalorienvorgaben, und habe damit auch die Erfolge erzielt, die ich wollte. Sollte ich das alles und meine damit verbundene Sicherheit plötzlich über Bord werfen? Könnte ich mit einer weniger strengen Diät überhaupt wirklich abnehmen und in Topform kommen? So könnte ich doch meinen Comeback-Plan nicht angehen. Obwohl ich ihm vertraute, hatte ich große Sorge, meine gerade erzielten Fortschritte wieder zu verlieren. Ich versuchte sogar, ein wenig mit ihm zu verhandeln: Vielleicht doch ein paar Gramm mehr Proteine, dafür etwas weniger Fett? Oder lieber insgesamt ein bisschen weniger von allem?

Ich merkte, wie sehr ich wieder verkrampfte und dass es noch etwas Zeit brauchte, den richtigen Weg für mich zu finden …

Leider habe ich im Oktober/November 2019 meine Selbstfürsorge etwas übertrieben. Aber da dies ein ehrliches Buch werden soll und andere nicht denselben Blödsinn wie ich machen sollen, erzähle ich auch von meinen etwas misslungenen »Beauty-Treatments«, von denen ich nicht lassen konnte ;-)) Eigentlich wollte ich in einer dermatologischen Klinik die dunkle Narbe auf dem rechten Knie wegmachen lassen (das »Souvenir« von meinem Rollerunfall mit Ercan in Thailand, von dem ich bereits erzählt habe). Man verschrieb mir eine Bleichsalbe. Da ich eh schon hier war, fragte ich auch gleich nach einem Mittel und einer Behandlung, die meine Gesichtshaut etwas ebenmäßiger machen sollte (okay, okay, ich weiß schon, was ihr sagen wollt, aber hat nicht jede*r etwas am eigenen Gesicht auszusetzen? Pickel, dunkle Male, Sonnenflecken???). Es stellte sich heraus, dass ich beide Salben nicht vertrug, ich bekam eine fette allergische Schockreaktion. Über meiner Narbe am Knie entwickelte sich eine klaffende, nässende Fleischwunde. Mein Gesicht schwoll dermaßen an, dass ich aussah, als hätte ich Mumps mit Ausschlag, und ich konnte kaum mehr sprechen.

Und dann mussten auch noch meine Weisheitszähne raus … alle vier auf einmal! Die Notwendigkeit war schon vor einer Weile festgestellt worden und nun gab ich mir einen Ruck – wenn nicht jetzt, wann dann? Leider erwies sich die OP als sehr aufwendig, sie dauerte fast doppelt so lang wie normal. Die vier Zähne mussten mit einem Kraftakt zerschlagen und herausgebrochen werden und ich Depp hatte natürlich nur die örtliche Betäubung statt einer Narkose gewählt! Im gesamten Mund hatte ich die Zahnsplitter. Ich bekam starke Antibiotika gegen die Schwellung und die allergische Schockreaktion, mein gesamter Kopf tat nur noch weh und ich wollte ihn am liebsten einfach abschrauben. Fast den ganzen Herbst lief ich also mit einem geschwollenen Gesicht herum! Fast unnötig zu erwähnen, dass ich in dieser Zeit nicht richtig Sport treiben konnte bzw. durfte. Dabei war ich doch auf so einem guten Weg gewesen: Im Oktober vor diesen ganzen Behandlungen wog ich 20 Kilo weniger als nach meiner Rückkehr aus L.A.

Meine Therapeutin

ÜBER DAS »INNERE LOCH«

Viele von uns fühlen ein »inneres Loch«. Manche sagen auch »innere Leere« dazu oder »sich nicht mehr spüren können«, »sich aufgelöst haben«. Aber es meint alles etwas Ähnliches: die eigenen Gefühle und Bedürfnisse werden – aus den unterschiedlichsten Gründen oder Erfahrungen – nicht zugelassen, und das fühlt sich »leer« an. Manche Patient*innen sagen auch, sie fühlen sich »taub«. Sie meinen damit, dass sie sich selbst nicht mehr spüren können – quasi nicht mehr an sich selbst rankommen.

Warum lässt man Gefühle nicht an sich heran? Meistens aus Schutz. Denn Angst, Traurigkeit, Wut und Scham will man nicht so gern fühlen. Diese Gefühle schmerzen, verwirren uns und tun weh. Vor allem wenn wir nie gelernt haben, mit ihnen umzugehen. Wir »flüchten« uns stattdessen oft in ein bestimmtes Verhalten wie übermäßiges Essen, in Computerspiele, die Social-Media-Welt, in Alkohol und Drogen oder in eine Kaufsucht wie übermäßiges Online-Shopping. Psycholog*innen nennen all das »dysfunktionale Bewältigungsstrategien«. Sie sind einerseits der verzweifelte Versuch, vermeintlich negative Gefühle abzuwürgen und nicht zu spüren, aber gleichzeitig auch der kontraproduktive Versuch, gegen diese entstandene Leere anzuarbeiten und sich selbst wieder spüren zu können.

Manche Menschen kämpfen gegen diese Leere sogar mit Selbstverletzung an. Das heißt, sie provozieren eher einen körperlichen Schmerz, um sich wieder zu spüren, als die inneren Gefühle zuzulassen, weil sie damit schlimmerweise kurzfristig besser umgehen können. Ein solches autoaggressives Verhalten sollte dringend in einer Therapie behandelt werden.

Wir müssen verstehen, dass alle Gefühle wahnsinnig wichtig sind. Sie weisen uns darauf hin, dass etwas nicht stimmt und aus der Balance ist. Der Preis dafür, sie nicht fühlen zu wollen, ist hoch: Denn wenn ich die vermeintlich negativen Gefühle nicht fühlen will, kann ich auch meist die positiven nicht mehr richtig spüren. Außerdem verschaffen weggedrückte Gefühle sich oft irgendwann ihr »Recht« und »bahnen« sich ihren Weg. Sie werden dann für uns z. B. unkontrollierbar groß und »laut« oder treten in psychosomatischer Form auf, das heißt durch körperliche Beschwerden wie Schlafstörungen, Kopfschmerzen, Haut- oder Magenprobleme.

Es gibt also gar keine richtigen *negativen* Gefühle. Auch Wut, Angst und Trauer gehören zu den sogenannten »Basisgefühlen«, die ihren Nutzen für den Menschen haben. Sie sind evolutionär wichtig. Das heißt, wir brauchen sie, um uns zu entwickeln – um unser Leben immer besser zu meistern und eben auch, um vollständig zu sein. Und es ist wichtig, dass die anderen diese Gefühle sehen können. Damit sie auf unseren Zustand angemessen reagieren können. Zum Beispiel mit Rückzug oder Schutz und Trost. Deswegen bringen alle Basisgefühle auch körperliche Reaktionen hervor. Zum Beispiel dass wir weinen, wenn wir traurig sind. Gefühle wollen wahrgenommen und gezeigt werden, weil sie aus unserem natürlichen Grundbauplan heraus unser Überleben sichern sollen.

Um sich selbst wieder zu fühlen, sollte man die als bedrohlich empfundenen Gefühle also wieder wahrnehmen, sie sich zugestehen und sie v. a. zulassen. Sich so etwas sagen wie: »Ich bin jetzt traurig oder wütend oder ich habe Angst. Und das ist verständlich und hat einen guten Grund.« Und dann wäre es toll, wenn man lernt, diese Gefühle auch angemessen auszudrücken, und nicht mehr versucht, sie z. B. durch erlernte dysfunktio-

nale Bewältigungsstrategien abzutöten. Und wie gehe ich dann mit diesen Gefühlen um? Es gibt keinen »goldenen Weg«. Aber am Anfang steht immer das Wahrnehmen, dann das Akzeptieren – d. h. »okay« mit den Gefühlen zu sein –, sie nicht zu verteufeln oder »weghaben« zu wollen. Sondern Verständnis mit sich zu haben! Dann ist schon der halbe Weg gegangen. Wie man dann damit genau umgeht – sich selbst und anderen gegenüber –, muss man langsam herausfinden. Und Schritt für Schritt lernen, neues Verhalten auszuprobieren. Wut zum Beispiel kann man seinem/r Chef*in oder Partner*in so vermitteln, dass es konstruktiv bleibt. Und beim Gefühl Traurigkeit kann man sich Hilfe zugestehen und z. B. Ruhe suchen und Trost annehmen oder manchmal auch einfach nur die Tränen endlich zulassen.

Meine Wohnung mied ich in dieser Zeit, da ich nicht einschätzen konnte, wie es mir ohne emotionalen Support gehen würde. Ich hatte Angst davor, wieder so allein wie in L.A. zu sein, da ja genau dann das unkontrollierte Essen seinen Raum fand. Ich wohnte vorübergehend wieder in meinem Elternhaus in Rosenheim. Es war wirklich paradox: Insgeheim wünschte ich mir Kontrolle, aber eine »irgendwie andere«, als meine Familie mir geben konnte, wie anders genau konnte ich nicht benennen.

Wenn ich »zu viel« esse, sieht das von außen betrachtet nicht so dramatisch aus, wie man sich das vielleicht vorstellen mag. Ich knie nicht vor dem offenen Kühlschrank und stopfe mir wie ein wildes Tier wahllos irgendwelche Sachen rein. Ich bin auch nie mitten in der Nacht wegen Heißhungers aufgestanden. Nein, ich stehe zum Beispiel mit einem Joghurt in der Küche, wie andere auch. Das Ding dabei ist allerdings: Ich esse mit dem Joghurt etwas, von dem ich weiß, dass es nicht in meinem

Plan steht. Und das schnell und irgendwie hektisch, denn das allein brachte mich früher komplett aus der Fassung. Wenn dann jemand in die Küche kam und mich bei so etwas »nicht Erlaubtem« sah, fühlte ich mich sofort ertappt, als wäre ich eine Kriminelle. Auch beim Einkaufen, wenn ich mir die in meinem Empfinden »verbotenen« Lebensmittel besorgte, hatte ich das Gefühl, als ob mich alle Menschen im Supermarkt beobachten und verurteilen würden. Legte ich Sachen aufs Band, die nicht supermager oder bio oder generell fitnesstauglich waren – also auch mal eine Tafel Schokolade –, dachte ich so komische Sachen wie: Gleich erkennt mich bestimmt der Kassierer oder die Frau hinter mir und denkt: »Schlimm! Kann diese Frau sich nicht beherrschen? Sie macht doch Fitness! Und die will ein Fitnessvorbild sein, dass ich nicht lache!« War das nicht verrückt? Die Furcht, ertappt zu werden, war *die ganze Zeit* in meinem Kopf! Ich hatte mit der Zeit die Lockerheit bei der Ernährung immer mehr verloren. Ursprünglich hatte ich meine besondere Lebensweise aus einer gewissen Euphorie und Leichtigkeit heraus begonnen. Doch dann lernte ich, wie man mithilfe akkuraten Kalorienzählens seinen Körper manipulieren kann. Wenn man damit dann in eine krasse Form kommt, will man immer mehr dabeibleiben und kommt schwer davon los. Fürs Bodybuilding und andere Wettkampfsportarten muss man sehr stabil sein, was für mich eine echte Herausforderung war, denn ich war schon seit jeher unsicher mit meinem Aussehen und Körper. Vermutlich habe ich die Herausforderung Bodybuilding deshalb sogar gesucht, sozusagen um mich »selbst zu überlisten«. Meine »Fitnessreise« war stets ein Motivationsmotor. Und egal, wie viel ich dadurch auch abnahm, die Selbstzweifel blieben.

Solange ich meine Diätpläne zu 110 Prozent eingehalten hatte, fühlte ich mich stark und selbstsicher. Um auf das Joghurtbeispiel zurückzukommen, war mein Gefühl: Dieser Joghurt stand nicht auf dem Plan? Dann hast du auf ganzer Linie versagt! Und alle anderen werden es merken. Ich war nicht in der Lage, mir selbst gegenüber zu sagen: »Hey, entspann dich, es handelt sich hier um einen hundsnormalen *Joghurt*, keine Schwarzwälder Kirschtorte! Auch wenn ich damit jetzt 45 Kalorien über meinem Plan liege, tut mir dieser verdammte Joghurt gerade auf eine gesunde Weise gut!« Stattdessen war das der Startschuss für die komplette Eskalation …

Ich hatte zwar nach wie vor Essanfälle, verstand inzwischen aber schon besser, was dabei eigentlich geschah. Es lief im Grunde so ab: Es gab verschiedene »Trigger«, die mich sofort an Essen denken ließen. Diese Trigger waren bei mir in den häufigsten Fällen unangenehme Emotionen wie: sich nicht gut genug fühlen, sich dick fühlen (im Spiegel, auf Fotos oder in Videos), Selbstzweifel, Nervosität, Hilflosigkeit, aber auch Streit mit nahestehenden Personen, Stress und Druck, oder wenn nach einem wichtigen Termin die ganze Anspannung von mir abgefallen ist. Ein Gefühl, als ob der Puls auf 180 wäre und es einen innerlich zerreißen würde, wenn man jetzt nicht sofort etwas zu essen bekommt. Ich fing an zu schwitzen und wurde bei dem Gedanken, alles essen zu können, was ich nur will, unglaublich aufgeregt. Wenn ich mich zu so einem Zeitpunkt nicht gut in Form fühlte oder eh schon, sagen wir eine Tomate, außerhalb meines Planes gegessen hatte, war der Tag für mich sowieso gelaufen – dass es ja eh kein perfekter Tag mehr war, musste sozusagen als Entschuldigung herhalten. Wie im Rausch aß ich dann einfach drauflos, angefangen mit Gesundem, wie Obst, Gemüse und Nüssen, um vordergründig mein Gewissen zu beruhigen. Dies glitt dann meist zu immer schrottigeren Sachen ab, da ich einen immer größeren Reiz suchte. Ich war wie auf Autopilot. Absoluter Kontrollverlust. Das Ganze hat nichts mehr mit Genuss zu tun. Aus dem hektischen Gefühl heraus, etwas Verbotenes zu tun, schlingt man so schnell wie möglich die hochkalorischen Sachen in sich hinein, als ob es danach nie wieder etwas geben würde. Klar im Kopf wurde ich häufig erst dann wieder, *nachdem* alles vorbei war.

> ENTWEDER WOG ICH AUFS GRAMM GENAU ALLES AB UND ZÄHLTE EXAKT MEINE KALORIEN ODER ICH WARF ALLES ÜBER BORD UND ASS EINFACH DRAUFLOS.

Diese unkontrollierten Essattacken waren für mich das Schlimmste. Das Gefühl danach variierte von starkem Selbsthass und Ekel bis hin zu richtigen Existenzängsten. Als würde sich eine zweite Person in einem bemerkbar machen, ein Monster in einem drin. Eine Zeit lang hatte ich es geschafft, dieses wilde Monster anzuketten und im Zaum zu halten, doch irgendwann riss es sich wieder los und versuchte, mich zu zerstören. Man mag sich hier als Leser vielleicht denken: »Hör doch einfach auf zu essen! Kauf doch solche Sachen erst gar nicht ein. Stoppe doch, wenn du satt bist.« Das Ding ist, man *kann nicht* aufhören. Man spürt nicht mehr, wann man Hunger hat oder satt ist. Man tut alles, einfach alles, um in solchen Momenten an Essen zu gelangen. Es ist so, als ob man sich damit einfach nur aus der Realität schießen möchte, weil man

Meine Therapeutin

ÜBER GLAUBENSSÄTZE

Glaubenssätze sind Überzeugungen und Meinungen über uns selbst und Beziehungen, die wir uns aus bestimmten Erlebnissen und Erfahrungen in der Vergangenheit gebildet haben und die meist ganz automatisch und unbewusst unsere Gedanken, Gefühle und unser Handeln im Hier und Jetzt beeinflussen und lenken. Sie haben deshalb eine solche Macht über uns, weil sie – ganz platt gesagt – auch mal einen Nutzen für uns hatten. Glaubenssätze werden genau zu solchen bzw. verfestigen sich, *weil* sie uns etwas gebracht haben. Wir funktionieren seelisch eigentlich wie ein Wirtschaftssystem: Wir machen Dinge, weil sie uns in irgendeiner Weise nützen. Wenn ich Bestätigung bekomme oder Zuneigung erfahre, wenn ich z. B. brav bin, bleibe ich weiter brav, um Zuneigung zu bekommen. So verfestigt sich dieses Verhalten und damit ein innerer Glaubenssatz wie: »Ich muss brav sein, um geliebt zu werden«. Es kann in etwas Giftiges, Dysfunktionales kippen, wenn ich keine anderen Erfahrungen mache, und sich dadurch eine Generalisierung einstellt: »Ich werde nur geliebt, wenn ich brav bin«, »Ich bin nur hübsch, wenn ich dünn bin«, »Ich muss immer Leistung bringen, damit ich wertvoll bin«. Und wenn ich etwas wegnehme, das mir einen Nutzen gebracht hat – was dann? Da entsteht ja eine Lücke, deshalb kann ich solche Glaubenssätze nicht einfach »löschen«.

Die therapeutische Methode besteht darin, solche Sätze zu identifizieren, herauszufinden, warum ich sie mal »gelernt« habe, und auch anzuerkennen, dass diese Überzeugungen mir mal genützt haben. Und dann könnte man gemeinsam herausarbeiten, wann und warum diese inneren Sätze einem mittlerweile eher schaden bzw. warum sie einem das Leben oft »vergiften«. Wenn wir dann überprüfen, welche Werte und Überzeugungen wir eigentlich *heute* im Leben haben, können wir anhand dieser Erkenntnisse anfangen, die alten Glaubenssätze zu »entgiften«. Das kann bedeuten, andere Formulierungen finden. Ich würde einem/r Patient*in zum Beispiel die Aufgabe geben: »Schreiben Sie mal alle Muss-Sätze auf, die Sie an einem Tag in sich tragen.« Danach nehmen wir uns jeden einzelnen Satz vor und fragen uns: *Muss ich das wirklich?* Ein einfaches Beispiel für einen Muss-Satz, der manchmal Druck macht und den wahrscheinlich die meisten kennen, wäre: »Ich muss arbeiten gehen.« Besser ist es, sich zu überlegen: »Muss ich das wirklich?« oder »Wozu gehe ich eigentlich arbeiten?« Und dann das kleine Wort »muss« zu ändern und sich z. B. zu sagen: »Ich *entscheide mich* dazu, arbeiten zu gehen, weil ich dann Geld verdiene.« Oder: »… weil ich damit anderen helfe.« Die neuen »entgifteten« Sätze fühlen sich auf einmal ganz anders an und nehmen viel Druck, weil wir dann wieder eine Entscheidungs- und Handlungsfähigkeit spüren.

Es gibt aber natürlich auch viel tiefer liegende Glaubenssätze, die über allem stehen. Weil sie sich ganz früh oder über so viele Jahre in uns verfestigt und uns durchs Leben »geleitet« haben. Wie etwa die oben genannten oder so etwas wie: »Ich werde nur geliebt, wenn ich immer funktioniere«. Diese Sätze sind oft überdauernder, weil sie uns eine Grundstruktur fürs »Überleben« in dieser Welt gegeben haben, und unsere Psyche sie deshalb nicht einfach aufgeben kann. In diesem Fall braucht es Zeit, sie zu verstehen, die dazu gehörigen Gefühle zu spüren und andere Sätze zuzulassen und auszuprobieren, nach ihnen zu leben. Um dann zu merken, dass die neuen Glaubenssätze mir jetzt mehr nützen und mich ab jetzt freier und sicherer durchs Leben führen können.

Zusammengefasst heißt das also: Glaubenssätze sind nicht per se schlecht. Sie geben uns auch Halt und Struktur. Wir dürfen sie nur nicht generalisieren – also als allgemein- und immer gültige Lebensregeln annehmen. Und wir sollten sie uns ab und zu ganz genau anschauen, hinterfragen, ob sie uns noch guttun, und eventuell mal andere Glaubenssätze ausprobieren.

mit negativen Gefühlen und Emotionen einfach nicht richtig umzugehen weiß. Ein inneres Loch füllen. Ich wusste lange nicht, woher dieses Loch kam und wie, sogar *ob* ich es jemals in den Griff bekommen würde. Essen kontrollierte mein Leben. Von einem Extrem in das andere: Entweder wog ich aufs Gramm genau alles ab und zählte exakt meine Kalorien oder ich warf alles über Bord und aß einfach drauflos.

Mir war total klar, dass ich etwas an meinem Denken verändern musste, und ich war wirklich bereit, alles dafür zu tun. Hätte ich eine afrikanische Pantherkröte ablecken müssen, um dieses Problem loszuwerden, hätte ich dies sofort getan! Das war natürlich Spaß, aber wer könnte mir helfen, mein Mindset zu verändern? Einer ehemaligen Wettkampfathletin, die unter fast der gleichen Symptomatik litt wie ich, war es mit einem Onlinecoaching tatsächlich gelungen, ihr Mindset zu verändern: mit der psychologischen Methode des NLP, des »Neuro-Linguistischen Programmierens«, welches gewisse »Glaubenssätze« in unserem Denken hinterfragt. Typische Glaubenssätze sind zum Beispiel »Ich bin nur liebenswert, wenn ich Leistung erbringe«, »Das Pech verfolgt mich«, »Wer schön sein will, muss leiden«, »Wenn man nur genug will, dann schafft man es auch«. NLP beruht darauf, Muster im Gehirn (»Neuro-«), die sich durch solche Glaubenssätze festgesetzt haben und die unser Handeln prägen, mithilfe der Sprache (engl. linguistic = »sprachlich«) wieder zu verändern (»programmieren«). Sie empfahl mir ein spezielles Onlineprogramm.

Dieses Programm ist sehr intensiv und besteht aus extrem viel Videomaterial und Eigenarbeit, aber das schreckte mich nicht ab. Ich fand es total interessant! Den Gründer David Godfrey selbst habe ich durch viele Face-to-face-Gespräche kennen- und schätzen gelernt. Ich betrachte seine Einsichten und seine Methode als eine große Bereicherung. Sein Programm ist kein »Quick Fix«, keine schnelle Lösung. Man macht es nicht und ist dann wie durch Magie geheilt. Aber es gibt einem viele Denkanstöße und definitiv einen Perspektivwechsel.

Ich war vollkommen geflasht, als ich kapierte, dass sich aus simplen Glaubenssätzen, die uns als Kinder und Heranwachsende vermittelt werden, Gewohnheiten im Verhalten ergeben, die man gar nicht mehr hinterfragt. Sie sind so in unserem Gehirn verankert, dass wir sie für die Wahrheit halten! Aber: Was einmal »programmiert« ist, kann man auch wieder umprogrammieren, vorausgesetzt, man *erkennt*, dass sich das eigene Verhalten aus einem Glaubenssatz ableitet. Beispiel: Wenn ich mich für einen ängstlichen Menschen halte, werde ich mir irgendwann keine Herausforderungen mehr zutrauen – und paradoxerweise dieses wiederum als Tatsache nehmen, die meine Ängstlichkeit belegen. Fakt ist, dass man nicht ängstlich, faul oder unsportlich geboren wird. Man ist das, was man aus sich macht! Wenn ich nun aber mal absichtlich den Gegenbeweis antrete und beispielsweise (vielleicht etwas weit hergeholt) Bungee-Jumping versuche oder mich einfach nur auf ein Stand-up-Paddling-Board stelle, werde ich merken, dass ich ja gar nicht ängstlich *bin*! Und kann von nun an ganz andere »Challenges« bewältigen. Niemals hätte ich geglaubt, dass ich einmal auf einer großen Bühne vor über 4 000 Menschen stehen werde. Doch all diese zunächst »Furcht einflößenden« Erfahrungen machten mich stärker.

Im Oktober und November versuchte ich also etwas, das ich vorher noch nicht gewagt hatte: Ich arbeitete an meinem INNEREN, nicht an meinem Äußeren. Und zwar mit einer *positiven* psychologischen Herangehensweise, die nicht meine Kindheit durch die Mangel drehte oder mein Verhalten beurteilte, an meinen »Defiziten« arbeitete oder gar eine neue »Don't«-Liste aufmachte. Mit meinem medizinischen Check-up und dem Einblick in die Bedürfnisse meines Körpers hatte ich ja schon einen Schritt in Richtung ganzheitlichem Ansatz getan. Nun die Konstrukte in meinem Kopf genauer unter die Lupe zu nehmen schien mir der logische nächste Schritt. Es war ein richtiges kleines Studium: Zwei Monate lang beackerte ich täglich neues Material, machte Hausaufgaben, Life-Coachings und hatte jederzeit WhatsApp-Kontakt mit David.

Und plötzlich merkte ich, wie ein Stein ins Rollen kam. Das Irre: Noch vor wenigen Wochen hatte ich geglaubt, ich müsse erst in Topform kommen, um glücklich zu werden. Stattdessen geschieht der Prozess genau andersherum: Erst wenn man innerlich glücklich ist, erreicht man langfristig seine Wunschfigur. Ich fühlte mich ganz anders als sonst. Ich war selbstsicherer (zwar erscheine ich immer so flapsig und als wäre ich nicht auf den Mund gefallen, in Wirklichkeit ist das aber auch eine Art Selbstschutz). Es fiel mir leichter, ganz konkret meine Meinung zu sagen, ich wich Konflikten zu Hause nicht mehr so schnell aus. Und ich entwickelte ganz langsam tatsächlich ein Gespür für meine wahren Bedürfnisse, auch Menschen gegenüber: Wer tut mir gut, wer nicht? Plötzlich erinnerte ich mich wieder an die wertvollen Stunden mit den Freundinnen von früher, von der Mädchenrealschule. Die soziale Komponente in meinem Leben hatte ich die vergangenen Jahre durch die engen Beziehungen zu Ercan und Charly fast komplett aufgegeben, es war kaum Platz für andere Menschen und Unternehmungen außerhalb des Fitness gewesen. Das hatte ich ja auch so gewollt. Ich wollte alles in meinem Leben meinem Projekt opfern. Nun aber wurde mir bewusst, dass ich sehr wohl ein Bedürfnis nach anderen Menschen hatte: nach Menschen, mit denen ich »echt« sein und mit denen ich nicht nur über Sport und Social Media reden konnte. Ich empfand mich nun nicht mehr ausschließlich als »Pumping Sophia«, sondern auch als das normale Mädel aus Rosenheim.

Ich fasste mir also ein Herz und nahm wieder Kontakt zu meinen Freundinnen von früher auf. Wir hatten uns seit fast acht Jahren nicht mehr gesehen. Wir trafen uns im Café, redeten und lachten ganz genau wie damals, als ob keine Zeit seit unseren letzten Treffen vergangen wäre! Das war total schön und ich merkte, wie sehr mir das die ganze Zeit über gefehlt hatte: eine Mädels-Crew, mit der man sich über die manchmal belanglosesten Dinge kaputtlachen kann! Dass ich mich verändert hatte, mir mein Äußeres und der Sport nicht mehr das Wichtigste waren, bekam ich auch zurückgespielt. Manche meinten plötzlich: »Hey, du bist ja wieder die alte Sophia! Du warst die letzten Jahre eigentlich nur abwesend und immer angespannt, man konnte gar nicht zu dir durchdringen. Und jetzt wirkst du wie die Sophia von früher, man kann mit dir einfach draufloslachen!« Dass in dieser Zeit mein Aussehen sekundär für mich wurde, empfand ich nicht mehr als dramatisch – es war ein Zeichen dafür, dass so viel in mir passierte und ich bereit war, meine Fühler nach mehr im Leben auszustrecken.

Es ist schon eigenartig. Da renne ich drei Monate durch Los Angeles und so gut wie keiner spricht mich an, man nimmt mich überhaupt nicht wahr, als ob ich den Tarnumhang von Harry Potter übergeworfen hätte. Und die erste Zeit in München, nach meiner Rückkehr war es auch nicht viel anders: Mit meinen absurden Beauty-Treatments beförderte ich mich freiwillig ins Abseits, hatte den Eindruck, als ob ich kein Teil der Gesellschaft mehr wäre. Bis ich mein Herz öffnete, ich anfing, mich zu akzeptieren, und auf mein Aussehen mehr oder weniger gesch***** habe!! Je weniger Aufmerksamkeit ich meinen Figursorgen schenkte, desto mehr merkte ich, wie ich mich wieder immer mehr traute, ich selbst zu sein. Ich spürte förmlich, wie mein lahmgelegtes und abgestumpftes Inneres sich wieder aufrappelte und meine Lebensfreude zurückkehrte. Auch mein Umfeld reagierte positiv darauf und ich merkte, dass mich andere Menschen wieder wahrnahmen. Und dann erreichte mich auch noch mitten in meiner Weisheitszahnarie eine WhatsApp-Nachricht, die einen wesentlichen Teil meines Lebens verändern sollte! Wenn ich heute daran zurückdenke, war es, als hätte mir das Universum ein Geschenk gemacht.

Davon hatte ich natürlich noch keine Ahnung, als ich die WhatsApp las: Wie es mir denn ginge, er hoffe, gut, und ob wir uns nicht mal auf einen Kaffee treffen wollten? Die Nachricht war von *ihm*, einem Typen, der damals auch in »Ercan's Body Gym« trainiert hatte und mir – unter uns :-) – 2018 ziemlich gut gefiel. Als ich zu dieser Zeit in der besten Form wie noch nie war, nahm ich all meinen Mut zusammen und baggerte ihn tatsächlich an (wohl etwas zu »subtil«, jetzt im Nachhinein gesehen, haha): Ich glotzte ihn dauernd an, machte ihm Komplimente, suchte das Gespräch und den Augenkontakt … Aber er bemerkte mein Interesse überhaupt nicht. Er zwar immer freundlich, aber distanziert. Mit den Gedanken komplett woanders. Nach einer Weile gab ich es auf, da ich vermutete, dass er wohl einfach nicht auf mich steht. Dann eben nicht, dachte ich, ich hab eh keine Zeit für eine Beziehung.

Mein erster Gedanke nach den Monaten der Funkstille (das letzte Mal hatten wir uns bei der Abschiedsfeier von Ercan's Gym im März gesehen): Der will bestimmt was über Social Media und Reichweite von mir wissen. Ich wusste, dass er einen türkischen Fitnesskanal auf YouTube hatte. Trotzdem war ich irgendwie aufgeregt, als wir uns für den 22. Dezember, also zwei Tage vor Weihnachten, in einem netten Café in München verabredeten. Ich habe echt mit mir gehadert, ob ich tatsächlich hingehen sollte – ich war ja ganz und gar nicht in Topform! Andererseits: Er hatte mich in den Jahren im Gym schon in so vielen körperlichen Variationen erlebt. Den Abend zuvor rutschte mir das Herz jedoch komplett in die Hose: »Was soll ich nur anziehen? Was, wenn es ein Date ist? Was, wenn nicht???« Ich hatte zuvor sogar noch mal mit David Godfrey darüber gesprochen und er redete mir so viel Mut zu, dass ich beschloss, einfach hinzugehen. Was hatte ich denn zu verlieren?

Vier Stunden haben wir durchgequatscht!! Wir sind nach dem Café noch spazieren gegangen, doch als es anfing zu regnen, nahm ich ihn in meinem Auto mit, um ihn nach Hause zu bringen … Vor seiner Haustür musste ich ihn peinlicherweise fragen, ob ich noch seine Toilette benutzen dürfte, da ich so dringend müsste. Oben in seiner Wohnung kamen wir aber wieder ins Quatschen und aßen dann sogar noch gemeinsam zu Abend – nicht, was man jetzt vielleicht denkt, es war ein harmlos gemeintes Essen, er benahm sich nullkommanull flirty. Als es immer später wurde und für mich wirklich Zeit, nach Hause zu fahren, schoss es mir durch den Kopf: Ich kann dieses Treffen unmöglich verlassen, ohne Klarheit darüber zu haben, was er eigentlich von mir will! Wir hatten zwar über Beziehungen gesprochen, und dass er sich eigentlich auch wieder eine Beziehung wünschen würde, aber das klang so, als würde er an lauter Möglichkeiten denken, nur nicht an mich. Da konnte ich nicht anders, es brach einfach aus mir heraus, ich sagte: »Bloß komisch, dass du gar nicht gemerkt hast, wie ich dich Ende 2018 übel peinlich angebaggert hab!« Ich konnte selbst nicht glauben, dass das gerade aus mir herausplatzte. Mein Herz raste und ich wollte einfach nur weglaufen. Und wenn er mir jetzt klarmacht, dass er null auf mich steht?, dachte ich. Damit hatte er nicht gerechnet und ließ vor Schreck beinahe die Teller beim Abräumen fallen. »SOPHIA!«, sagte er. »Ich hatte ja gar keine Ahnung!« Später erfuhr ich dann, dass er im Gym schon seit Langem ein Auge auf mich geworfen hatte, aber dachte, dass er bei mir keine Chance haben würde. Lustig, oder?! Nachdem ich endgültig die Katze aus dem Sack gelassen hatte, nahm er mich in den Arm und sagte: »Wow, jetzt haben wir uns so lange nicht mehr gesehen und ich muss das erst einmal sacken lassen. Wir treffen uns jetzt in Zukunft einfach öfter, Sophia, und sehen, was sich daraus entwickelt!«

Später, während ich im Auto nach Hause fuhr, musste ich die ganze Zeit über mich lachen und war noch immer voller Adrenalin. Ich wunderte mich noch immer über die Sachen, die an diesem Abend aus mir herausgeschossen kamen … Auch wenn es nichts werden sollte, war ich total stolz auf mich und froh, dass ich plötzlich so mutig war.

Erst an Weihnachten schrieb er mir wieder, nachdem er mich fast zwei Tage hatte zappeln lassen (ich hasse ja solche Spielchen eigentlich). Ich dachte schon, dass ich ihn mit meiner Offenheit jetzt richtig verschreckt hätte. Von diesem Abend an schrieben er und ich uns von früh bis spät. Meine Eltern flogen wieder nach Spanien, er flog mit einem Freund über Silvester in den bereits geplanten Urlaub nach Dubai und ich blieb immer noch total perplex in Rosenheim und verbrachte die Zeit zwischen den

Jahren mit meiner Schwester und meinem Opa. Meinen inneren Veränderungsprozess trieb ich weiter voran und hatte regelmäßigen Kontakt mit meinen Coaches. Mir ging es großartig.

Am 7. Januar kamen meine Eltern dann wieder aus Spanien zurück. Ich wollte sie abholen, besorgte meiner Mom einen kleinen Prosecco, meinem Pa sein Lieblingsbier, um unser Wiedersehen zu begießen. Ich wartete in der Ankunftshalle am Münchner Flughafen und dachte mir schon im Hinterkopf: Hoffentlich mustern sie mich nicht. Denn in mir war die Ahnung, ich würde ihren Erwartungen nicht entsprechen und in der Zeit, in der sie in Spanien waren, nicht genug abgenommen haben. Ich wusste, dass sich körperlich nicht viel bei mir getan hatte, doch dafür viel mehr in meinem Inneren, was man von außen jedoch nicht sah. Vor ihrer Abreise hatten wir noch eine Abmachung getroffen (selbst schuld, dachte ich jetzt, weshalb mache ich den Quatsch bloß immer wieder mit? Weil ich mal wieder dachte, ich würde es schaffen, deshalb). Zwar war ich mit meiner Schwester regelmäßig beim Training im Studio, die Sache mit der Ernährung hatte ich aber nicht so gut hinbekommen, wie jedes verdammte Jahr um diese Zeit. Aber hey, es war ja auch Weihnachten. Und Silvester! Und außerdem war ich verliebt ... Jetzt könnte man annehmen, dass man weniger isst oder keinen Hunger hat, wenn man verliebt ist. Das kam ja später auch noch, doch ich war mit mir selbst wieder so unzufrieden und unter Druck, dass ich dachte, dass *er* mir am Ende vielleicht wegen meines Aussehens doch einen Korb geben würde. Ich wollte in diesen knapp zwei Wochen wieder schnell abnehmen, damit ich beim nächsten Treffen mit ihm verändert aussehen würde und auch meine Eltern stolz wären. Doch ich hatte immer noch Essanfälle. Was für ein Unsinn im Nachhinein, oder?

Mein Papa begrüßte und umarmte mich. Aber meine Mutter sah mich nur von oben bis unten an, sagte kurz »Hallo« und blieb stumm. Ich merkte sofort, dass was schieflief. Erst nach 30 Minuten Autofahrt legte sie los und leider war es nicht gerade freundlich, was sie zu mir sagte. Meine Mutter war riesig enttäuscht von mir, dass ich in ihren Augen keine Fortschritte gemacht und unsere Vereinbarung gebrochen hatte. Sie machte sich unglaubliche Sorgen, was mit mir und meiner Zukunft passieren würde. Was sie leider nicht sah – man *konnte* es von außen ja auch nicht sehen –, war, dass ich die vergangenen Wochen Wahnsinnsfortschritte in der Entwicklung meiner Persönlichkeit gemacht hatte. Irgendwann konnte ich es nicht mehr zurückhalten und die Tränen flossen mir übers Gesicht. Mein Pa fragte mich noch, ob ich nicht rechts ranfahren wollte, aber meine Mom redete nonstop weiter, und ich wusste, ich will nur noch eines: meine Eltern in Rosenheim absetzen. Meine Sachen packen. Und dann in meine Wohnung nach München flüchten. Und vorerst nicht in mein Eltern-haus zurückkehren.

Es griffen also wieder die alten Mechanismen: die Sorgen meiner Mutter um meine Gesundheit, meine Karriere und meine Zukunft, die sie hinter ihrer Zurecht-weisung versteckte. Ich sprach mit ihr und erklärte ihr meine Meinung dazu. Doch ich sah keinen Sinn mehr darin, das alles noch weiter auszudiskutieren, und haute ab (wie immer). Meine Mom und ich, wir waren beide mal wieder zu keiner normalen, sprich: unemotionalen Kommunikation fähig. Wie auch? Es wurde uns durch die gan-zen Erfahrungen der letzten Jahre einfach zu schwer gemacht.

Und so fühlte ich mich im noch frischen Jahr 2020 wieder jäh auf den Boden der Tatsachen zurückgeholt. Sah ich wirklich so schlimm aus? Hatte ich wirklich keiner-lei Fortschritte gemacht? Ich war brutalst ernüchtert und auf einen Schlag so sehr verunsichert, dass ich sogar das nächste Treffen mit *ihm* am 12. Januar direkt absagen wollte – wir hatten uns gleich nach seinem Urlaub für ein Date verabredet. Eine Freun-din meiner Schwester meinte am Geburtstag meines Vaters am 11. Januar zu mir: »Du gehst da auf jeden Fall hin! Wenn du da nicht hingehst, du blöde Kuh, dann hau ich dir eine!« Ich bin ihr dafür heute noch dankbar.

Würde ich je die Kurve kriegen? Den »Heiligen Gral« finden, den Schlüssel zu einem erfolgreichen Sport- und Ernährungsregime, das mich trotzdem Sophia mit ihren »Unperfektheiten« sein ließ (denn meinen Sport wollte ich nie, nie, nie aufge-ben)? Ich hatte ihn immer noch nicht gefunden.

DIE
SUCHE
HAT
EIN
Ende

D ieses Kapitel ist für mich das persönlichste und wichtigste des gesamten Buches. Der Weg raus aus meinem persönlichen Dilemma. Es soll von meiner Heilung handeln, von den letzten Metern vor dem Ziel: meinem Comeback als gesunde und glückliche Sophia. Eine neue Sophia – oder bin ich wieder die alte geworden? Die alte neue Sophia vielleicht?! Das mag jetzt etwas pathetisch klingen, aber so fühle ich es wirklich. Über die gesamte Entwicklung bin ich einfach überglücklich. Zu oft war ich in der Vergangenheit an dem Punkt, an dem ich wirklich zweifelte, ob ich das alles je in den Griff bekommen würde. Direkt zu Beginn meiner Auszeit habe ich mir selbst gesagt: Entweder finde ich eine Lösung für das Ganze oder ich lasse es komplett, schmeiße alles hin und gebe Social Media auf – fange mit etwas Neuem an. Natürlich wieder klassisches Schwarz-Weiß-Denken, doch zu groß wären der Druck und das Leid für mich persönlich gewesen, diesen Kampf weiterhin in der Öffentlichkeit auszutragen. Umso schöner, wie alles gekommen ist! Als ich damals meine Leidenschaft für das Fitness entdeckte, fühlte sich alles total richtig an: das Bodybuilding, der Kraftsport, der ganze Lifestyle. Über die Zeit habe ich mich jedoch Stück für Stück von mir selbst und dem entfernt, was gut und richtig für mich ist. Fast schon blind bin ich hineingerutscht in eine, wie ihr gleich im Folgenden lesen werdet, Essstörung. Ohne diese elementare Erkenntnis – oder präziser: knallharte Diagnose – wäre mir meine Heilung gar nicht gelungen. Nie hätte ich das vermutet: Ich musste 2020 noch mal richtig durch die Sch***, um danach meine lang ersehnte »Erlösung« zu finden. Abgesehen von der Auseinandersetzung mit meinen Eltern fühlte ich mich ja Anfang 2020 eigentlich ganz gut.

Es sollte das Jahr meines Comebacks werden. Mein Management und ich schmiedeten Pläne, diskutierten, legten Termine fest. Wir freuten uns, endlich wieder zusammenzuarbeiten, und ich hatte ein neues Ziel vor Augen. Wir machten erstmalig Brainstormings zu diesem Buch. Und ich freute mich auf die FIBO 2020 im April, ich *sehnte* sie regelrecht herbei. Ich dachte, das wäre der perfekte Termin für meine Rückkehr. Meine Community hatte das Recht, die Wahrheit zu erfahren! Ich wollte allen *persönlich* erzählen, was ich in dem Jahr meiner Auszeit erlebt und gelernt habe, zum Greifen nah sein und alle in den Arm nehmen können!

Es hatte sich bei mir ein großes Motivationshoch aufgebaut, ich war voller Pläne! Bei einem Workshop mit meinem Management in Berlin hatten wir sogar ein Produktionsteam für mein Social-Media-Comeback kontaktiert, welches mir in Zukunft bei der Contentproduktion helfen würde. Ich trieb alles sehr voran, denn nach circa einem Jahr der Öffentlichkeitsabstinenz und der Beschäftigung nur mit meiner Person wollte ich unbedingt wieder zurück ins Spiel. Ich spürte förmlich den Zeitdruck in meinem Körper. Ich war so fest davon überzeugt, es zu schaffen, dass es mir gelang, mein Management von meiner inneren Stabilität und Energie zu überzeugen und alle mitzureißen. Ich selbst war ja am meisten davon überzeugt und glaubte fest daran!

Mit meiner neuen Liebe schwebte ich auf Wolke sieben. Um auf das zweite Treffen mit ihm am 12. Januar zurückzukommen: Wir trafen uns im Englischen Garten in München und an diesem Tag, bei unserem zweiten, eigentlich ersten richtigen Date, wurden wir direkt ein Paar (zumindest hatten wir das beide als unseren Jahrestag festgelegt, haha). Seitdem sind wir jeden Tag zusammen und sind schließlich nach dem Lockdown, den wir gemeinsam bei mir zu Hause verbrachten, gleich zusammengezogen. Dass es wirklich so schnell gehen würde, hätten wir beide zuvor nicht geglaubt. Es passt wirklich, wie man so schön sagt, wie Arsch auf Eimer. Schöner hätte ich mir meine neue Beziehung wirklich nicht wünschen können.

Was ich, wie eingangs geschrieben, noch nicht ahnte: Der Endspurt zu mir selbst sollte noch einmal besonders hart werden! Noch dachte ich, dass es mir mein neues Liebesglück leicht machen würde. So extrem definiert wie zu Wettkampfzeiten mit um die 70 Kilo wollte ich gar nicht mehr werden (von diesem Gedanken konnte ich mich schon etwas lösen), aber von meinen gut 90 Kilo, die ich zu der Zeit wog, wenigstens auf 80 Kilo runterkommen. War es Liebe, die mir die ganze Zeit fehlte? Klaffte in mir vielleicht »nur« ein inneres emotionales Loch, das ich die letzten Jahre mit Essen füllen wollte? Daran glaubte ich ganz fest: »Wenn ich in einer neuen, glücklichen Beziehung lebe, bin ich endgültig geheilt.« Ja und nein, wie ihr später erfahren werdet. Im April 2020 würde ich wieder durchstarten und meinen Fans Rede und Antwort stehen können. Meine neue Beziehung würde mich beflügeln und mir die Kraft geben, mit eiserner Disziplin und frischer Motivation schnell abzunehmen. »Jetzt MUSS es einfach funktionieren!«, sagte ich zu mir selbst jeden Tag.

Im Jahr zuvor hatte mein Freund viel Stress mit seinem Studium plus Job und hatte dadurch ungewollt viel abgenommen. Von seinen 95 Kilo bei fast täglichem Kraftsport nahm er auf 83 Kilo ab. Heute weiß ich, wie schlecht es ihm zu dieser Zeit physisch sowie psychisch ging, also liebe ich ihn so, wie er sich am glücklichsten fühlt. Heute wiegt Rapha – so heißt »er« übrigens, Raphael – konstante 100 Kilo und ich liebe jedes einzelne Gramm an ihm. Egal, ob er zu- oder abnehmen will. Und wisst ihr, was? Genau das gleiche Gefühl schenkt er mir auch jeden Tag und das lässt mein Herz Saltos schlagen. So sehr hatte ich mir gewünscht, jemanden zu finden, der mich so liebt, wie ich bin. Bedingungslos. Egal, ob mit Sixpack oder ohne. Und so sollte es doch eigentlich sein, oder? Doch als wir Anfang 2020 so in seiner Wohnung nebeneinanderstanden, schoss es mir trotzdem jedes Mal durch den Kopf: Unterwäschemodel trifft Kampfmatrone. Da waren sie also immer noch – diese negativen Gedanken und die destruktiven Selbstgespräche. »Was will ER denn mit MIR? Wie kann ich ihm denn nur SO gefallen?«, waren meine Gedanken, wie ein fest eingebranntes Programm, welches mich immer ganz schnell von meiner Wolke herunterriss und mir alles schlecht redete. Rapha gab mir jedoch von Anfang an das Gefühl, dass ich genau so richtig bin, wie ich war, und dass für ihn Gewicht keine Rolle spielte (was ich ihm nicht so ganz glauben wollte). Ich versuchte trotzdem, für meine persönlichen Ansprüche meine Figur zu kaschieren, da ich mir selbst einfach nicht gefiel. Da wünschte ich mir immer von anderen Verständnis für mein Äußeres, doch konnte es mir selbst am wenigsten entgegenbringen. Ich akzeptierte mich einfach nicht, wenn ich nicht in Topform war. Ich hatte noch nicht die innere Größe und den Selbstwert, zu mir und meinem Gewicht zu stehen.

> WIR BEGABEN UNS MIT HAUT UND HAAR IN DIESE BEZIEHUNG, MIT ALL UNSEREN GEFÜHLEN. EIN RICHTIGES TEAM!

Trotzdem war es mit Rapha fast zu schön, um wahr zu sein. Bei uns beiden klappte es wie am Schnürchen. Wir stellten jeden Tag aufs Neue fest, wie ähnlich wir uns waren. Wir hatten die gleiche Ernährungs- und Trainingsphilosophie, mochten die gleiche Musik und teilten die gleichen Werte. Wir konnten über die gleichen Sachen lachen und sind sogar mit den gleichen Kindheitshelden aufgewachsen – wir sind beide eingefleischte SpongeBob-Fans und sehen uns sogar heute noch gemeinsam die alten Folgen von damals an! Von Anfang an gingen wir sehr liebevoll und offen miteinander um ... ich hatte das bei einem Mann so noch nicht erlebt. Über wirklich ALLES wurde gesprochen und wir waren uns darin einig, dass man einfach geradeheraus sagt, was einen beschäftigt, anstatt es für sich zu behalten. Wir begaben uns mit Haut und Haar in diese Beziehung, mit all unseren Gefühlen. Ein richtiges Team! Weil ich so berührt davon war, dass er mich und diese Beziehung so wollte, wollte ich wiederum auch alles dafür geben. Dass mir das Universum *ihn* geschickt hat, empfinde ich heute noch als besonderes Glück. Wie ein ganz besonderes Geschenk.

Im Februar und März feierten wir gemeinsam unsere Geburtstage. Zu seinem Geburtstag überraschte ich ihn mit meinem Thiel-Familienritual. Ich backte am Vorabend einen Kuchen (in unserem Fall natürlich gesund: aus Haferflocken, Proteinpulver, körnigem Frischkäse und Eiern. Dazu noch Beeren und Zero-Puderzucker, total lecker! Das Rezept hatte ich noch von Ercan: der berühmte »Pumping Frühstückskuchen«). Am Morgen des 27. Februars deckte ich ihm einen »Überraschungstisch«: mit Luftballons, Geschenken und einem mit Kerzen hell erleuchteten Kuchen. Natürlich etwas kindisch für manche, doch für mich waren unsere Familienrituale schon immer etwas ganz Besonderes und ich wollte Rapha, der etwas in der Art nicht kannte, einweihen. Ich sang für ihn obendrein noch ein kleines Geburtstagsständchen. Total überrascht und voller Freude pustete er die Kerzen aus und aß fast den gesamten Kuchen, den Rest packte er sich für die Arbeit ein. Ich saß während meiner Diät ohne Frühstück nur mit Kaffee und Tee neben ihm. Ich war glücklich, jemanden gefunden zu haben, mit dem ich solche für mich so besonderen Rituale teilen konnte. Obwohl ich doch etwas traurig darüber war, nicht alles vollumfänglich mit ihm gemeinsam genießen zu können. Mein strenges Diätregime stand mir immer im Weg. An meinem Geburtstag am 13. März übernahm er das Ritual und dekorierte auch für mich einen Überraschungstisch mit noch mehr Luftballons, lauter süß verpackten Geschenken und einem fertigen Kaffee und Tee. Alles sah so liebevoll aus, ich hätte vor Freude weinen können.

Unter der Woche schliefen wir immer in seiner Wohnung in München-Schwabing und gingen direkt nach dem Aufstehen um 7 Uhr morgens gemeinsam zu Fuß ins Fitnessstudio. Danach ging er zur Arbeit und ich fuhr zurück in meine Wohnung. Endlich schlug mir das Verliebtsein auch auf den Magen und ich kam mit nur zwei Mahlzeiten am Tag aus: Morgens trainierte ich auf nüchternen Magen (deshalb kein Frühstück), dann aß ich meine erste Mahlzeit gegen Mittag und später erst am Abend wieder. Ich hatte lange Pausen zwischen den Mahlzeiten und achtete wieder sehr penibel auf meine üblichen 1600 Kalorien und darauf, dass ich auf drei Stunden Training am Tag kam (zwei Stunden Krafttraining plus eine Stunde Cardio). Ich war wieder streng zu mir und beäugte meine Erfolge und Misserfolge kritisch. Dass ich mich wieder so mit meinem Äußeren beschäftigte, hätte mich alarmieren sollen, aber ich hatte zu dieser Zeit ja immer noch mein Comeback auf der FIBO im Visier! Das wollte ich *unbedingt* schaffen und dafür musste ich in meinen Augen in Topform sein. Erfreut registrierte ich, dass ich so langsam wieder Tritt in meiner alte Fitnessroutine fasste.

Und dann passierte das Unerwartete, der globale Schock: Lockdown. Wie in einem Science-Fiction-Film breitete sich das Corona-Virus über die ganze Welt aus. Die FIBO fiel den Corona-Beschränkungen zum Opfer und auch unser Alternativ-Event für meine Follower, welches mein Management stattdessen etwas später aufziehen wollte, musste gecancelt werden. Der erste Fall in Deutschland war nicht einmal weit weg von uns aufgetreten, und zwar im Landkreis Starnberg bei München! Zwei Tage vor meinem Geburtstag stufte die WHO die Ausbreitung kurzfristig als Pandemie ein und dann kam es schon zu den ersten Maßnahmen zur Eindämmung der Pandemie. Bald schlossen Grenzen, Restaurants, Fußballarenen und ... Fitnessstudios!! Krass, oder? Da gerät man in eine weltweite Pandemie und klar macht man sich Sorgen um seine eigene Gesundheit und die der Liebsten. Doch man denkt nur noch panisch daran, wie man ins nächste Fitnessstudio kommen kann. Einbrechen? Fitnessstudiobetreiber bestechen? Ein eigenes Gym mieten oder gar kaufen? Klar kann man auch zu Hause Sport machen oder joggen gehen, das ganze Wissen dazu hätte ich ja gehabt. Doch es ging mir mehr um den Ort an sich. Nur im Gym bekomme ich den Kopf erst richtig frei und komme in einen fast schon meditativen Flow. Zu Hause ist das schwer für mich. Es ist wie mit dem Homeoffice: Für manche verändert das vom Gefühl her gar nichts, doch viele Menschen brauchen einen separaten Ort, ein richtiges Büro, um sich voll konzentrieren zu können. Daheim wird man schon von kleinen, alltäglichen Dingen wie der Hausarbeit, im Internet surfen, essen, kochen oder gern mal von der viel zu bequem aussehenden Couch abgelenkt.

Trotz allem wollte ich an meinem Comeback festhalten. Ich dachte: Dann fange ich eben ganz unspektakulär von zu Hause aus an und gehe von dort aus wieder online. Um wenigstens irgendwas zu tun, drehte ich mit dem Social-Media-Team ein Comeback-Video. Dafür verfasste ich viele eng beschriebene Seiten Text, auf denen ich sozusagen »die Hosen runterließ« und all meine Emotionen reinpackte. Den Text zu schreiben war teilweise echt anstrengend. Ich zermarterte mir den Kopf, wie ich meine Gefühle richtig ausdrücken könnte. Es waren über 30 Minuten Blut, Schweiß und Tränen. Doch als ich mir das Video im Schnitt ansah, traf mich fast der Schlag: Was, das sollte ich sein? Ich sah auf dem Bildschirm nur einen großen Wasserkopf und ein weites, kaschierendes Outfit. So wahr meine Worte und das Bedürfnis, wieder nahbar zu sein, in dem Video auch rüberkamen – das da war nicht ich!! Ich fing sofort wieder an, alles infrage zu stellen. Dass mich der Lockdown und die Quarantäne wieder so aus meinem guten Fahrwasser katapultieren konnten, nur weil die Fitnessstudios zumachen mussten und ich viel zu Hause war, hätte ich niemals gedacht. Auch wenn das Team anderer Meinung war – ich fühlte mich vor der Kamera einfach so unsicher und unwohl, dass ich noch weiter an mir arbeiten wollte. »Wenn dich das noch immer so krass trifft und aus der Bahn wirft, brauchst du mehr Zeit«, dachte ich.

Dass es einen wahnsinnig belastet, wenn man seinen gewohnten Routinen nicht nachgehen kann, könnt ihr euch sicher vorstellen. Ich denke, da ging es vielen anderen da draußen mit Corona leider bestimmt genauso. Aber was noch hinzukam, war, dass mich mein psychisches Down fast meine neue Beziehung gekostet hätte. Ja, richtig gelesen! Wie bloß konnte es so schnell so weit kommen?

Als die ersten Corona-Restriktionen realisiert wurden, mietete ich mit meinem Freund einen kleinen Raum, den wir für unser Training nutzen konnten. Dieser war so eingerichtet, dass wir dort wenigstens etwas Krafttraining machen konnten – ein richtiges Gym ersetzte es natürlich nicht, wodurch meine Nervosität Tag für Tag anstieg. In meinem Kopf begann sich ein Karussell zu drehen: Wie mache ich das jetzt mit der Ernährung? Wenn ich viel weniger Training habe, muss ich dann die Kalorien noch mehr reduzieren, damit ich weiterhin abnehme? Nehme ich jetzt zu, wenn ich nicht perfekt trainiere? Dabei hielt ich noch an meinen 1600 Kalorien wie zu meinen Wettkampfzeiten fest. Zudem gingen Rapha und ich für das Cardiotraining gemeinsam laufen. Ich sage euch, das war vielleicht was. Auch wenn man täglich im Gym trainiert und sich auf den Ausdauergeräten regelmäßig abstrampelt – Laufen ist noch einmal eine ganz andere Nummer, und da spreche ich bestimmt vielen Kraftsportlern aus der Seele. Man fühlt sich wie ein unglaublich schwerer Stein und beweglich wie ein Stück Holz. Beim Joggen übersäuern die Muskeln schon nach kurzer Zeit und brennen – man hat nichts als Schmerzen. Wir mussten zu Beginn viele Pausen einlegen und waren danach mehr als erledigt und obendrein: frustriert. Da sahen wir irgendwie aus wie zwei Kampfmaschinen und schafften es nicht einmal, 15 Minuten durchzulaufen. Danach machten sich auch noch extreme Waden- und Schienbeinschmerzen bei uns bemerkbar, ein Graus. Früher, als ich noch auf dem Land wohnte, bin ich während meiner Diäten häufiger draußen laufen gegangen. In München gab es für mich dann nur noch Indoor-Ausdauertraining und nun fühlte ich mich so, als ob ich noch nie in meinem Leben Sport gemacht hätte.

Tja, und dann kam es so, wie es unter diesen Umständen wohl kommen musste: Ende März hatten sich langsam meine altbekannten »Cravings« wieder eingeschlichen. Man konnte die Uhr danach stellen: Nach drei 1600-Kalorien-Monaten ging es mit dem nicht mehr kontrollierbaren Hunger los. Ich erinnere mich noch genau an diesen Moment: Ich saß mit Rapha wie jeden Morgen mit meinem Kaffee und Tee am Frühstückstisch – da blitzte mich ein Apfel in der Obstschale an. Der Gedanke an dieses total harmlose Obst ließ mich den ganzen Tag nicht mehr los. Warum ich ihn nicht einfach gegessen habe? Weil er eben nicht im Plan stand! Ich hatte mir ja selbst dieses Regime vorgegeben: Auf nüchternen Magen trainieren und dann nur zwei Mahlzeiten. Nicht mehr und nicht weniger. Bis ich es dann irgendwann nicht mehr aushielt und ihn ein paar Tage später aß – das war der Startschuss für mein Kopfchaos. Aus dem einen Apfel wurden zwei, dann noch eine Banane, dann Nüsse, dann wurden Riegel daraus und so weiter. So häuften sich die Anfälle dieser Art leider proportional zu der Unruhe, die mich wieder einmal erfasste und mehr und mehr in mir anstieg. Erst passierte es nur einmal die Woche, dann zwei-, dreimal … Ich war entsetzt, ratlos und konnte einfach nicht benennen, woran es lag. »Das kann doch jetzt nicht schon wieder losgehen, das darf nicht wahr sein!!!«, ging es mir durch den Kopf. Ach, hätte ich doch sofort den Mund aufgemacht und darüber gesprochen, dass sich meine Essanfälle wieder häuften! Stattdessen begann ich wieder, Dinge zu verschweigen und heimlich zu machen.

Das einschneidende Erlebnis an einem der ersten warmen Frühlingstage im April sollte alles für mich verändern. Mein Freund wollte in den Englischen Garten, um dort etwas in der Sonne zu liegen und zu lesen. Ich sagte ihm, ich würde währenddessen in unserem privaten Fitnessstudio trainieren gehen. Später wollten wir uns dort treffen, um danach wieder gemeinsam nach Hause zu fahren. Tja, mein Freund kam jedoch früher zum Treffpunkt als erwartet, schlicht, weil er auf die Toilette musste. Und wen suchte er dort vergebens? Sophia. Ich war nicht da. Ich bin gar nicht erst zum Training gegangen, sondern fuhr mit meinem Auto durch die Gegend und hatte einen Essanfall.

Ich fuhr von Tankstelle zu Tankstelle, machte vor Supermärkten und vor allem Bioläden halt. Ich wollte nicht mit einer Unmenge von Schokoriegeln, Keksverpackungen, Bäckertüten und Eiscreme erwischt werden, daher dosierte ich die Einkäufe und verschlang das ganze Zeug auf dem Parkplatz oder während des Fahrens (deshalb kaufte ich mir meistens kleinere Sachen, für die man keinen Löffel oder zwei Hände braucht, um sie zu essen). Zwischendurch entsorgte ich die Verpackungen immer, damit mich keiner erwischte, falls jemand Bekanntes unverhofft um die Ecke kam oder später etwas im Auto finden würde. Ich war mit der Zeit sogar richtig gut im Spurenverwischen geworden, worauf ich nicht stolz war. Während eines Essanfalls fühlte ich mich sauelend, wie die größte Versagerin, sogar kriminell. Über die

Konsequenzen konnte ich nicht nachdenken, generell spürt man währenddessen eigentlich gar nicht, was da gerade geschieht. Man steuert wie im Autopilot von Essen zu Essen, bis man einfach nicht mehr kann. In solchen Momenten war es bei mir fast zwecklos, von außen einzugreifen oder mich davon abhalten zu wollen. In solch einem emotionalen Zustand wollte ich nur noch flüchten, in Bewegung bleiben und vor allem allein sein – es ist schwer zu beschreiben. Erst danach, wenn alles vorbei ist, wenn man wie aus einem tiefen Koma wieder zu Bewusstsein kommt, realisiert man, was da eigentlich alles gerade geschehen ist. Und dann kommt erst das eigentliche Leid. Vor einer Essattacke besteht noch eine gewisse Chance, sich selbst zurückzuhalten. Doch dann wird der innere Konflikt zwischen »ich darf nicht« und »ich will aber« unerträglich. Der Drang, zu essen, wird zwanghaft und völlig irrational, obwohl der Körper mit starkem Unwohlsein zu kämpfen hat, verselbstständigen sich die Gedanken, lassen sich nicht mehr bewusst steuern, besetzen alles andere im Kopf. Wenn man anfängt oder mittendrin steckt, setzt von dem ganzen Zucker und Fett sogar Euphorie ein. Hinzu kommt, dass man sich fühlt wie erlöst, es ist wie ein, tja, schöner, aufregender, aber unheilvoller Rausch. Danach fühlt man sich jedoch psychisch sowie physisch am Ende, wenn man checkt, was man da gerade getan hat und was man damit alles ruiniert und aufs Spiel setzt. Mit jedem Essanfall merkte ich richtig, wie ich Stück für Stück kaputtging.

Als ich dann vor der verabredeten Uhrzeit die Straße von unserem Trainingsraum ansteuerte, um rechtzeitig dort zu sein, sah ich Rapha schon vor der Tür auf mich warten. Rapha hatte mich also auf frischer Tat ertappt. Es war furchtbar. Meine Ohren und mein Kopf wurden extrem heiß, mein Körper kalt und mir war total schlecht. Ich musste mir nichts vormachen, aus der Nummer kam ich nicht mehr raus. Egal, was ich jetzt sagen würde, nichts könnte das Ganze rechtfertigen. Ich wollte im Boden versinken. Eigentlich war ich ja ein offenes Buch für ihn und er wusste in der Situation ganz genau, was ich in den letzten eineinhalb Stunden getan hatte und dass es vermutlich nicht mein erster Essanfall war, den ich ihm verschwiegen hatte. Mein Worst-case-Szenario war eingetreten. Der Mensch, den ich so sehr liebte, sah nun eine Seite von mir, vor der ich ihn bewahren wollte. Als wir zusammenkamen, hoffte ich so sehr, dass er dieses Monster niemals kennenlernen müsste. Trotz unseres Schwurs, einander immer die Wahrheit zu sagen, hatte ich ihm direkt ins Gesicht gelogen. Ein totaler Vertrauensbruch.

Beim Einsteigen fragte er mich vollkommen verwirrt, was die Scheiße denn solle – dann herrschte Schweigen. Ich hätte selbst gern gewusst, was mit mir nicht stimmte.

Ich wusste nur, dass meine Absicht NIE gewesen ist, jemand anderem damit zu schaden. Ich hatte gar keine Wahl. Wenn man einmal anfängt, verliert man sich und kann nicht mehr aufhören. Zu Hause angekommen, wollte ich mich ihm erklären: dass ich unsere Beziehung vor dieser Wahrheit beschützen wollte. Es lief doch alles so gut! Heute weiß ich, dass ich eine Riesenangst vor einer Auseinandersetzung hatte und davor, dass mich Rapha deswegen sofort verlassen würde. Ich erzählte ihm, dass ich schon seit längerer Zeit wieder Probleme mit meiner Diät hatte, obwohl ich ja der Meinung war, die Essanfälle überwunden zu haben. Wäre dieser Lockdown nicht gewesen … Aber ihm ging es nicht um das Essen, sondern allein darum, dass ich nicht ehrlich zu ihm gewesen bin. Er meinte, dass er dieses Lügen nicht von mir kenne und er darüber nachdenken und jetzt erst einmal in seine Wohnung fahren wolle. Als er seine Sachen zusammenpackte, sackte ich heulend auf den Boden. Ich dachte: Ich habe es wieder einmal geschafft – ein nahestehender Mensch trennt sich von mir. Charly ist weg. Ercan ist weg. Mit meiner Familie war die Stimmung seit der Eskalation im Januar immer noch angespannt. Was machte ich bloß immer falsch? Wenn ich nicht mehr unehrlich sein wollte, musste ich aufhören, heimlich zu essen! In diesem Moment musste ich mir selbst eingestehen, dass ich endgültig die Kontrolle verloren und ein ernsthaftes Problem hatte. Es war sozusagen der Tropfen, der das Fass zum Überlaufen brachte. Ich versprach ihm, eine Therapie zu beginnen, auch wenn ich damit bisher auf alternativen Wegen, mit Gurus und sogenannten Wunderheilern, nicht so tolle Erfahrung gemacht hatte. Und wenn ich nicht gleich den/die richtige/n Therapeut*in finden würde, würde ich weitersuchen. Für die Beziehung, für meine Familie und natürlich für mich selbst. Und das war der Wendepunkt.

Gleich am nächsten Tag googelte ich: Psychologe, Essstörung, München … Dann telefonierte ich die Treffer mit den besten Bewertungen ab – nicht unbedingt der beste Weg, persönliche Empfehlungen sind da manchmal besser. Aber immerhin hatte ich den ersten Schritt getan. Die meisten Therapeuten waren ausgebucht und hatten laaange Wartezeiten, aber immerhin kamen einige Erstgespräche zustande, bei denen ich merkte, dass mir viele Psycholog*innen einfach zu jung waren. Ich wünschte mir jemanden mit Erfahrung und lieber nicht im gleichen Alter wie ich, denn ich wollte nicht erkannt werden. Jemanden, der auch meine berufliche Situation mit Social Media und der Öffentlichkeit verstehen würde. Auch die ganze Kiste mit dem Bodybuilding, bei dem ich in der Vergangenheit schon auf viel Kritik gestoßen war. Klar ist das ein extremer Sport, doch ich war mir sicher, dass ich nicht sofort »geheilt« sein würde, wenn man mir von Anfang an von etwas abriete, das ich liebte.

Schweren Herzens weihte ich auch mein Management ein, erzählte ihnen von meiner Essstörung und bat darum, das Comeback zu verschieben. Das Team reagierte total einfühlsam und verständnisvoll, was mich wieder etwas aufmunterte. Ich sollte mir alle Zeit nehmen, die ich bräuchte, um wieder gesund zu werden. Traurig dachte ich jedoch: Wow, ich bin wohl wieder beim absoluten Nullpunkt angekommen, meine ganze Arbeit an mir selbst im vergangenen Jahr war für die Katz. Nun, das war sie natürlich nicht, aber meine Heilung war eben noch nicht nachhaltig! Und darauf kommt es an, wie ich in der Therapie erfahren sollte: eine Resilienz aufzubauen, eine Widerstandsfähigkeit, die nachhaltig ist. Eine über Jahre verfestigte Verknüpfung von Emotionen und Essen zu entkoppeln und ein normales Essverhalten zu entwickeln. Auch das muss natürlich in mein Buch, dachte ich. Ich würde in dieser Rückfallphase alles dokumentieren und meinen erhofften Heilungsprozess durch professionelle Psychotherapie festhalten. Insofern hatte mein Rückschlag auch wieder einen Sinn.

Durch eine Empfehlung fand ich dann tatsächlich den »Perfect Match«: eine Psychologin, deren therapeutischer Ansatz mich wirklich ansprach. Was bei ihr anders war? Sie wühlte nicht gleich in meiner Vergangenheit, sondern arbeitete verhaltensorientiert, gab mir Lösungen an die Hand. Schon nach unserer allerersten Stunde habe ich mich nicht schlechter, sondern besser gefühlt! Ich hatte schon mit sooo vielen Menschen über meine Probleme gesprochen, verzweifelt und nach Antworten suchend. Ich vergleiche es immer mit einem Wasserglas voller Schmutz: Mit der Zeit setzt sich der Dreck am Glasboden ab und darüber ist relativ klares Wasser vorhanden. In der Vergangenheit fühlte es sich immer so an, als ob diese Gespräche einfach nur den ganzen Schmutz am Boden im Glas aufwirbeln. Als ob man mit einem Löffel darin umrührt. Danach geht man mit seinem verschmutzten Wasser wieder raus und ist mit der gesamten Situation einfach total unglücklich. Ich kam mir vor, als ob ich total kaputt war und an allem Schlechten, das sich ereignet hatte, allein ich die Schuld trug. Im schlimmsten Fall waren solche Momente sogar Trigger für weitere Essanfälle. Bei dieser Therapeutin aber fühlte ich mich gleich deutlich erleichtert. Als ob sie aus meinem Wasserglas endlich den Dreck herausfiltern würde. Trotzdem konnte ich noch lange nicht aussprechen, eine »Essstörung« zu haben. So schrieb ich noch im Mai 2020 in mein therapeutisches Tagebuch: »Ich habe ein erhebliches Problem mit dem Essen.«

Als ich meinen Eltern erzählte, dass ich eine Therapie begonnen hatte, waren sie mehr als erleichtert, was die Situation zwischen uns, die ja seit Anfang des Jahres ziemlich unter Strom war, spürbar entspannte. Meine Eltern hatten mir schon öfter vorgeschlagen, professionelle Hilfe zu suchen, was damals jedoch gleich in eine Diskussion ausartete – ich war einfach noch nicht bereit dazu und argumentierte stets, mein Problem mit mentaler Kraft, Disziplin und Willensstärke selbst lösen zu können. Nun habe ich mich über ihre Reaktion und die darauffolgende Unterstützung so sehr gefreut.

Ich hatte mich also für eine Therapie entschieden. Mein allererster Gedanke dazu: Das ist mein Todesurteil, zumindest gesellschaftlich betrachtet. Auch ich hatte, wie sehr viele Menschen in unserer Gesellschaft, direkt das Stigma zu Psychotherapie im Kopf. Was würden die anderen von mir denken? Wie würde es vor diesem Hintergrund in Zukunft vor allem beruflich für mich weitergehen? Mit diesem Tabuthema umzugehen und mit der damit verbundenen Scham, jemandem zu sagen, man gehe zum Psychologen, fiel mir zu Beginn sehr schwer. Jetzt im Nachhinein war es die allerbeste Entscheidung, die ich je für mich treffen konnte. Ich hätte schon viel früher damit beginnen sollen. Ja, ich würde es sogar JEDEM Menschen dieser Welt empfehlen! Es ist wie mentale Hygiene: sich nicht nur äußerlich, sondern auch innerlich reinigen.

WAS WÜRDEN DIE ANDEREN VON MIR DENKEN? WIE WÜRDE ES VOR DIESEM HINTERGRUND IN ZUKUNFT VOR ALLEM BERUFLICH FÜR MICH WEITERGEHEN?

Für mich hat es ab der ersten Stunde total gepasst, dass meine Therapeutin für mich so nahbar war. Ich hatte null Hemmungen, ehrlich zu sein und wirklich ALLES auf den Tisch zu packen, es sprudelte nur so aus mir heraus. Sie machte aber auch klar, dass meine Essanfälle nicht gleich morgen aufhören würden. Stattdessen gab sie mir direkt Tipps und Vorschläge an die Hand, was ich in einem problematischen Moment vor einem Essanfall tun könnte: mich beispielsweise einem deutlichen körperlichen Reiz aussetzen wie Kälte (also eine kalte Dusche nehmen), eine Chili essen, ein Gummiband am Arm schnalzen lassen … Genau das brauchte ich! Konkrete Tipps und, ja, fast schon wieder … einen Plan! Im Prinzip geht es darum, sich aus einer schwierigen Situation bewusst herauszuziehen. In solchen Momenten wieder klar zu werden. Gleichzeitig führte ich ein spezielles schriftliches Selbstbeobachtungsprotokoll, wog mich einmal die Woche und suchte nach alternativen Aktivitäten zu Essanfällen, welche mich ablenken und aus einem negativen Gedankenstrudel herausholen sollten (beispielsweise ins Grüne fahren, jemanden anrufen, Ausflüge oder Urlaubsfahrten planen, lesen, meinen Eltern eine Freude bereiten, Körperpflege oder einfach nackt herumlaufen).

Ziemlich schnell ergab sich den Symptomen nach die Diagnose: »Bulimia nervosa«. Zunächst einmal ein Schock für mich. Dabei dachte ich doch, dass ich, wenn überhaupt, an einer Binge-Eating-Störung leiden würde, da ich phasenweise so viel aß und schnell zunahm?! Wir besprachen jedoch gemeinsam das Muster dieser Krankheit und die Abgrenzung zu anderen Essstörungen: Unterschieden wird zwischen »Anorexia nervosa«, »Bulimia nervosa«, »Binge-Eating-Störung« und »nicht anderweitig beschriebene Essstörung«. Als ich die Beschreibung von »Bulimia nervosa« Schwarz auf Weiß las, dachte ich nur: »Krass, das ist ja ein richtiges Muster, in das ich da falle, und das wiederholt sich wieder und wieder bei mir, wie in einer Dauerschleife! Da wird genau MEIN Verhalten beschrieben!« Überraschenderweise hatte für mich diese eindeutige Diagnose etwas sehr Tröstliches und vor allem Erleichterndes. Ich hatte einen richtigen »Aha-Moment«: Ich war also nicht einfach nur »disziplinfaul« geworden oder kaputt. Wenn es da ein Muster gab, das man aufgrund von Beobachtungen an vielen Menschen mit dem Krankheitsbild ermittelt hatte, hatte ich nichts »Abnormales«! Und die gute Nachricht dazu: Es ist heilbar! Obwohl ich mich ziemlich erschöpft fühlte und wusste, dass bei diesem Prozess noch viel Arbeit vor mir liegen würde – ich hatte richtig Vorfreude auf die Zukunft und wollte diese Arbeit gemeinsam mit meiner Therapeutin angehen und diesen neuen Weg beschreiten.

Was sind nun eigentlich die Kennzeichen von »Bulimia nervosa«?

Ganz knapp beschrieben:

1. Man verzehrt in Episoden große Mengen Lebensmittel und erfährt dabei einen Kontrollverlust.

2. Man wendet eine oder mehrere extreme Methoden zur Gewichtskontrolle an. Dazu können gehören: selbst ausgelöstes Erbrechen, der Missbrauch von Abführ- oder Entwässerungsmitteln, intensiver Sport und extreme Diät.

3. Man ist stark auf seine Figur oder sein Gewicht – oder beides – fixiert und überbewertet es.

4. Man leidet derzeit nicht unter Anorexia nervosa. Das bedeutet, dass man kein signifikantes Untergewicht hat.

Im Nachhinein frage ich mich: Hätte ich diesen Weg nicht schon viel eher einschlagen können? Aber ich war stets fest davon überzeugt, dass ich es auch so schaffen würde, mit Online-Workshops, Coaches und viel Recherche über Essattacken. Meine selbstverordnete Therapie hieß stets: Kontrolle. Keine »Schwäche« zeigen und sich durchbeißen. Das hat zwar immer für zwei, drei Monate funktioniert, ich wurde dann aber – wie ihr nun wisst – rückfällig, und das immer extremer. Der Unterschied zu jetzt ist, dass es eine klare Diagnose gibt (ich kann das gar nicht oft genug wiederholen, so dankbar bin ich dafür), auf die man mit passenden verhaltenstherapeutischen Maßnahmen reagieren kann. Man irrt nicht mehr alleine im Dunkeln umher. Um in einem Bild zu sprechen, das ich im Kopf habe: Wir alle sind Kämpfer, Soldaten, die sich auf dem Schlachtfeld des Lebens befinden. Jede*r Soldat*in hat seinen/ihren eigenen persönlichen Gegner, vor dem er/sie sich beschützen muss. Durch die Therapie konnte ich mir (wie Lara Croft) im Lauf der Zeit immer mehr neue Waffen aneignen, die ich in Krisenzeiten hervorziehen und nutzen kann. Mit ihnen fühle ich mich »gewappnet« und das entspannt mich auch in guten Zeiten. In der Therapie lernte ich außerdem das Loslassen – also das Gegenteil von Kontrolle. Hört sich das nicht paradox an?

In unseren Gesprächen fiel auf, dass ich meinen Tag sehr reglementiert und diszipliniert gestalte, mein Trainings- und Ernährungsregime waren ja lange Zeit mein eisernes Sicherheitskorsett. »Loslassen« war für mich in der Vergangenheit eigentlich ein schlimmer Begriff, in meinem Schwarz-Weiß-Denken bedeutete es: Du lässt alle Regeln fallen und frisst einfach drauflos, trainierst nicht mehr und gehst auf wie eine warme Semmel. Mir keine strengen Regeln mehr aufzuerlegen, wie es mir meine Therapeutin riet, meine Tracking-Apps immer weniger zu verwenden oder mal einen Tag nicht zu trainieren – könnt ihr euch vorstellen, wie viel Angst mir das zuerst bereitet hat? Es hat fast vier Monate gedauert, bis ich richtig verstanden habe, was »loslassen« eigentlich bedeutet: dass man alles nicht mehr so ernst nimmt und sein Leben nicht mehr von Training, Diäten und dem eigenen Aussehen abhängig macht. Dass es wichtigere Dinge im Leben gibt, als einer Zahl auf der Waage oder einer gewissen Kleidergröße zu entsprechen. Zuvor hatte ich meine Fitnessklamotten extra immer nur in meiner Topform-Größe gekauft, also Leggins in Größe 36/S, Sport-BHs in 38/M und Jacken und Tops sogar manchmal in 34/XS. Wenn ich da nicht richtig reingepasst habe oder es zwickte, dachte ich sofort, dass ich nicht in Topform sei und mich nicht zeigen könnte. Mir ist klar geworden, dass ich so gar kein natürliches Körperbild von mir entwickeln konnte. Wenn mein Körper nicht dem Ideal, das ich im Kopf hatte, entsprach, fand ich ihn abstoßend.

Meine Therapeutin verordnete mir stets kleine Hausaufgaben, etwa mit meinem Freund oder meinen Eltern *ohne* meine Meal Preps in ein Restaurant essen zu gehen. Ich kam mir beim ersten Mal vor wie ein Akrobat auf dem Drahtseil zwischen zwei Hochhäusern. Ich dachte die ganze Zeit: Gaaaanz langsam, Schritt für Schritt, immer das Ziel im Auge behalten, sonst fällst du … Das Erstaunliche aber war: Je mehr ich meine neue Freiheit wahrnahm, mich daran langsam gewöhnte und auch bewusst genoss, desto entspannter wurde ich mit jedem Mal. Bisher war ich bei bestimmten seltenen Anlässen fast ausschließlich mit Tupperdosen in ein Restaurant gegangen und aß dort nur mein eigenes Essen. Ich fragte dann immer, ob das denn in Ordnung wäre – und argumentierte manchmal sogar, dass ich eine spezielle Krankheit hätte und auf mein Essen angewiesen sei.

Nun sollte ich mich tatsächlich mit anderen Menschen in einem Restaurant treffen und aus der Speisekarte auswählen? Egal, was??? Ich freute mich wie ein kleines Kind, als ich merkte, dass ich es immer besser konnte und nach einem normalen Restaurantbesuch keine Essanfälle hatte! Aber natürlich war ich auch irgendwo immer etwas skeptisch und vorsichtig – die Sicherheit der wöchentlichen therapeutischen Begleitung im Hintergrund half mir da sehr. Ich musste also tatsächlich »das Essen« neu erlernen!

Von meiner Therapeutin wollte ich immer wissen, wann ich denn endlich »geheilt« sei, denn nach wie vor wollte ich ja schnellstmöglich wieder zurück auf Social Media und online gehen. »Was denken Sie denn, wie lange ich brauchen werde?«, habe ich sie schon nach den ersten zwei Sitzungen gefragt. »Ich habe keine Zeit zu verlieren!« Sie antwortete, dass dies schwierig zu sagen sei, ich müsse erst einmal den Druck herausnehmen. Daraufhin ich: »Welchen DRUCK, verdammt noch mal? Ich bin schon seit eineinhalb Jahren in Pause!! Wo hab ich denn bitte Druck??« Sie: »Na ja, den Druck, den Sie sich selber machen.« In diesem Moment wurde mir bewusst, dass sie damit recht hatte: Seit dem Beginn meiner Auszeit habe ich die Tage bis zu meiner Rückkehr gezählt. Anstatt meine Auszeit bewusst zu genießen, habe ich auf ihr Ende hingearbeitet. Meine Therapeutin machte mir klar, dass genau das meine Krankheit noch befeuerte: Je mehr ich versuchte, die Dinge zu steuern und zu planen, desto mehr Stress entstand, der sich irgendwann wieder sein Ventil suchte. Mit anderen Worten: Ich musste dem Ganzen Zeit geben. Für mich als sehr ungeduldigem Menschen ist das schrecklich. Bei mir muss alles am liebsten so schnell wie möglich gehen: Diäten, Gewichtsreduktion, Arbeit … Das Gute war jedoch: Seit die Diagnose auf dem Tisch lag, wurde auch der Druck von außen weniger. Meine Eltern sprachen das ganze Thema Ernährung, Training und Abnehmen erst gar nicht mehr an und das tat enorm gut. Auch mein Management meinte: Take your time. Und das war auch notwendig. Meine Heilung konnte ich nur einleiten, indem ich meine Prioritätenliste umstellte: Ganz oben standen nicht mehr Training, Diät und abnehmen, sondern gesund zu werden. Hauptsache keine Essanfälle mehr.

Ein elementarer Punkt unserer Gespräche war das Thema »Selbstwert«. Den Begriff »Selbstwert« verwechselte ich mit »Selbstbewusstsein« und das hatte ich schon immer in manchen Bereichen, insofern nahm ich auch an, einen guten Selbstwert zu besitzen. Doch das Bodybuilding mit seinem perfektionistischen Anspruch hatte meinen stark mit Leistung verknüpften Selbstwert sehr beeinflusst. Erfolg und Perfektionismus waren die Einheiten, nach denen ich den Wert meiner Person bemaß. Ich dachte demnach also: Solange ich nicht in Topform, produktiv und leistungsfähig bin, bin ich nichts wert. Dabei ist der absolute Perfektionismus ein Trugbild, niemand und nichts ist hundertprozentig perfekt! Es sind ja gerade die Makel, die uns als Individuen aus- und einzigartig machen.

> SEIT DEM BEGINN MEINER AUSZEIT HABE ICH DIE TAGE BIS ZU MEINER RÜCKKEHR GEZÄHLT. ANSTATT MEINE AUSZEIT BEWUSST ZU GENIESSEN, HABE ICH AUF IHR ENDE HINGEARBEITET.

Nachdem ich so lange nach festen Plänen gelebt hatte, fiel der Groschen mehr als langsam, finde ich zumindest. Von alten Gewohnheiten und Denkmustern loszulassen war alles andere als leicht für mich. Was sich hier so locker liest – etwa: jede Woche eine Therapiestunde und irgendwann hat man all seine Probleme gelöst –, war zu Beginn schon eine Überwindung, auch wenn ich einen sehr guten Draht zu meiner Therapeutin hatte. Sich für eine Therapie zu entscheiden kann, wie bereits beschrieben, am Anfang sehr bedrückend sein, denn natürlich hat man Angst vor den Konsequenzen einer Diagnose. Ich zum Beispiel hatte Angst, dass ich nicht mehr Sport machen dürfte oder im schlimmsten Fall sogar stationär behandelt werden müsste. Dadurch wäre ich völlig aus meinem gewohnten Leben gerissen worden.

Meine Therapeutin

ÜBER DEN WEG VON DER ERKENNTNIS ZUR HEILUNG

Die Erkenntnis allein – das wäre schön, wenn das schon reichen würde. Aber in einer Therapie geht es ums Spüren und Erleben. Und das ist essenziell, um Veränderungen einleiten zu können. Veränderungen funktionieren eher übers Spüren. Genau deshalb ist eine Therapie auch manchmal wichtig. Weil wir während des therapeutischen Prozesses nicht nur unsere Gedanken besser kennenlernen und sortieren können, sondern eben auch lernen, unsere Gefühle zu spüren und zuzulassen. Anders: Manchmal löst eine bestimmte Erkenntnis – v. a. wenn wir sie laut aussprechen – ein bestimmtes Gefühl erst richtig aus. Und dann wollen und können wir erst etwas ändern. Aber das dauert natürlich. Ich habe einen Lieblingsspruch, der da ganz gut passt: Der Verstand rieselt langsam in die Seele. Es braucht Zeit, es braucht einzelne Sandkörner. Oder ein anderes Bild: Es ist wie einen Führerschein machen. Auch wenn ich die Theorie bestens beherrsche, kann ich noch lange nicht gut fahren. Es braucht die Praxis und die Übung. Und eine Therapie ist quasi wie der/die Fahrlehrer*in. Sie gibt einem einen gewissen Halt und kann einem dadurch die Praxis erleichtern.

Bleiben wir mal beim Führerschein-Beispiel, weil sich da wahrscheinlich jeder gut hineinversetzen kann: Angenommen, ich wäre schon eine ganze Weile ohne Führerschein herumgefahren und auch immer angekommen. Aber dann habe ich plötzlich immer wieder Unfälle – das, was bei Sophia die Essanfälle waren – und ich komme nicht mehr so einfach oder auch gar nicht mehr ans Ziel. Plötzlich merke ich: »Oh, ich scheine das Fahren doch nicht so gut zu beherrschen.« Vorher hatte ich einen Nutzen von meiner Fahrweise, ich habe ja mein Ziel erreicht, deshalb habe ich auch so lange an meiner bisherigen Fahrgewohnheit festgehalten. Jetzt ist der Nutzen ziemlich eingeschränkt, er weitet sich sogar zu etwas aus, das mir gesundheitlich schadet. Wenn ich also auf Dauer gesund und unversehrt bleiben will, ist es besser, ich mache einen Führerschein und lerne, sicher ans Ziel zu kommen.

Je länger ich schon »falsch« gefahren bin – im Sinne von »mit dysfunktionalen Bewältigungsmechanismen« durchs Leben gekommen bin –, desto länger dauert es wahrscheinlich auch, diese Gewohnheit abzulegen. Denn ich muss umlernen. Das ist zum Beispiel Teil einer Therapie. Wie lange das dauert, kann individuell unterschiedlich sein. Um in dieser Metapher zu bleiben: Manchmal will man ganz schnell umlernen, man sitzt am Steuer und will den Führerschein machen und einfach losfahren – aber die Handbremse ist noch gezogen. Das kann bedeuten, dass man noch an einem Teil seines schädlichen Verhaltens festhält. Bei einer Essstörung wäre die Handbremse zum Beispiel das Kalorienzählen oder ein bestimmtes Gewicht auf der Waage als Ziel oder ein Schlankheitsideal im Kopf.

Und wie merke ich, dass ich auf einem guten Weg bin? Nun, am Anfang ruckelt es noch, wenn man den Führerschein macht, man fährt noch unsicher und muss sich sehr konzentrieren, aber man ist auch stolz, weil man sich getraut hat, »loszufahren« bzw. das Problem anzupacken! Es ist ja auch toll, dass man den Schritt gewagt hat. Dazu gehört viel Mut! Man ist auf einem guten Weg, wenn nach dem Stolz eine Erleichterung und dann die Sicherheit kommt. In der Führerschein-Metapher: Ich weiß jetzt auch, wie ich sicher fahren kann, wenn z. B. Glatteis auf den Straßen ist. Patient*innen berichten, dass sie nun einen Halt in sich fühlen. Sie wissen: Ich kann jetzt durchs Leben »fahren«. Mit all den Hindernissen, die ein Leben eben mit sich bringen kann. Man fühlt sich sicher und nicht mehr hilflos im Umgang mit bestimmten Gefühlen und Situationen. In erster Linie auch, weil man sich selbst jetzt besser kennt. Man spürt eine »Selbstwirksamkeit«. Ich selbst kann was verändern!

Ich wollte jedoch nie auf den Kraftsport verzichten, dazu bereitet er mir einfach viel zu große Freude und er macht ja auch einen Teil meiner Identität und Lebensqualität aus. Dieses »Loslassen« kotzte mich am Anfang auch ehrlich gesagt deswegen ziemlich an, weil ich nicht wusste, wo mich das Ganze hinführen würde, und das hasste ich ja wie die Pest: Das Ergebnis nicht zu kennen, mein Leben war ja über Jahre sozusagen »eine Gleichung« geworden. Was ich allerdings bemerkte, war, dass ich endlich seit Langem das *Leben* wieder spürte. Reisen, Freunde treffen, ausgehen – das waren für mich bisher ja keine positiven, sondern meist negative Erfahrungen, da sie mich immer aus meiner Routine rausrissen. Nun ließ ich es zu, erlaubte mir immer mehr Dinge (soweit es im Lockdown natürlich ging): Ich dachte nicht mehr so verbissen darüber nach, was ich richtig und falsch machte. Das schlechte Gewissen nach einer »schrottigen« Mahlzeit, so wie ich es damals genannt habe, wurde nach jedem Mal Üben immer weniger. Ich merkte, dass eine einzige Mahlzeit ohne Kalorienzählen (im Gegensatz zu einem Essanfall) einem überhaupt nichts anhaben kann. Somit verlor ich die merkwürdige Angst vor »ungesunden« Lebensmitteln immer mehr.

Nach sieben Monaten Therapie verbannte ich – nach sechsjähriger gefühlter Abhängigkeit – meine Kalorientabellen und strikten Ernährungsvorgaben. Heute kann ich mich endlich frei und flexibel auch ohne eine App ernähren, so krass wie das auch klingen mag. Ich kaufe mir im Supermarkt einfach das, was mich anspricht, und esse es wie ein ganz normaler Mensch, ohne ständig daran zu denken, wie es mein Gewicht beeinflusst. Während meiner Therapie tastete ich mich ganz vorsichtig voran, es war ja komplettes Neuland für mich. Da ich das Vertrauen mir selbst gegenüber erst einmal wieder aufbauen musste, war ich trotzdem stets auf der Hut, wegen eines Triggers nicht in einen Fressflash zu verfallen. Da meine Emotionen häufig Auslöser dafür waren, war es auch in diesem Bereich ein Test auf Herz und Nieren. Ich hatte auch weiterhin schwierige Momente und Situationen, in denen ich in der Vergangenheit schon rein aus Reflex sofort zu essen angefangen hätte, da ich wieder in einen schlechten Zustand katapultiert wurde. Beispielsweise erfuhr ich noch im Nachhinein von schockierenden Ereignissen, die sich in der Vergangenheit hinter meinem Rücken abgespielt hatten, oder ich sah mich einfach im Spiegel an und mochte nicht, was ich da sah. Doch trotz alledem flüchtete ich mich nicht sofort ins Essen, das mich wieder aufmuntern sollte – ich hatte meine tiefen Verhaltensmuster durchbrochen und dieser enorme Fortschritt war für mich so viel mehr wert, als über die Vergangenheit zu weinen.

Schritt für Schritt suchte ich nach einem gesunden, maßvollen Essverhalten, das zu mir passte: möglichst wenig industriell Gefertigtes, Proteinreiches, viel Gemüse, etwas Obst, wenig Zucker, und wenn doch, dann in Form einer Lieblingsspeise oder eines kleinen »Treats«. Früher hätte ich zum Beispiel nie so etwas wie Granola oder Müsli angefasst. Viel zu stark verarbeitet und voller Zucker! Nur die klassischen Haferflocken waren das einzig Wahre für mich, auch wenn ich nach jahrelangem Haferbreikonsum schon bei dem Gedanken daran fast das Kotzen bekommen habe. Es sollte damals ja nicht schmecken, sondern funktionieren. Heute esse ich fast jeden Morgen meine selbst gemachte Granola-Bowl und freue mich immer sehr darauf. Wenn ich mal Lust auf etwas anderes haben sollte, dann mache ich das heute einfach: gesunde Pfannkuchen zum Beispiel oder ein Rührei.

Und tatsächlich: Meine Essanfälle hörten auf. Nach drei Monaten ohne Vor- oder Rückfall läuteten bei mir die Alarmglocken: Erfahrungsgemäß würde jetzt die kritische Phase kommen. Würde ich wieder eine Krise erleben? Doch ich fühlte mich irgendwie anders: energiegeladener, fitter, nicht so kaputt, optimistischer, irgendwie gesünder. Früher hatte sich ein Rückfall immer mit zunehmendem Ausgelaugtsein und dem bekannten Heißhunger angekündigt, doch jetzt war es komplett anders. Ich fühlte mich so, als ob ich eine Detox-Kur machen würde, da die »Vergiftung« durch meine Essanfälle immer weiter zurücklag. Als ob ich mich selbst reinigte: Ich fühlte mich leichter. Freier. Weil ich das Leben bewusster genoss und wahrnahm. Und je öfter ich mich in diesem Zustand im Spiegel betrachtete, desto mehr gefiel mir das, was ich da vor mir sah.

Im August 2020 konnten meine Familie und ich trotz der Pandemie wieder Urlaub in Dénia machen, da der Osten Spaniens noch nicht zum Risikogebiet gehörte. Ich fragte meinen Freund, ob er nicht Lust hätte, dort mit uns gemeinsam den

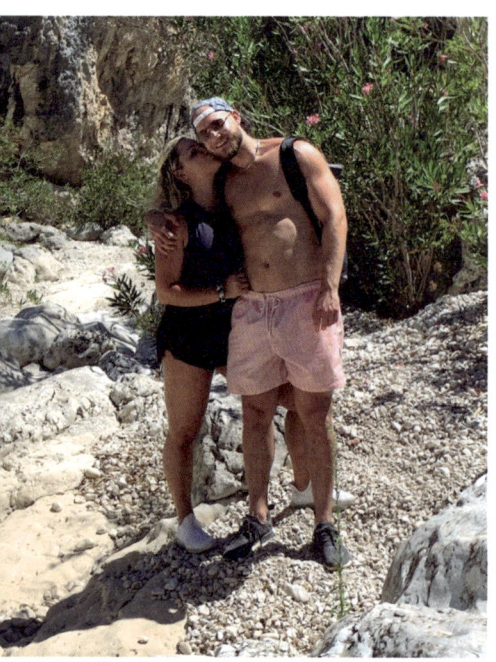

Urlaub zu verbringen. Ich wollte ihm unbedingt den Ort zeigen, den ich schon seit meiner Kindheit so sehr liebte. Mein persönliches Paradies. Dass ich die Therapie machte, hatte auch unserer Beziehung sehr gutgetan, er fand es toll, dass ich mein Problem so aktiv an den Wurzeln packte. Ich hatte mein Versprechen gehalten und ihn an meinen Therapieerfahrungen, Erkenntnissen und Fortschritten teilhaben lassen. Diese Ehrlichkeit und dieses Zu-mir-selbst-Stehen taten mir gut. Zu Hause saßen wir oft gemeinsam am Esstisch oder lagen auf dem Sofa und ich las ihm aus meinem therapieergänzenden Buch vor. Es war für mich bereichernd, zu hören, wie er den Inhalt in Bezug auf meine Person sah, und es stärkte unser gegenseitiges Vertrauen. In unseren langen Gesprächen tauschten wir auch sogenannte »Grabgeschichten« aus, also Geschichten, die man eigentlich mit ins Grab nehmen wollte. Es war schön, so offen und ehrlich sein zu können und auch diese Offenheit von ihm zurückzubekommen, ohne beurteilt oder gar abgelehnt zu werden. Was mir zudem half, war, dass er mich attraktiv fand, egal, wie viel ich wog. Dadurch hatte sich wiederum auch meine eigene Körperwahrnehmung positiv verändert.

Der gemeinsame Familienurlaub in Spanien war mir sehr wichtig, denn ich wollte, dass sich auch meine Eltern ein Bild von meinem neuen Weg machen konnten. Ich wollte sie an all meinen neuen Erfahrungen und persönlichen Errungenschaften teilhaben lassen. Nach fast fünf Jahren der Sorgen, Fragen und Spannungen zwischen uns allen lachten wir wieder zusammen wie früher. Meine Familie war immer an meiner Seite und hatte mich auch immer unterstützt, doch endlich hatten wir Antworten auf die ganzen Fragen. Sie halfen mir, wo sie nur konnten, in meinen Bemühungen, nicht mehr so ein »Krampfhaufen« zu sein. Es war einfach wunderschön. Auf unserer familiären Liebe lag nun nicht mehr dieser Haufen Essstörungsunrat wie ein schweres Gewicht. Wenn wir zusammen in ein Restaurant gingen, sagte meine Mutter: »Iss doch das Stück Brot, das da in dem Körbchen liegt. Das ist besser, als es sich zu verbieten und später einen Essanfall zu provozieren, der hundertmal krasser wäre als so eine Scheibe!« Nun bestärkte mich jeder in meiner Normalität. Ich aß also das Brot, bestellte gebratenen Fisch mit Gemüse und auch mal ein Dessert – dabei hörte ich auf meinen Körper und fragte ihn jedes Mal: Wie viel brauchst du jetzt von dem Dessert? Willst du die ganze Desserttheke leer fressen oder reicht es, wenn du dir mit deiner Schwester so einen katalanischen Karamellpudding teilst? *Dürfen* tust du alles, *keiner* schreibt dir was vor. *Du* entscheidest!

Meine Mutter war nicht mehr so in Sorge, und mich so entspannt und glücklich in einer neuen Beziehung zu sehen, beruhigte sie sehr, denke ich. In meinem Ernährungstagebuch habe ich notiert, dass ich am 17.8.20 in Spanien 95,4 Kilo wog, was keiner kommentierte. In meinen harten Zeiten hatte ich mit Ercan und meiner Familie schon bei 78 Kilo Krisensitzungen! Natürlich betrachtete ich mich auch bei diesem Gewicht ab und zu im Spiegel. Aber das Vertrauen, das alle in mich setzten, veränderte irgendwie den Blick auf mich selbst. Als ob ich eine Brille oder ein neues Paar Augen bekommen hätte. Ich fand mich auf einmal … okay! Im Jahr zuvor konnte ich den Anblick bei fast gleichem Gewicht kaum ertragen (das war kurz nach Los Angeles). Ich sagte mir: »Okay, optimal ist das jetzt echt nicht. Aber wir kommen schon noch zu dem richtigen Gewicht, ich gebe dem ganzen Prozess eine Chance und will nicht ungeduldig sein! Hauptsache ein gesundes Essverhalten. Alles, was ich von nun an abnehmen werde, wird auch nachhaltig sein und so, wie mein Körper es zulassen möchte.« Bei meiner Rückkehr aus Spanien, drei Wochen später, nach fast täglichen Restaurantbesuchen mit Brot, Aioli und Dessert, hatte ich abgenommen und wog nun 91 Kilo!

Und dann, Anfang Oktober, kam meine nächste Bewährungsprobe – die bisher größte. Rapha und ich hatten schon länger davon geträumt, mal einen Roadtrip zu machen. Da es während des Lockdowns so gut wie gar nicht möglich war, zu fliegen, beschlossen wir, mit dem Auto von München aus durch Deutschland zu fahren und dann weiter nach Amsterdam, das zu der Zeit noch kein Risikogebiet war. Nach unserer Rückkehr würden wir uns selbstverständlich testen lassen und uns in Quarantäne begeben. Außerdem wollte ich seine Familie kennenlernen, die im Norden Bayerns lebt, und seine Freunde treffen. Es war ein Spontantrip – so frei und komplett ohne Vorbereitung war ich noch nie losgefahren! Ich schmierte uns für die Fahrt schnell ein paar Sandwiches, stellte uns eine richtige Brotzeit zusammen, packte ein paar Klamotten ein und los ging es. Davon hatte ich immer geträumt! Unser erster gemeinsamer Urlaub zu zweit.

Die Fahrt war toll, wir haben Musik gehört, gequatscht und hatten kein schlechtes Gewissen, mal nicht im Fitnessstudio zu sein. Seine Eltern und seine beiden Brüder empfingen mich mit offenen Armen, es war eine richtig gute Stimmung. Wir gingen spazieren und wollten später noch irgendwo einkehren, um zu Abend zu essen. Wir stoppten auf einer Brücke, um vor dem schönen Panorama ein gemeinsames Foto zu machen. Als wir uns positionierten, gingen ein paar Mädchen an uns vorbei – und ich hörte sie flüstern: »Hey, ist das nicht die Sophia Thiel?« Wenn ich überhaupt mal draußen unterwegs bin, habe ich öfter solche Momente: Entweder kommen diejenigen, die mich erkennen, direkt auf mich zu und sprechen mich an, oder sie halten sich flüsternd im Hintergrund. Meistens aber so laut, dass ich trotzdem jedes Wort verstehe. Diese Mädchen blieben wenige Meter weiter stehen und schauten. Ich wusste nicht, wie ich reagieren sollte, außerdem wollten wir ja das Gruppenfoto machen und die anderen hatten das Flüstern nicht wahrgenommen. Plötzlich sagte ein Typ, der sich zu der Mädchengruppe gesellte, ganz laut und deutlich hörbar: »Ich dachte, die war mal fit!« Ich verstehe bis heute nicht die Absicht hinter solchen Bemerkungen. Trotzdem erwischte mich dieser Kommentar auf kaltem Fuß und traf in diesem Moment mitten ins Schwarze. Mein Freund hatte es auch mitbekommen und musste sich zusammennehmen, um dem Typ nicht richtig die Meinung zu geigen.

Meine Reaktion war wie früher: Ich wollte mich auf gar keinen Fall verwundbar zeigen und blieb still. Ich tat so, als ob ich es gar nicht gehört hätte, doch in meinem Hals bildete sich ein dicker Kloß und schnürte mir die Kehle zu. Mir schossen sofort wieder meine alten Gedanken durch den Kopf: »Oh mein Gott, du bist zu fett! Das, was du die letzten Wochen getan hast, war falsch. Ab sofort wieder 1600 Kalorien plus tägliches Training!« Nur diese kleine Bemerkung rief all die Häme aus Social Media, der Presse und meine Verletzungen wieder wach. Ich lächelte also für das Foto mit zusammengebissenen Zähnen und Tränen in den Augen, tat so, als sei nichts, und wir spazierten weiter und kehrten schließlich gemeinsam in einer Gastwirtschaft ein. Doch dieser Satz hallte in mir nach und irgendwann konnte ich es auch nicht mehr verbergen. Vor diesem Ereignis noch quatschte ich wie ein Wasserfall und war total gut gelaunt, doch *danach* war ich auf einmal in mich gekehrt und sagte kein Wort mehr. Dann erzählte ich Raphas Familie, was passiert war, und dass ich ein Problem mit Essen hatte – das hätte ich früher NIE gemacht! Aber ich wollte, dass sie mich von Anfang an richtig kennenlernen. Keine Fassade, nicht aufgesetzt, einfach ehrlich. Die Reaktionen waren total positiv: Ich erhielt Trost und Aufmunterung – und das war ein unbekanntes, schönes Gefühl, so erleichternd. Sollte ich das Abendessen jetzt weglassen? »Nein, auf keinen Fall!«, dachte ich. »Keinen alten Schmarrn, keinen Rückschritt mehr!« So beruhigte ich mich und versuchte, meine Gedanken umzulenken. Ich bestellte mir ein Steak mit Gemüse, ohne Soße, und sagte mir immer wieder: »Sophia, jetzt ist es von der Seele geredet, beruhige dich und denke daran, wie schön die Zeit hier ist und wie sehr du dich auf Amsterdam freust!«

Aber so ganz konnte ich mich vor solchen Situationen noch nicht schützen, die blöden Gedanken kamen trotzdem hoch. Ich war noch nicht übern Berg, war noch in der Opferrolle drin und wollte, sobald ich wieder zurück in München war, mit meiner Therapeutin darüber sprechen. Einstweilen nahm ich mir fest vor, mir stets die guten Dinge vor Augen zu halten, wie ich es beim Neuro-Linguistischen Programmieren gelernt hatte. Nach dem NLP-Prinzip ist es wie mit dem rosa Elefanten (ich habe es durch David Godfrey gelernt und habe es bereits im vorigen Kapitel beschrieben). Was passiert, wenn man sich vornimmt: Denke NICHT an einen rosa Elefanten? Klar, man sieht ihn direkt vor sich, weil das Gehirn die Verneinung nicht wahrnimmt, sondern eben nur das Bild des rosa Elefanten. Statt sich also zu sagen: »Ich will NICHT an Essen denken« oder »Ich will heute im Restaurant KEINEN Essanfall haben«, ist es besser, seine Gedanken direkt auf etwas anderes, etwas Höheres zu fokussieren: »Ich will heute einen schönen Abend im Restaurant haben« oder »Ich will heute beim Abendessen eine tolle Zeit mir meiner Familie, meinem Freund oder meiner Freundin verbringen«. Positives Programmieren sozusagen. Das ist eine tolle Übung. Immer wenn man sich bei negativen Gedanken ertappt, sofort umprogrammieren. Mit jedem Mal funktioniert es schneller, bis es ein, ja fast schon automatischer, Mechanismus ist. Dieses Prinzip lässt sich übrigens auf alle Bereiche im Leben mit negativen Selbstgesprächen anwenden.

Heute würde ich nach so einer Bemerkung wie auf der Brücke anders reagieren. Wahrscheinlich würde ich meinen Mann bzw. meine Frau stehen, zu der Person hingehen und sagen: »Na, haben wir beide hier ein Problem?«, also direkt sein und ein bisschen aggressiver, natürlich ohne physische Gewalt, aber eben nicht mehr in der Opferrolle. Inzwischen kann ich mir sagen: Ich kenne meinen Wert, meine Stärken, mein Ich. Das bildet einen Schutzwall um mich herum, an dem Schädliches abprallt.

Die Tage, die mein Freund und ich in Amsterdam verbrachten, waren fantastisch. Von A bis Z ein perfekter Urlaub! Wir übten Freiheit, gingen sogar *zweimal* am Tag auswärts essen, mittags und abends. Aßen indisch, was ich ja total mag, aber schon ewig nicht mehr genossen hatte. Wir liefen fast den ganzen Tag zu Fuß durch diese wunderschöne Stadt (wobei wir auch einige Kalorien wieder verbrannten). Einmal landeten wir zufällig in einer total besonderen Bäckerei und teilten uns Panini und einen Schokokuchen danach! Einfach köstlich! Das war nach den Maßgaben von früher ja totaler »Schrott«. Wie hieß es früher im Gym immer so schön: »Warum soll man Schrott essen, wenn man wie Schrott aussieht?« Na, dann bin ich halt die Schrott-Sophia, na und? Endlich war Normalität eingekehrt! Wir schafften es in diesem Urlaub tatsächlich nur ein einziges Mal ins Training, denn wir waren viel zu beschäftigt, die Stadt zu entdecken, klapperten die Museen und beliebte Restaurants und Cafés ab, shoppten und trafen am letzten Tag sogar meinen alten Bekannten und Freund Wim Hof! Amsterdam war ein richtiger Motivations-Booster.

Zurück in München, hatten wir beide eine Riesenlust, wieder zu trainieren und Vollgas zu geben. Als ob sich unsere leeren Sportbatterien wieder aufgeladen hätten. Natürlich hatte ich überlegt, wie sich diese Woche Urlaub auf mein Wiegeergebnis auswirken würde. Etwas angespannt stieg ich am Morgen nach dem Urlaub auf die Waage – das Ergebnis: Gewicht gehalten, also gleich geblieben! Und das, obwohl wir jeden Tag zweimal essen waren und ich auf nichts verzichtet habe – ein Riesenerfolg für mich! Nur zum Verständnis: Nach nur *einem* Essanfall kann die Waage gleich mal vier bis sechs Kilo mehr anzeigen! Natürlich ist da auch viel Wasser plus der Mageninhalt mit inbegriffen, doch für den Kopf ist es trotzdem schwer zu verdauen (für den Magen sowieso). Das Verrückte und Coole an dem Ganzen ist also, dass ich mit diesem neuen Essverhalten, obwohl ich mein Essensregime fallenließ und weit mehr aß als meine damals gewohnten 1600 Kalorien, nicht zunahm! Wenn mir jemand früher gesagt hätte, dass ich mit mehr Essen und weniger Training trotzdem abnehmen würde, hätte ich es nicht geglaubt.

Wie trainiert man Freiheit im Bereich Ernährung?
1. Man geht bewusst essen, nimmt also wieder an den normalen und sozialen Dingen im Leben teil. Wenn man das zu Beginn mit Hilfestellung macht, also eingeweihten Personen, gestaltet es sich etwas einfacher.
2. Man sieht gezielt das Positive daran: kein Einkaufen, kein Kochen, kein schmutziges Geschirr.

3. Man bestellt sich das, worauf man Lust hat und was einen satt macht – danach »lässt man es an diesem Ort«. Damit ist gemeint, dass man nicht grenzenlos weitermacht wie vielleicht zu Hause, wo man immer uneingeschränkten Zugang zu Essen hat und nicht mehr aufhört. Man zelebriert den Genuss dort vor Ort und macht danach mit seinem normalen Leben wie gewohnt weiter.

4. Danach sollte man bewusst registrieren, dass es einem nicht »weh-«, sondern sogar gutgetan hat.

Was ist, wie in dem vorherigen Beispiel mit meiner Mum in Spanien, das größere Übel: die eine Portion der geilen Spaghetti im Restaurant mit einem Eis als Dessert oder stattdessen ein unkontrollierter, physisch sowie psychisch schmerzhafter und auch noch wesentlich kostenintensiverer Essanfall plus die schlimmen Gefühle danach?

Die ersten Male im Restaurant war ich wie gesagt sehr aufgeregt, da ich irgendwo immer Angst hatte, nicht mehr abzunehmen, was für mich bedeutete, dass mein Comeback noch länger dauern würde. Da half mir, mich ganz bewusst für gesunde, leichtere Gerichte zu entscheiden: Fisch oder mageres Fleisch mit mehr Gemüse, Kartoffeln, Reis, Vollkornnudeln … damit man sich danach auch gut fühlt, aber trotzdem satt ist. Dann geht man aus dieser Situation mit dem Gefühl heraus: Es ist nichts passiert. Ich kann das. Und je häufiger man das macht, desto leichter fällt es, sich auch wieder an die »normalen« Lebensmittel heranzutrauen, an die, die früher »verboten« waren. Für so etwas wie Pizza oder Gebäck habe ich deswegen dann doch etwas länger gebraucht. Wisst ihr, »gut« und »schlecht«, »erlaubt« und »verboten« sind meist nur selbst auferlegte Richtlinien, keine allgemeingültigen Regeln. Für den einen ist Pizza eine absolute Normalität, für mich eben nicht. Manch anderer sagt sich vielleicht, dass Reis und Kartoffeln dick machen. Ich esse diese Sachen schon immer und möchte sie nicht missen. Für jemanden, der speziell unter Bulimia nervosa leidet, gilt auch, sich bewusst zu machen, dass gerade die Restriktionen und Diätpläne die Essanfälle provozieren und am Leben halten. Ich habe mir bewusst gemacht, dass ich auf lange Sicht dadurch eher zunehme. Ich erreiche meine Ziele langfristiger, wenn ich normal esse. Ohne diese Ups und Downs bin ich generell glücklicher im Leben und kommt es nicht darauf an? Wenn dann noch gutes, nicht destruktives Training dazukommt, kann man sogar seine durch die Essanfälle angegessenen Kilos Stück für Stück loswerden, selbst wenn es weniger Sport ist als früher gewohnt! Denn auch durch Extremtraining und den dadurch vermehrten Hunger können Essanfälle entstehen!

WAS MIR *heute* WICHTIG IST

Während ich nun diese Zeilen schreibe, sitze ich hier im Kuscheloutfit mit meinem Kaffee und einem Glas Wasser in meiner Wohnung in München, es ist ein nebliger Dezembervormittag, dieses verrückte Ausnahmejahr in jeder Hinsicht, 2020, neigt sich dem Ende. Ich komme gerade vom Joggen, denn leider haben die Fitnessstudios noch immer geschlossen und wir befinden uns noch im Teil-, kurz vor dem nächsten strengen Lockdown. Wenn man von dieser schlimmen Corona-Situation mal absieht, bin ich wieder im normalen Leben angekommen – und so glücklich wie nie zuvor. Ich sage das nicht so dahin, ich habe mir mein Glück in den letzten Jahren hart erkämpfen müssen. Ja, ich bin endlich auch mal stolz auf mich. Und ich bin mehr als dankbar, dass das Leben mir so viele Chancen geboten hat, mich zu entwickeln. Denn so sehe ich das heute: Mein »Rock Bottom« war die Chance, zu meinem wahren Selbst zu finden. Zu meinem authentischen Ich.

Meine Beziehung ist durch den Rückfall im April noch vertrauensvoller geworden. Auch hier war es eine Chance, die wir beide ergriffen und aus der wir etwas gemacht haben. Jeden Tag wachsen wir etwas mehr zusammen und ich finde Erfüllung in den kleinen Dingen des neuen Alltags: Ich genieße es so sehr, mit Rapha in unserer gemeinsamen Wohnung Zeit zu verbringen, zusammen zu kochen und zu Abend zu essen. Ich liebe es, direkt nach dem Aufstehen rauszugehen, eine Runde zu joggen und die frische Morgenluft einzuatmen. Ich liebe es, mich danach warm abzuduschen und meinen Körper ausgiebig zu pflegen, denn das war nicht immer so. Ich liebe es, mit meiner Familie lange zu reden und Zeit zu verbringen. Ich liebe es, mit Rapha gemeinsam jede Woche eisbaden zu gehen (meine neue Art der Meditation). Ich liebe einfach wieder das Leben und es ist alles perfekt, genau so, wie es ist.

Seit ich nun nach fast fünf Jahren der Essstörung keine Essattacken mehr habe, ist endlich meine Energie wieder zurückgekehrt und damit auch meine Kreativität. Meine Zwangsstörung hatte mir fast alles genommen, was das Leben lebenswert macht, sie hat alles kontrolliert und bestimmt, und ich DACHTE, dass ich glücklich war – wenn ich nicht gerade auf mein Problem fixiert war. Aber je normaler das Essen für mich wurde, desto mehr Platz entstand für Neues, für Fantasie, Ideen und Pläne …

für die Dinge, die Spaß machen! Ich habe wieder Lust, etwas zu erleben – eine Energie, die sich nicht nur auf den Sport beschränkt, und das ist toll.

Mein Körper ist jetzt mein »Teambuddy« geworden. Wir beide haben uns entstresst, Essen versetzt uns nicht mehr in Angst und Unruhe. Früher habe ich meinen Körper als Gegner betrachtet, als Arschloch, das sich gegen mich stellt und das ich unterwerfen muss. Jetzt ist er mein Verbündeter. Unser Motto lautet: »Wir gehen das gemeinsam an, lass uns zusammen das Leben *leben*!«

Ich will ehrlich sein: Es kann vorkommen, dass wir beide, mein Körper und ich, in Zukunft noch weiterhin auf die Probe gestellt werden. Wenn die Waage über 82 Kilo zeigt und dort trotz Sport festhängt, macht man sich schon noch ein paar Gedanken dazu. Aber ich werde nie mehr diese rasanten Gewichtsanstiege und Fressorgien von früher haben und das ist für mich die Hauptsache. Durch die Therapie habe ich genügend Werkzeuge an die Hand bekommen, um mit schwierigen Situationen besser umzugehen. Ich habe begriffen, dass ICH und mein Körper zusammengehören (früher habe ich ihn irgendwie von mir »abgetrennt« wahrgenommen). Und dass ich mein ICH gut und fürsorglich behandeln muss, ich habe ja nur das eine. Das Ganze ist ein stetiger Prozess und ich weiß, dass ich noch einen Weg vor mir haben werde. Doch ich habe schon so viel gelernt, dass ich keine Angst davor habe. Das Gute ist, dass ich in der ganzen Zeit so viel gelernt habe, dass ich auch vor weiteren Herausforderungen nicht zurückschrecke. Wenn ich mich im Spiegel sehe, kann es schon sein, dass ich manchmal denke: Ey, Sophia, du hast aber 'ne ordentliche Kiste hinten dran! Aber ich mag mich jetzt auch etwas kurviger, das gehört zu mir. Ich werde auch immer leichte Gewichtsschwankungen in meinem Leben haben, aber das ist vollkommen normal! Mal bin ich vielleicht etwas definierter und manchmal eben weniger. Mein Wohlfühlgewicht habe ich ehrlich gesagt noch nicht ganz für mich herausgefunden, doch auch das wird sich mit der Zeit einpendeln. Wisst ihr, es fühlt sich alles noch so neu und frisch für mich an, wobei ich eben gar nicht sagen kann, wohin die Reise noch für mich gehen mag. Doch das Schöne ist, dass ich keine Angst mehr vor der Zukunft habe. Schon vor meinem Comeback habe ich viele spannende Projekte geplant, und wenn ihr das hier lest, werde ich wieder online sein.

Dieses Buch zu schreiben war für mich persönlich ein sehr befreiender Akt und ein Wegweiser. Die Motivation, meinen Weg niederzuschreiben und zu teilen, war primär, anderen in einer derartigen oder ähnlichen Lage zu helfen. Ich habe mir damals in meinen schlimmsten Zeiten geschworen, wenn ich endlich Antworten darauf finden sollte, damit raus an die Öffentlichkeit zu gehen und sie mit anderen zu teilen.

Egal, ob ich dafür verurteilt werden sollte oder nicht. Denn wirklich niemand, kein Mensch auf dieser Welt soll einen derartigen Schmerz in seinem Leben erfahren müssen. Damit meine ich nicht nur das Essverhalten, sondern die damit einhergehenden Gefühle der Einsamkeit, des Selbsthasses, des Verlusts und der tiefen Trauer. Wenn ich mit diesem Buch auch nur einer oder einem Betroffenen richtig helfen kann, hat es sich für mich schon gelohnt!

Beim monatelangen Schreiben habe ich zudem eine besondere Erfahrung gemacht, mit der ich gar nicht gerechnet hatte: Wenn man prägende Jahre noch einmal Revue passieren lässt, kann es sein, dass es plötzlich »Klick« macht. Und das immer und immer wieder. Auch wenn es mir zu Beginn teilweise sehr wehgetan hat, schlimme Situationen noch einmal zu durchleben: Ich habe mich beim Aufschreiben selbst besser kennengelernt. Es tat gut, mein bisheriges Leben einmal aus der Vogelperspektive zu betrachten. Manches macht eben erst im Nachhinein Sinn. Nicht ohne Grund wird behauptet, dass Schreiben eine therapeutische, sprich: heilende Wirkung haben kann. Und da es in diesem Kapitel genau darum gehen soll, um »Heilung«, gehört diese Tatsache hier unbedingt mit hinein. Schreibt euch die Finger wund! Erzählt euch eure eigene Geschichte, eure Gefühle, eure Ups und Downs! Und dabei ist es wichtig, dass es (erst einmal) *nicht* für die Öffentlichkeit bestimmt ist, sondern nur für eure Augen. Ihr werdet euch später dafür danken. Früher hat mich beim Tagebuchführen immer schnell der Mut verlassen, mich hat es sogar teilweise richtig frustriert, weil ich es nicht durchhielt, täglich hineinzuschreiben. Wahrscheinlich wollte ich auch da wieder »perfekt« abliefern. Aber darauf kommt es gar nicht an. Es ist ein Dialog mit euch selbst, den ihr beim Schreiben führt, und dabei ist es unwichtig, *wie* eure Gedanken formuliert sind – es ist der Akt des Schreibens an sich, der Bedeutung hat. Dass ihr euch einfach alles von der Seele schreibt, was euch bewegt, was ihr erlebt habt, die guten und die weniger guten Dinge. Es muss auch gar nicht jeden Tag sein. Schreibt, wenn ihr euch danach fühlt! Ihr werdet staunen, was das mit euch macht (nur dass das mal an dieser Stelle gesagt ist ...).

Wie ihr in diesem Buch erfahren habt, habe ich wirklich einen sehr langen Irrweg hinter mir. Doch jede Sackgasse und jedes Hindernis in diesem Labyrinth meines Lebens war letztlich notwendig, um da anzukommen, wo ich heute bin. Bei mir selbst. Auch mein weiterer Weg wird nicht einfach sein und es wird immer wieder Stolpersteine geben, aber meine Liebsten und meine treue Community um mich zu wissen macht mich stark. Stärker als je zuvor!

DANKSAGUNG

Dort, wo ich heute stehen darf, empfinde ich tiefe Dankbarkeit für all jene Menschen, die mir geholfen haben, gesund zu werden, und so möchte ich diesen auch einen kleinen Dank aussprechen.

Als Erstes möchte ich an dieser Stelle meiner Familie zutiefst dafür danken, dass sie mich schon immer in meinem Leben und besonders während meiner Therapie so unglaublich unterstützt hat und auch in meinen schlimmsten Zeiten immer für mich da war. Die Essstörung hatte uns alle so ratlos, verzweifelt und hilflos gemacht und sehr viel Kraft gekostet. Wenn ich könnte, würde ich euch am liebsten die ganzen Sorgen und schweren Momente nehmen, welche ich euch in der Vergangenheit bereitet habe. Doch nun ist das Schlimmste Gott sei Dank vorüber! Umso mehr können wir uns jetzt auf die gemeinsame Zukunft freuen. Einen besseren Chaotenhaufen hätte ich mir für mein Leben nicht wünschen können. OHANA!

Als Zweites möchte ich mich bei meinem Freund Raphael bedanken. Du hast mir gezeigt, was bedingungslose Liebe bedeutet, und mich auch in meiner schlimmsten Zeit so angenommen, wie ich war. Du bist und warst ein großer Teil meines Heilungsprozesses und hast mir die Augen für die schönen Dinge im Leben geöffnet, wofür ich dir unglaublich dankbar bin. Jede noch so schwierige Herausforderung haben wir gemeinsam bewältigt und durchgestanden, was uns wiederum so stark zusammen hat werden lassen. Ich liebe dich von ganzem Herzen, mein Süfling, und freue mich darauf, mit dir an meiner Seite die weitere Zukunft zu bestreiten.

Als Nächstes danke ich meiner Therapeutin. Einen besseren Match hätte es für mich nicht geben können. Durch Ihre aufgeschlossene, nahbare und herzliche Art habe ich schon in kurzer Zeit Fortschritte erzielt, welche ich so nie für möglich gehalten hätte! Ich freue mich auf jede einzelne Stunde mit Ihnen und habe endlich meinen Seelenfrieden gefunden. Sie haben mir wieder Hoffnung geschenkt und waren/sind mein Wegweiser aus dieser Essstörung heraus.

Des Weiteren möchte ich der lieben Bettina ein Dankeschön aussprechen. Ohne dich wäre dieses Buch nicht das geworden, was es heute ist. Auch hier hatten wir sofort einen »Perfect Match« und verstanden uns ab dem ersten Gespräch. Ich konnte dir einfach alles von mir anvertrauen. Nach monatelangem Schreiben haben wir hier etwas für die Ewigkeit geschaffen, meine Liebe! Du hast mir mit diesem Werk somit unglaublich geholfen, meine Essstörung und vor allem Vergangenes zu verarbeiten.

Auch meinem Management und dem gesamten Team möchte ich danken. Seit 2015 sind wir gemeinsam wortwörtlich durch dick und dünn gegangen, durch Höhen und Tiefen. Für euer ganzes Verständnis, die Geduld und Loyalität in der gesamten Zeit bin ich mehr als nur dankbar und nehme dies nicht für selbstverständlich. Wir haben all die Jahre etwas Wunderbares zusammen geschaffen und so vieles erlebt.

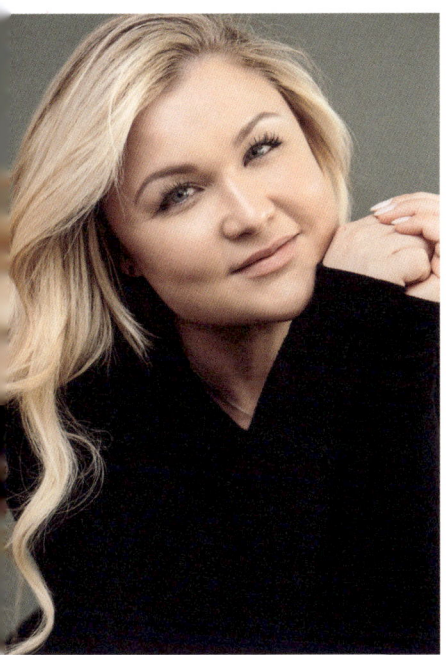

Auch hier freue ich mich auf eine weitere erfolgreiche Zusammenarbeit und viele tolle neue Projekte in der Zukunft!

Zudem möchte ich allen Experten in diesem Buch noch einmal ein großes Dankeschön für ihre Beiträge aussprechen. Ich bin so glücklich darüber, so faszinierende und inspirierende Menschen auf meinem Weg kennengelernt zu haben. Jeder Einzelne von Ihnen war und ist eine Etappe auf meinem Weg zur vollständigen Heilung und hoffentlich auch ein großer Mehrwert für die Leser*innen dieses Buches.

Fragen
an dich selbst

Liebe*r Leser*in,

wie du in diesem Buch bestimmt herausgelesen hast, habe ich meine eigenen Bedürfnisse manchmal viel zu sehr ausgeblendet und nicht auf mein Inneres gehört. Sehr oft habe ich gegen mich selbst und meinen Körper gearbeitet, anstatt etwas für mich zu tun. Ich habe lange gebraucht, um zu erkennen, dass ich nicht perfekt sein oder irgendwelchen Idealen entsprechen muss, um mich glücklich und zufrieden zu fühlen. Sich selbst zu akzeptieren ist manchmal nicht so einfach, ich weiß das nur zu gut. Doch dieser Weg zu sich selbst, der so manche Hürde bereithält, ist es definitiv wert, beschritten zu werden! Damit es dir nicht auch so ergeht wie mir damals, habe ich einige »Fragen an dich selbst« zusammengestellt, die du dir regelmäßig stellen kannst. Manchmal verliert man sich gern in der Alltagshektik und vergisst, tief in sich hineinzuhören. Diese Fragen sind ein kleines Innehalten, ein Pauseknopf für dich und deine Alltagsgedanken. Nimm dir dafür ausreichend Zeit, denke über deine Antworten nach und sei vor allem ehrlich zu dir selbst. Dabei wirst du erkennen, welche Punkte kritisch sind und ob du auch wirklich genug auf dich selbst achtgibst. Denn am Ende geht es um dich, dein Leben und dein Glücklichsein! Suche dir ein gemütliches, ruhiges Plätzchen, kuschle dich vielleicht mit einem Tee in eine Decke und sieh das Ganze auch spielerisch – versuche, hierbei nicht perfekt zu sein! Die Zeit, die du dir selbst schenkst, soll dir Freude machen. Und los geht's …

Viel Spaß dabei!

Deine Sophia

Mein Selbstbild

Was mag ich an mir selbst ganz besonders?

Empfinde ich meinen Körper eher als Gegner oder als Mitstreiter?

Was sind meine persönlichen Stärken?

Fühle ich mich nur geliebt, wenn ich Leistung erbringe?

Liebe ich mich selbst – oder mache ich meine Selbstliebe davon
abhängig, wie erfolgreich ich bin?

Fühle ich mich allein unwohl? Wenn ja, warum?

Wie kann ich auch allein eine schöne Zeit haben?

Wofür in meinem Leben bin ich dankbar?

Meine Zukunft

Was wünsche ich mir ganz konkret für meine Zukunft?

Bin ich auf dem Weg dahin?

Was für ein Mensch möchte ich sein, mit welchen Werten?
(z. B. liebevoll, hilfsbereit, selbstbestimmt, aufmerksam ...)

Wann war ich bisher im Leben am glücklichsten
und was hat diesen Moment ausgemacht?

Was habe ich geschafft, worauf ich besonders stolz sein kann?

In welchen Bereichen meines Lebens wünsche ich mir eine Veränderung?

Wie kann ich diese umsetzen? (Schreibe dir hierzu gern einen Brief an dich
selbst, an dein zukünftiges Ich in fünf Jahren. Wo willst du stehen?)

Mein Alltag

Was macht einen Tag zu einem guten Tag für mich?

Was brauche ich dafür?

Fühle ich mich oft angespannt oder gestresst?

Wenn ja, in welchen Situationen?

Empfinde ich mich als »echt« bzw. authentisch?

Oder muss ich mich oft verstellen?

Habe ich bestimmte Rituale oder Routinen, die mir guttun?

Stelle ich meine Bedürfnisse zugunsten anderer oft zurück?

Nehme ich meine eigenen Bedürfnisse ernst genug?

Das tut mir gut

Wann habe ich das letzte Mal etwas nur für mich ganz allein gemacht?

Wann hat mich das letzte Mal jemand gefragt, wie es mir (wirklich) geht?

Wer war das?

Was entspannt mich? Habe ich Entspannungstechniken?

Was bringt mich zum Lachen?

Was tue ich richtig gerne? Wie oft/regelmäßig kann ich das tun?

Wie könnte ich es öfter machen?

Die Experten

WIM HOF

»The Iceman« Wim Hof hält den Weltrekord für das längste Eisbad (1 Stunde, 52 Minuten und 42 Sekunden) und noch weit über zwanzig weitere. Er wurde 1959 in Sittard in den Niederlanden geboren und hat acht Geschwister. Hof verließ mit 17 die Schule und reiste viel, auch nach Indien. Er ist ein Autodidakt, brachte sich u.a. Yoga, Meditationstechniken und Extremklettern bei. Der Extremsportler lebt in den Niederlanden, wo auch sein Unternehmen Innerfire BV sitzt. Er schrieb mehrere Bücher, die in viele Sprachen übersetzt wurden, u.a. mit Koen de Jong »Nie wieder krank. Gesund, stark und leistungsfähig durch die Kraft der Kälte« (Riva, 6. Auflage 2020), das gutes Basiswissen vermittelt. Sein neuestes Buch heißt »The Wim Hof Method. Activate Your Potential, Transcend Your Limits«, 224 S., Rider, 2020.

www.wimhofmethod.com

DR. ELIZABETH LAMBAER

Dr. Elizabeth Lambaer ist Motivationstrainerin, Expertin für Persönlichkeitsentwicklung, Social-Media-Expertin und Autorin des Bestsellers „Skinny Dipping in the Fountain of Youth". Dr. Lambaer hat zwei Bachelorabschlüsse an der Loyola Marymount University gemacht und in Zahnmedizin an der University of the Pacific Dental School in Kalifornien promoviert. Nach einer Karriere als Zahnmedizinerin bildete sie sich in den Bereichen Meditation, Spiritualität, Elite Fitness, pflanzenbasierte Ernährung und Intuitive Intelligenz weiter, seit einigen Jahren bietet sie erfolgreich persönliche, individuelle Coachings, Gruppenworkshops und Onlinekurse an. 62 Jahre jung und voller Lebensenergie gilt sie selbst als das beste Beispiel für die positive Wirkung ihrer Methoden.

www.drelizabeth.com

DR. KATHRIN VERGIN

Dr. rer. nat. Kathrin Vergin ist onkologische Chemikerin, Heilpraktikerin für Psychotherapie und Psychoonkologin. Seit mehr als zehn Jahren widmet sie sich dem Thema »emotionales Essen« und hilft ihren Klienten als Ernährungscoach, ihr Essverhalten besser zu verstehen. Im Dezember 2020 erschien ihr erstes Buch, das »Emotional Eating Tagebuch«, 272 S., Rowohlt, 2020.

www.kathrin-vergin.com

MEINE THERAPEUTIN

Es war mir sehr wichtig, den Rat meiner Therapeutin in diesem Buch einzubinden, weil sie für mich in den letzten Monaten eine besonders wichtige Stütze auf meinem Weg zur Heilung und zu mir selbst war. Leider kann sie aus rechtlichen Gründen nicht als Expertin an diesem Buch mitwirken. Umso glücklicher bin ich, dass sie mir dennoch mit vielen hilfreichen Informationen zur Seite stand, die ich mit euch teilen kann.

DR. HARRY KÖNIG

Dr. Harry König, geboren 1963, studierte Humanmedizin an der Freien Universität Berlin und war in naturheilkundlichen Kliniken, u.a. in Indien und Südafrika, tätig. 1994 ließ er sich in Baden-Baden und Karlsruhe als Privatarzt mit naturheilkundlich ganzheitlicher Ausrichtung nieder. Seit 2012 leitet er das »Brenners Medical Care« in Baden-Baden. Er hat zahlreiche medizinische Zusatzqualifikationen erworben (u.a. in Ernährungsmedizin, Orthomolekulare Therapie) und hält regelmäßig Vorträge. Dr. König ist engagierter Sportler, ist verheiratet und hat zwei Kinder.

www.drkoenig.com

LITERATUREMPFEHLUNGEN

Meine Therapeutin und mein Umfeld haben mir einige Bücher empfohlen, die helfen sollen, meine Situation besser zu verstehen und zu meistern. Wer weiterführende Informationen sucht, findet hier viele wertvolle Inhalte:

Berlinghoff, Monika/Backmund, Herbert/Mai, Norbert:
Magersucht und Bulimie: Verstehen und bewältigen.
Beltz, 1997

Fairburn, Christopher G.:
Essattacken stoppen. Ein Selbsthilfeprogramm gegen Binge Eating.
Hogrefe, 2019

Hansen, Kathryn:
Nie wieder Essanfälle: Wie ich meine Bulimie durch die Veränderung meines Denkens erfolgreich selbst geheilt habe.
Narayana, 2019

Paul, Ursula/Paul, Thomas:
Ratgeber Magersucht: Informationen für Betroffene und Angehörige.
Hogrefe, 2008

Schmidt, Ulrike/Treasure, Janet:
Die Bulimie besiegen: Ein Selbsthilfe-Programm.
Beltz, 2001

Wardetzki, Bärbel:
Iss doch endlich mal normal!: Hilfen für Angehörige essgestörter Mädchen und Frauen.
Kösel, 1996

HINWEIS

Du gibst alles.
Aber niemals auf.

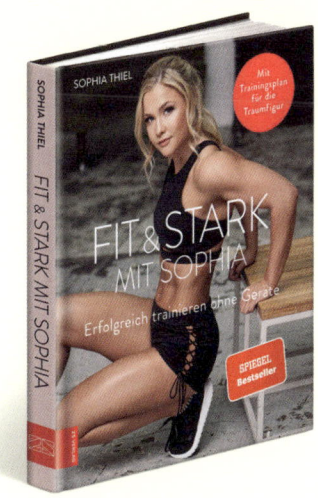

Sophia Thiel
Fit & stark mit Sophia

22,99 € [D]
ISBN 978-3-89883-910-5

Sophia Thiel
Fitness Lifestyle Planer

16,99 € [D]
ISBN 978-3-89883-976-1

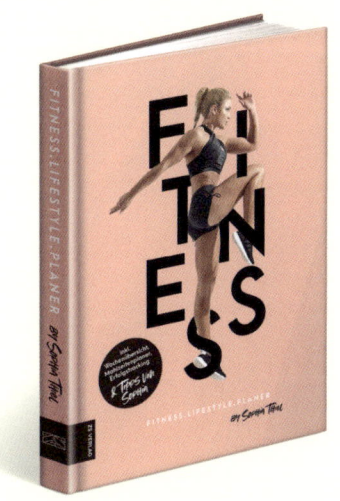

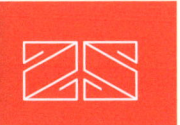

IMPRESSUM

© 2021 ZS Verlag GmbH
Kaiserstraße 14b
D-80801 München

ISBN 978-3-96584-089-8
1. Auflage 2021

Lizenziert von:
Shape Republic GmbH
Rungestraße 22-24
10179 Berlin

Projektleitung: Michaela Szwarc
Texte: Sophia Thiel, Bettina Wündrich
Redaktionelle Mitarbeit: Kathrin Mayr
Grafisches Konzept: Maria Dolecek
Grafische Gestaltung und Satz: Maria Dolecek
Coverfotografie: Dan Carabas
Herstellung: Frank Jansen
Producing: Jan Russok
Druck und Bindung: CPI books, Leck

ZS – Ein Verlag der Edel Verlagsgruppe
www.zsverlag.de | www.facebook.com/zsverlag

BILDNACHWEIS

Coverfoto und Porträtfotografie von Sophia Thiel: Dan Carabas
S. 49: Thomas Seifert
S. 14, 33, 55, 62, 204: Sophia Thiel privat
Porträt Kathrin Vergin: Kathrin Vergin privat
Porträt Harry König: Privatpraxis Dr. König & Kollegen/millesandpix